MISt手技における
経皮的椎弓根スクリュー法

基礎と臨床応用

[監修] 日本MISt研究会

[編集] 星野雅洋　佐藤公治　齋藤貴徳
　　　有薗　剛　石井　賢

三輪書店

執筆者一覧 (執筆順)

佐藤　公治	名古屋第二赤十字病院整形外科・脊椎脊髄外科・部長（副院長）
富田　　卓	青森市民病院整形外科・副医療局長
石井　　賢	慶應義塾大学医学部整形外科学教室・講師／脊椎脊髄班チーフ
磯貝　宜広	慶應義塾大学医学部整形外科学教室
有薗　　剛	九州中央病院整形外科・部長
星野　雅洋	苑田会東京脊椎脊髄病センター・センター長
鵜飼　淳一	名古屋第二赤十字病院整形外科・脊椎脊髄外科
小谷　善久	製鉄記念室蘭病院脊椎脊髄センター・センター長（副院長）
Gonchar Ivan	製鉄記念室蘭病院脊椎脊髄センター（整形外科・医長）
栃尾　淳一	製鉄記念室蘭病院放射線科
高野　正幹	製鉄記念室蘭病院放射線科
佐藤　周平	製鉄記念室蘭病院臨床工学科
齋藤　貴徳	関西医科大学附属滝井病院整形外科・教授／診療部長
谷口慎一郎	関西医科大学附属滝井病院整形外科・講師
石原　昌幸	関西医科大学附属滝井病院整形外科・助教
谷　　陽一	関西医科大学附属滝井病院整形外科・助教
朴　　正旭	関西医科大学附属滝井病院整形外科・助教
中西　一夫	川崎医科大学脊椎・災害整形外科学教室・准教授／副部長
長谷川　徹	川崎医科大学脊椎・災害整形外科学教室・教授／部長
蜂谷　裕道	蜂友会はちや整形外科病院・理事長／院長
船尾　陽生	川崎市立川崎病院整形外科・医長
Khaled M Kebaish	Johns Hopkins Orthopaedic Surgery・Associate Professor
福田健太郎	済生会横浜市東部病院整形外科・副部長
松本　守雄	慶應義塾大学医学部整形外科学教室・教授／教室主任／診療科部長
篠原　　光	東京慈恵会医科大学整形外科学講座・助教
小林　俊介	東京慈恵会医科大学整形外科学講座・助教
曽雌　　茂	東京慈恵会医科大学整形外科学講座・准教授／診療部長（脊椎脊髄センター長）
松川啓太朗	防衛医科大学校整形外科
和田　明人	東邦大学医学部整形外科学教室・准教授
中野　恵介	整志会沢田記念高岡整志会病院・診療部長
玄　　奉学	誠馨会千葉中央メディカルセンター脊椎脊髄センター・センター長（副院長）
宮下　智大	国保松戸市立病院脊椎脊髄センター・センター長
安宅　洋美	松戸整形外科病院脊椎センター・センター長
加藤　　啓	国保松戸市立病院脊椎脊髄センター・医長
丹野　隆明	松戸整形外科病院・副院長
菊地　　剛	神戸赤十字病院整形外科・副部長
伊藤　康夫	神戸赤十字病院整形外科・部長
尾崎　修平	神戸赤十字病院整形外科
松森　裕昭	東大阪市立総合病院整形外科・部長
中野　正人	高岡市民病院整形外科・参事主任部長
岡田英次朗	東京都済生会中央病院整形外科・副医長
石原　慎一	国際医療福祉大学三田病院脊椎脊髄センター
日方　智宏	慶應義塾大学医学部整形外科学教室・助教
金子慎二郎	国立病院機構村山医療センター整形外科・医長
大森　一生	こうかん会日本鋼管病院脊椎外科センター・センター長
田中　雅人	岡山大学整形外科・准教授
荒瀧　慎也	岡山大学整形外科・助教
鶴田　尚志	苑田会東京脊椎脊髄病センター
塩野　雄太	練馬総合病院整形外科・医長
杉本　佳久	岡山大学整形外科・助教
生熊　久敬	労働者健康福祉機構香川労災病院整形外科・第二整形外科部長
高野　裕一	岩井整形外科内科病院・院長
稲波　弘彦	稲波脊椎・関節病院・院長（岩井医療財団・理事長）
山下　彰久	下関市立市民病院整形外科・部長
井口　明彦	九州中央病院整形外科・医長
時岡　孝光	高知医療センター整形外科・部長

序

　近年，外科手術の低侵襲化が発展している．脊椎脊髄外科においても同様に低侵襲化が進んできている．最小侵襲脊椎手術（minimally invasive spine surgery：MISS）の一分野である内視鏡による脊柱管狭窄症や椎間板ヘルニアなどに対する除圧術は，広く一般に知られ，患者側のニーズも高まってきている．

　MISS のもう一つの分野として，われわれは 2009 年に最小侵襲脊椎安定術〔minimally invasive spine stabilization：MISt（ミスト）〕を提唱した．これは，脊椎不安定性，椎間不安定性，脊椎変形によるインバランスの病態に対して，より低侵襲に固定術や制動術を達成することで脊椎の安定化を図るという手技である．MISt の中でも特に注目されているのが，2005 年にすでに日本でも導入されていた最小侵襲脊椎固定術の一つである経皮的椎弓根スクリュー（percutaneous pedicle screw：PPS）法である．その後のPPS 法の発展は目覚ましいものがあり，当初は腰椎変性疾患に対する 1 椎間または 2 椎間の固定術に導入されたが，現在では多椎間の変性疾患はもとより，脊椎外傷，脊椎感染症，転移性脊椎腫瘍などへの応用が広まってきている．さらには脊柱変形への応用が行われている．

　PPS 法は従来法と異なり，低侵襲性以外にも，筋肉やレトラクターなどに邪魔されないスクリューの刺入方向の自由度・引き抜き強度，隣接椎間障害・感染の発生率などにおいて有利である．そういった理由から実際に PPS 法の普及が進んでいるが，その手技は決して簡単なものではなく，一定のトレーニングを必要とする手技である．日本ではキャダバーを使用した手術トレーニングが一部で始まったが，まだ自由に行えない状況にあり，多くの医師が海外でトレーニングを受けている現状がある．その絶対数は必ずしも多いわけではなく，不十分なトレーニング環境が継続している状況である．さらに，PPS 法関連の手術手技の成書もなく，雑誌に掲載された特集論文やメーカーが提示するパンフレット的なものなどしかない．

　そこで，日本 MISt 研究会の発起人 5 名が編集者となり，経験豊富な第一線のスペシャリストと新進気鋭の脊椎外科医が執筆した教科書・実践書となる手術手技書を出版する運びとなった．執筆者が携わった器具をはじめとする開発の歴史から将来展望までをも網羅した唯一無二の成書である．目次には，手術に必要な解剖，器具の工夫を含めた刺入法（基本編とアドバンス編），適応が広がっている各種疾患への応用，X 線被曝などに対する安全性への取り組み，椎体前壁穿破・ルースニング・誤刺入・硬膜損傷・術後感染・術後血腫などのトラブルシューティング，刺入困難例への対処，頸椎への使用（トレーニング方法も含めて）などの項目が盛り込まれている．各種疾患への応用の章では，適応，アプローチ，レトラクターの設置，除圧，椎間板操作，骨移植，PPS の種類・特徴と手技の工夫，固定範囲，治療成績，従来法との比較，注意点などについて，術者自身の方法を具体的に記載している．また，術者により，少しずつ手術手技が違うことを勘案し，1 つの項目を複数の脊椎外科医が執筆した項目もある．

　低侵襲化への流れの中で，de facto standard ともいえるこの手術手技について，学閥を超えたオープンな組織である日本 MISt 研究会への参加なども通してぜひマスターしてほしい．そして，より低侵襲な手術手技や器具などを次に開発できるのは，本書の読者かもしれない．

2015 年 9 月

日本 MISt 研究会発起人

目次

A章　総論

1 経皮的椎弓根スクリュー（PPS）法の意義・目的 …… 2
佐藤公治

2 PPS法の歴史（注射器を使用したスクリュー刺入も含めて） …… 7
富田　卓

3 PPS法に必要な解剖 …… 10
石井　賢・磯貝宜広

4 傍脊柱筋損傷 …… 16
有薗　剛

B章　PPS刺入法

1 PPS刺入法（基本編）

1) X線透視のみを使用した刺入法 …… 22
星野雅洋

2) ナビゲーションシステムを使用した刺入法 …… 28
鵜飼淳一

3) O-arm® を使用した刺入法 …… 36
小谷善久・Gonchar Ivan・栃尾淳一・高野正幹・佐藤周平

4) X線透視を使用しない刺入法―X線被曝の減少を目指して開発したLICAP法 …… 42
齋藤貴徳・谷口愼一郎・石原昌幸・谷　陽一・朴　正旭

2 PPS刺入法（アドバンス編）

1) 胸椎・胸腰椎移行部への刺入のコツ―胸椎PPS法の応用 …… 51
中西一夫・長谷川　徹

2) 仙骨への刺入（S1スクリュー刺入）のコツ …… 56
蜂谷裕道

3) 経皮的S2 alar iliacスクリュー（S2AIS）刺入のコツ …… 59
船尾陽生・Khaled M Kebaish・福田健太郎・松本守雄・石井　賢

4) 最小侵襲多椎間固定（MIS-long fixation）におけるPPS刺入とロッド挿入のコツ …… 63
篠原　光・小林俊介・曽雌　茂

5) PPSとCBTスクリューの連結のコツと工夫 …… 69
松川啓太朗

C章　各種疾患への応用

1 腰椎変性疾患

1) MIS-TLIF/PLIF（私のMIS-TLIF/PLIF）

(1) チューブレトラクターを使用したMIS-TLIF …… 74
和田明人

(2) 骨移植にこだわったMIS-PLIF …… 79
有薗　剛

(3) PPS法を応用したMIS-TLIF …… 83
中野恵介

(4) Mini-Open TLIFのコンセプトとPPS法の応用 …… 87
玄　奉学

2) MIS-PLF―経筋膜的刺入 PPS 併用椎間関節固定術
　　　　宮下智大・安宅洋美・加藤　啓・丹野隆明 …………… 92

2 **脊椎外傷**
　1) 破裂骨折
　　(1) 破裂骨折に対するモノアキシャル PPS システムを使用した MISt
　　　　小林俊介・篠原　光・曽雌　茂 …………… 95
　　(2) 破裂骨折に対する経皮的 Schanz スクリューを使用した MISt
　　　　菊地　剛・伊藤康夫・尾崎修平 …………… 100
　2) 脱臼骨折
　　(1) AO 分類にもとづく脱臼骨折に対する MISt
　　　　松森裕昭 …………… 105
　　(2) 脱臼骨折に対する MISt の適応と限界
　　　　中野正人 …………… 110
　3) びまん性特発性骨増殖症に対する MIS-long fixation
　　　　岡田英次朗 …………… 115

3 **脊椎骨盤外傷―骨盤輪骨折に対する MISt 手技を使用した手術**
　　　　伊藤康夫・菊地　剛・尾崎修平 …………… 119

4 **脊椎感染症**
　1) 感染性脊椎炎に対する MISt
　　　　石原昌幸・齋藤貴徳 …………… 124
　2) 脊椎感染症に対する PPS 法
　　　　石原慎一・石井　賢 …………… 130

5 **転移性脊椎腫瘍**
　1) 転移性脊椎腫瘍に対する MISt の応用
　　　　中西一夫・長谷川　徹 …………… 134
　2) 転移性脊椎腫瘍に対する MISt 手技の実際
　　　　日方智宏・石井　賢 …………… 140

6 **骨粗鬆症性椎体骨折に対する PPS 法の応用**
　　　　星野雅洋 …………… 145

7 **腰椎変性後側弯症の PPS 法による矯正固定術**
　　　　齋藤貴徳・谷口愼一郎・石原昌幸・谷　陽一・朴　正旭 …………… 150

8 **脊柱変形（PSO への応用）**
　　　　富田　卓 …………… 156

9 **XLIF® との併用（変形，変性疾患など）**
　1) 変形に対する XLIF® の手術手技の実際と合併症予防のコツ
　　　　齋藤貴徳・谷口愼一郎・石原昌幸・谷　陽一・朴　正旭 …………… 160
　2) 腰椎変性すべりに対する XLIF®
　　　　蜂谷裕道 …………… 167
　3) 脊椎感染，腫瘍，骨折に対する XLIF® および XLIF® corpectomy の応用
　　　　篠原　光・小林俊介・曽雌　茂 …………… 172

10 **OLIF との併用（変形，変性疾患）**
　1) 成人脊柱変形に対する OLIF と PPS 法の併用
　　　　金子慎二郎 …………… 178

2) 腰椎変性すべり症に対する OLIF 併用脊椎固定術
　　岡田英次朗 ·· 185

11 内視鏡手術との併用
　　大森一生 ·· 190

D章　安全性への取り組み

1 S-ワイヤーの利用
　　石井　賢 ·· 196

2 ナビゲーションなどの利用
　　田中雅人・荒瀧慎也 ·· 199

3 放射線被曝（C-arm での放射線被曝とその対策）
　　船尾陽生・石井　賢 ·· 203

4 電気診断を利用した脊柱管内誤刺入判断
　　鶴田尚志 ·· 207

5 骨粗鬆症の予防対策
　　中野正人 ·· 210

E章　トラブルシューティング

1 ガイドワイヤーの椎体前壁穿破
　　塩野雄太・石井　賢 ·· 216

2 術中スクリューのルースニング
　　田中雅人・杉本佳久 ·· 219

3 スクリューの誤刺入（脊柱管内，脊柱管外）
　　生熊久敬 ·· 222

4 MIS-TLIF 時の硬膜損傷
　　高野裕一・稲波弘彦 ·· 225

5 PPS 刺入困難例への対処（解剖学的困難例，高度変性による困難例など）
　　佐藤公治 ·· 229

6 PPS 術後感染
　　山下彰久 ·· 235

7 術後血腫
　　井口明彦 ·· 240

F章　各種 PPS システムの特徴と臨床使用

1 各種 PPS システムの特徴と臨床使用
　　石井　賢 ·· 244

G章　PPS 法の将来への展望

1 頚椎への PPS 使用（Mini-Open PS 刺入）
　　時岡孝光 ·· 254

2 フックやクロスリンクなどの開発，新規 PPS システムへの要望など
　　佐藤公治 ·· 260

索引 ·· 265

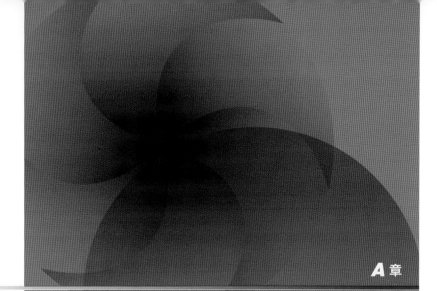

A章

総論

1 経皮的椎弓根スクリュー（PPS）法の意義・目的

佐藤公治

はじめに

2005年から日本でも経皮的椎弓根スクリュー（percutaneous pedicle screw：PPS）システムが使用できるようになり，手技が広まった．対象疾患も広がり，腰部脊柱管狭窄症から転移性脊椎腫瘍，外傷や脊椎感染症などのMISt（minimally invasive spine stabilization：最小侵襲脊椎安定術）へ応用されている[4,5]．当初の刺入方法は，従来の椎弓根スクリュー（PS）を経皮的に刺入するように置き換えた方法であったが，現在はPPS特異の刺入方法や刺入方向が考案されている．PPSのスクリュー部の外観や構造は，従来のPSと比べて中空とエクステンダー以外に差が少ないが，使用手技が大いに異なる．PPSを使用した脊椎脊髄手術は，更なる新技術であるといえる．

意義と目的

従来の脊椎の開放手術でPSを刺入する際には，傍脊柱筋（PVM）を棘突起から剝離し，横突起まで大きく展開し，PS刺入部を確認して刺入していた．展開の仕方や疾患によっては背筋を損傷して多量出血を伴い，特に多椎間固定では高侵襲な手技であったのは否めない．これがPPSシステムを使用することにより，PPSとロッドを経皮的に挿入し，必要最小限の展開で除圧や固定ができるようになったことで，組織への低侵襲化の意義は大きい（図1）．齋藤ら[2]は筋電図で多列筋の萎縮が少ないことを報告している．手術時間は

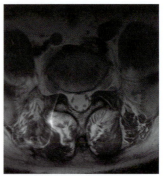

図1 術後MRI水平断像による背筋挫傷評価

展開や閉創に要する時間が短縮された．手術に伴う出血量も減少した（図2）．また，インプラント使用後の手術部位感染（SSI）も減少した．開放手術では数％ともいわれてきたが，石井ら[1]の報告のように0.4％の低い感染率は画期的である．血腫がとどまる空間がなく，感染母床が少ないことが功を奏しているのであろう．

PPSの特異構造

基本構造はヘッド部が30度ほど多方向に動くカニュレイテッドポリアキシャルスクリューである（図3a，b）．最近では外傷整復用にカニュレイテッドモノアキシャルスクリュー（図3c）も登場している．PPS手術で特徴的なのは，経皮的に使用するため，エクステンダーまたはタブ付きを使用することである．スクリューの首振り部にエクステンダーを付けて刺入するスクリューエクステンダー型（図3a）とスクリューとエクステンダー

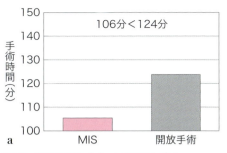 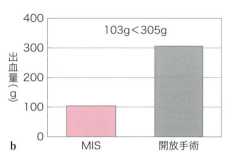

図2 手術時間（a）と出血量（b）
最小侵襲手術（MIS）の手術時間は術者のスキルに依存する．MIS は開放手術よりも手術時間が短く，出血が少量で，術後合併率が低い．

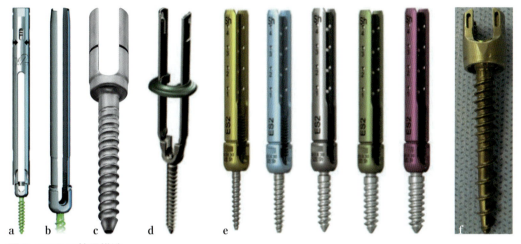

図3 PPS の特異構造
a：エクステンダー型（DePuy Synthes 製 VIPER®）．
b：タブ型（DePuy Synthes 製 VIPER®）．
c：カニュレイテッドモノアキシャルスクリュー（B. Braun Aesculap Spine 製 S[4]）．
d：ブレード型（Stryker 製 MANTIS®）．
e：ES2®（Stryker）の各サイズ．
f：CD HORIZON® SOLERA®（Medtronic）のねじ山形状．

が一体となっているタブ型（図3b）がある．エクステンダーはロッド設置後に外す．分離型はその接続法が各社で異なる．タブ型は折って外す．板型のエクステンダーを付ける型もある（図3d）．より小皮切から刺入可能なタブ型が主流である．上位胸椎から腰椎や仙椎まで使用可能である．経皮的にロッドを通すことができ，1 椎間 PLIF（posterior lumbar interbody fusion：後方経路腰椎椎体間固定術）/TLIF（transforaminal lumbar interbody fusion：経椎間孔的腰椎椎体間固定術）から骨盤を含めた多椎間固定にも使用できる．

また，ガイドワイヤーを通して刺入するために中空構造になっている．4.5〜8.5 mm 径で 30〜100 mm 長の PPS が発売されている（図3e）．スクリューの手前のスレッド部は，椎弓根でしっかり保持するように先端と違うコーティカルスクリュー形状に変わりつつある（図3f）．

いかに小皮切から入れるか

当然，外套の径が細いほど小さな皮膚切開から

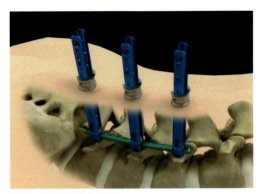

図4　経皮的脊椎固定
（Strykerより許諾を得て転載）
ES2® 3本での多椎間固定.

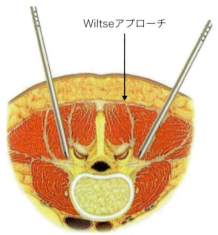

図5　PPSはより外側から刺入できる
（Medtronicより許諾を得て転載）

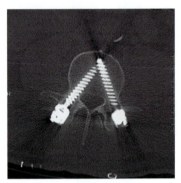

図6　PPSの椎体内走行
CT水平断像．椎体前面正中でPPSが当たる．

刺入することが可能である．多椎間のときにはさらに有効である（図4）．現在，最小の径はタブ付きで12 mmである．機種によっては，スクリューが細くても，圧迫や開大を掛ける際にさらに太い外套や器械を付けるために展開を広げる必要がある．小さな皮膚切開からあまり無理に刺入しようとすると，外套で切開部が褥瘡となることがあるので注意する．

従来の開放手術より外側から打てる利点

PPSは従来のPSを打つRoy-CamilleやWeinsteinなどの方法より，ずっと外側から打つことができる（図5）．腰椎では後正中の3横指外側から椎体前面正中を目指して刺入する（図6）．その利点はいくつか挙げられる．

まず，脊髄神経後枝内側枝の損傷を軽減できる．多裂筋へ分布する脊髄神経後枝内側枝は椎間関節の上下にあり，PS刺入時に巻き込むことが多い．横突起基部のより外側からアプローチすることで脊髄神経後枝内側枝の損傷を軽減できる．PPSでの脱神経（denervation）が少ないことは齋藤ら[2]が報告している．しかし，一方で胸最長筋へ行く脊髄神経外側枝の損傷は危惧される．

次に，頭側の椎間関節の損傷が軽減される．ひいては固定隣接椎間障害が軽減されると考えられる．従来の開放手術では，PLIF/TLIF（後方進入椎体間固定）において頭側のPSが椎間関節に近く，変性に影響を与えていた．また，大きく展開すると，隣接の硬膜外にも癒着が広がっていた．頭側のPSをより外側から打つことで，これらが回避できる．

さらに，後方への引き抜き強度が増す．PPSは強斜位に刺入されるので，ベクトル的に前後方向の引き抜き強度が増加する．PSが椎弓根の内外側皮質に掛かるので強固に効く．

また，除圧をするアプローチとは別ライン上の筋間に刺入することで，術後感染時にすべてを抜釘する必要がない．もともと感染率は低いが，筋間アプローチについて，PPSの刺入経路と除圧や

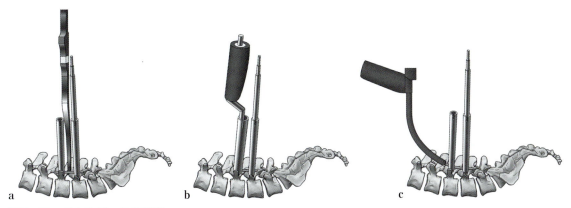

図7 ロッドホルダーの各種類
a：Kerrison ロッドインサーター，b：End holding ロッドインサーター，c：Perc end-holding ロッドインサーター．

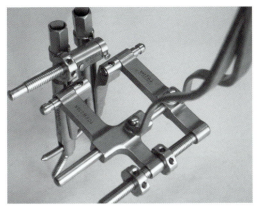

図8 S⁴ Brücken のコンプレッサー（B. Braun Aesculap Spine より許諾を得て転載）

ロッドホルダーも多種類があると通しやすい（図7）．工程が少なく，器械点数が少ないシステムが使いやすい．

PPS システムの弱み

経皮的な操作は盲目的になりやすい．確実な圧迫と開大のトルクが PPS 間に掛かるかが重要である．圧迫に関しては，従来の PS では，PS 基部に直接にコンプレッサーが掛けられ，その程度が感じられる．それに比べると，PPS では間接的になりがちで不十分になりやすい．また，PPS の刺入基部をみながら行うわけではないので，骨粗鬆症の際には不用意に力を掛けると椎弓根が損傷するために注意が必要である．S⁴ Brücken は外套の遠位部に圧力が掛かり理想的である（図8）．

椎間操作をする進入路が違うため，感染は広がりにくい．術後感染時にも，早期にその部位だけに洗浄や抜去などの対処が可能であり，PPS はすべてを抜釘する必要がなく，片側だけでも残れば，局所の安定化もそれなりに図れ，炎症の早期鎮静化にも寄与する．

機種による差

いろいろなシステムが発売されているが，1〜2椎間の最小侵襲 PLIF/TLIF（MIS-PLIF/TLIF）を行う際には，それほどの差は認めない[3]．多椎間固定を行う場合には，タブ付きが便利である．

おわりに

われわれは今後も低侵襲化を目指すべきである．最小侵襲手術（MIS）はしばしばラーニングカーブの険しさを指摘される．PPS システムによる脊椎固定術を新しい手技として理解し，トレーニングを受けることにより，その時間を短縮できる．その利点と欠点，ならびに使用方法を熟知し

応用していくことが重要である．患者に優しいばかりでなく，さらに術者にも優しい手術方法を考案すべきである．

文献

1) 石井　賢：MISt 手術の現状と工夫―経皮的椎弓根スクリュー刺入法の立場から．*J MIOS*（68）：3-9, 2013
2) 齋藤貴徳, 谷口慎一郎, 石原昌幸, 他：成人脊柱変形矯正術における MISt の導入．整・災外　**57**：1535-1546, 2014
3) 佐藤公治, 安藤智洋, 片山良仁：低侵襲脊椎固定用システムの比較．*J Spine Res*　**1**：1669-1673, 2010
4) 佐藤公治, 松井寛樹, 片山良仁, 他：最小侵襲脊椎安定術（MISt）の利点と問題点―中・長期成績からの検討．整・災外　**57**：275-281, 2014
5) 篠原　光, 上野　豊, 小林俊介, 他：胸腰椎破裂骨折に対する monoaxial PPS system を用いた最小侵襲後方矯正固定術．*J MIOS*（72）：37-43, 2014

2 PPS法の歴史（注射器を使用したスクリュー刺入も含めて）

富田 卓

　MIStの概念の成り立ちと発展，手術手技の普及に大きく貢献してきたのは，PPS法といっても過言ではない[3]．本稿ではPPS法の歴史について記述する．

　脊椎インストゥルメンテーションの歴史は，1888年のWilkins[11]に始まったとされる[12]．1962年のHarrington[2]によるロッドとフックの使用，さらには1963年のRoy-CamilleによるPSの使用[7,8]以来，脊椎手術の中でインストゥルメンテーションの確固たる地位が築き上げられ，現在に至る．

　PPS法の歴史としての第一歩は，脊椎への創外固定を目的に経皮的にPSを刺入した1982年のMagerl[5]の報告とされる．その後，1995年のMathewsら[6]の埋没型PPSの発表を経て，2001年の第1世代PPSシステムのSEXTANT®がFoleyら[1]により発表された．これがPPSの刺入からロッドの連結までのシステムが整ったPPS法の原点となる．

　日本で上市されたのは2005年のSEXTANT®（Medtronic，図1）であるが，その前年に筆者[10]により既存のPSシステムを応用した経皮的手技による固定術の1例が報告されている．ここで紙面を借りてその報告を振り返ることとする．

　当時，Foley[1]の論文は発表されていたが，現実的に症例に対しての導入は困難であった．しかし，早期退院と後療法の簡略化を強く望む第12胸椎破裂骨折の症例で日本で1例目を経験することとなった．

　靱帯性整復（ligamentotaxis）後に，既存のPSを椎弓根直上に挿入した注射筒越しに刺入した（図2, 3）．問題はロッドの挿入とPPSの連結で

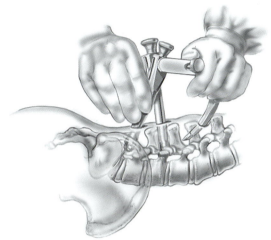

図1　第1世代PPSシステム—SEXTANT®
（Medtronicより許諾を得て転載）

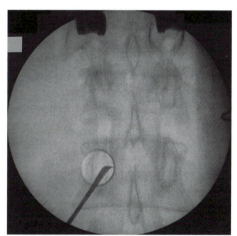

図2　椎弓根上に挿入された注射筒のX線透視正面像

あった．そこで，PPS刺入部間でPean鉗子にてPenroseドレーンを椎弓直上に位置するように挿

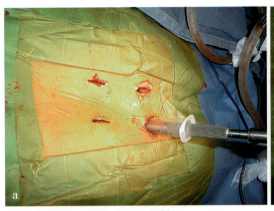
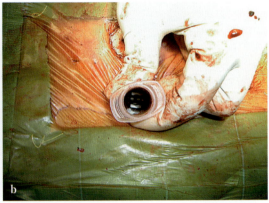

図3　注射筒を使用した PS の刺入
　a：注射筒越しの経皮的 PS 刺入，b：注射筒内に刺入された PS のヘッド．

入し，ドレーン先端に連結させたロッドを引き抜く要領で（図4），ロッドを submuscular position に挿入し，連結と固定を終えた（図5）．

　第1世代 PPS システムの SEXTANT® に引き続き，2007年には第2世代 PPS システムの PathFinder®（日本エム・ディ・エム，Abbott Spine）が発表され，その後も第3世代 PPS システムとして2009年には VIPER®（DePuy Synthes），MANTIS®（Stryker），SpiRIT（Synthes），Ballista（Biomet），ILLICO SE（Alphatec Spine）と各社からの発表が続いた[4]．最近の PPS システムの流れとしては，軽量化とエクステンダーの離脱が容易なタブ型が主流となりつつある．

　PPS 法は，MIS-TLIF を基盤に発展を遂げてきたが，現在では，外傷，感染症，転移性脊椎腫瘍，骨粗鬆症性椎体骨折など，その用途が拡大された[9]．また，固定範囲も当初の腰椎から現在では頸椎から仙椎・腸骨に至るまで，その適応を広げている．そして，XLIF®/OLIF の登場により，PPS 法はその用途をさらに拡大しつつあり，これは成人脊柱変形に対する矯正固定の場に PPS が応用される機会の増大をもたらすと思われる．

　最後に，インストゥルメンテーションは，さまざまな病態に対する矯正や固定の必要性から，過去約50年にわたる歴史を経て発展を遂げてきた．今日の超高齢社会では，内科的既存疾患によるハイリスク患者の急増に伴い，脊椎手術における低侵襲化の流れも不可避なものとなりつつあり[4]，

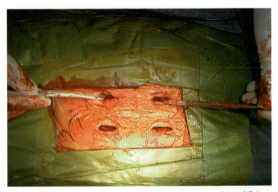

図4　Submuscular position へのロッドの挿入

インストゥルメンテーションの手技，器械も低侵襲性を求められるようになった．そのような背景をもとに2009年に日本で提唱された MISt は，今後，将来に向けて残される脊椎外科の歴史において果たす役割が大きい．

　今後も PPS 法は，改良と発展を続けながら MISt の中心的役割としての展開が続くものと思われる．その中で本稿が読者の PPS 法に対する理解の一助となれば幸いである．

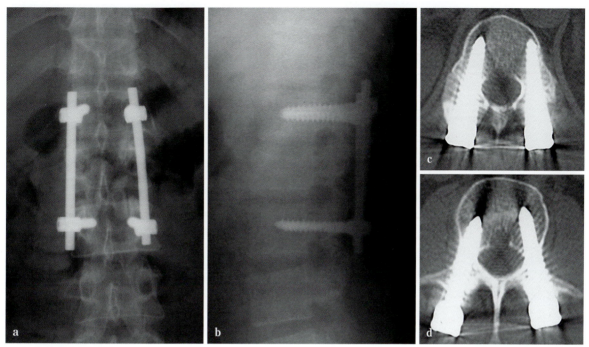

図5　術後の画像所見
a：X線正面像，b：X線側面像，c：CT水平断像（T12レベル），d：CT水平断像（L2レベル）．

文 献

1) Foley KT, Gupta SK, Justis JR, et al：Percutaneous pedicle screw fixation of the lumbar spine. *Neurosurg Focus* **10**（4）：E10, 2001
2) Harrington P：Treatment of scoliosis：Correction and internal fixation by instrumentation. *J Bone Joint Surg Am* **44**：591-610, 1962
3) 石井　賢, 有薗　剛, 蜂谷裕道, 他：最小侵襲脊椎安定術（MISt）. *Bone Joint Nerve* **4**：541-545, 2014
4) 石井　賢, 戸山芳昭：最小侵襲脊椎安定術（MISt）の現状と将来. 整・災外 **57**：1521-1527, 2014
5) Magerl F：*External Skeletal Fixation of the Lower Thoracic and Upper Lumbar Spine：Current Concepts of External Fixation of Fractures.* Springer-Verlag, Berlin, 1982
6) Mathews HH, Long BH：Endoscopy assisted percutaneous anterior interbody fusion with subcutaneous suprafascial internal fixation：evolution of technique and surgical considerations. *Orthop Int Ed* **3**：496-500, 1995
7) Roy-Camille R：Personal communication, 1963
8) Roy-Camille R, Roy-Camille M, Zemeulenaere C：Pedicle screws for spinal fixation. *Press Med* **78**：1447-1448, 1970
9) 佐藤公治, 松井寛樹, 片山良仁, 他：最小侵襲脊椎安定術（MISt）の利点と問題点. 整・災外 **57**：275-281, 2014
10) 富田　卓：第1腰椎破裂骨折に対する経皮的椎弓根スクリューシステムを用いた後方固定術の1例. 第10回日本最小侵襲整形外科学会抄録集, 2004, p95
11) Wilkins W：Separation of the vertebrae with protrusion of hernia between the same-operation-cure. *St Louis Med Surg J* **54**：340-341, 1888
12) Wiltse LL：History of pedicle screw fixation of the spine. *Spine：State of the Art Reviews* **6**：1-10, 1992

3 PPS法に必要な解剖

石井 賢・磯貝宜広

　PPS法は低侵襲性と簡便性を特徴としており，今日では腰椎変性疾患のみならず，外傷，転移性脊椎腫瘍，感染症，脊柱変形などに応用され，脊椎外科医にとっては標準的手技となっている．一方，PPS設置は従来の開放手術と異なり，小皮切にてX線透視下やナビゲーション下などで実施されるため，手技の特徴と必要な解剖を熟知しておくことは必要不可欠である．PPS設置手技の特徴は，①小皮切であるために刺入点などが直視できないこと，②刺入点が従来の開放手術のPSと異なること，③従来の開放手術のプロービングとPS刺入などの感触が得られにくいこと，④Jamshidi®針（PAK針）やガイドワイヤーなどの従来の開放手術では使用しない器具を使用することなどが挙げられる．したがって，PPS設置のピットフォールや合併症も従来の開放手術とは異なる特有なものがある．本稿では胸腰椎PPSの刺入の際に知っておくべき解剖学的特徴について，PPS刺入手技の手順に則って概説する．

腰椎

1 皮膚

　従来のPLIF/TLIFでは正中縦皮膚切開にて脊柱起立筋を広く展開するが，PPS設置では該当椎弓根外側の皮膚に約1.5～2.0 cmの縦あるいは横の切開を加える．一般に皺線に沿う横切開が美容的であり，PPSの矢状断に対する刺入角度の操作は容易である．筆者らは通常では皮膚を横切開，2層の筋膜を縦切開とし，針やPPSなどの刺入時の内外側方向と頭尾側方向，すなわち360度方向への自由度を高めている．一方，MIS-TLIF 1椎間固定でのチューブレトラクター設置側は，約3 cmの縦皮膚切開とし，除圧・ケージ設置後に同皮膚切開からPPS 2本を刺入する．MIS-long fixationでは，ロッド設置側すなわち一般に最頭側のみを縦切開とすると，PPS刺入が容易である．

2 腰背筋膜・傍脊柱筋

　腰背部には傍脊柱筋をおおうように腰背筋膜が存在し，広背筋による浅層と棘突起から尾外側に走行する線維性膜である深層の2層からなる[1]．深層は尾側ほど厚く，L4, L5の棘突起からの筋膜線維は上後腸骨棘に直接付着しており，仙棘筋の起始腱と癒合して腰背筋膜腱膜部となる．PPS設置においては，皮膚切開直下にスクリューを設置できる約1.5～2.0 cmの切開（縦あるいは横）を置く．この際，2層の筋膜を切開することと，切開においてはメスを使用すると筋膜下の筋肉から容易に出血を起こすため，筋膜のみを切開するか，電気メスで切開することを勧める．筋肉は指でスプリットするが，同様に出血しやすいため，必要以上に筋肉を割くことは避け，PPS設置に必要な範囲のみを指で押しのけるようにアプローチする．また，多裂筋は手術侵襲による直接の筋損傷や後述する脊髄神経後枝内側枝の損傷などにより筋萎縮を起こし，術後遺残腰痛の原因となるため，愛護的な操作や圧排時間の短縮などが重要である[20]．さらに，切開が小さい（約1.5 mm以下）と指を使用した筋肉剥離と棘突起基部の触知が困難となる．腰椎レベルでは刺入点を指で極力確認するほうが刺入しやすい．筆者らはMIS-TLIFの際には，腰背筋膜上を剝離し，除圧用とPPS刺入

用で別の箇所の筋膜を切開してアプローチしている．一方，腰背筋膜は腰椎の安定性に寄与しているため[12]，閉創時の再建は重要である．

3 椎間関節

椎間関節は椎骨の上・下関節突起で構成されており，背側は厚さ約2 mmの関節包で，腹側は関節包が黄色靱帯と一体となっておおわれている．関節包の深部の神経線維は軟骨の辺縁に付着するが，最背側の神経線維は関節軟骨の辺縁から2 mm外側に付着している[23]．PPSでは椎間関節包周囲を展開することがなく，また刺入点が外側になるため，椎間関節包の最背側ならびに後述する脊髄神経後枝内側枝の損傷も最小限にとどめることができ，術後の隣接椎間障害のリスクを軽減できると推測される[5]．

4 神経組織

脊髄神経後枝は，以前は内側枝と外側枝に分かれると認識されていたが[3]，Bogdukら[2]の報告でL5以外のL1〜L4の後枝は中間枝を含めて3本で構成されていることが明らかとなった．それら3本の枝（内側枝，中間枝，外側枝）はそれぞれが多裂筋，最長筋，腸肋筋に終止する[2,16]（図1）．

内側枝は横突起の頭側で神経根から分枝し，上関節突起を回り込んで最長筋と腸肋筋の起始部に当たる線維性組織である乳頭副突起靱帯（mammilla accessory ligament）の下をくぐって多裂筋に分岐し，一部は正中付近の皮神経となる[2,16]．また，椎間関節の知覚枝も内側枝から分枝する[4]．外側枝は腸肋筋に分岐し，一部は外側の皮神経となる[14]．そのうちL1〜L3の皮神経は上殿皮神経になる．中間枝は内側枝と外側枝の間を走行し，最長筋に分岐した後に皮神経となる[21]．したがって，PLIF/TLIFにおいて上関節突起を含む椎間関節全切除では，同時に脊髄神経後枝内側枝を損傷する頻度は高くなる．また，MIS-TLIFにおけるチューブレトラクターの設置で，多裂筋をスプリットするアプローチでは，棘突起から多裂筋を剝離してアプローチした場合と比べると，術後の多裂筋萎縮や遺残腰痛が強くなる．これらは，

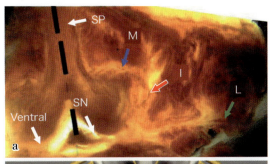
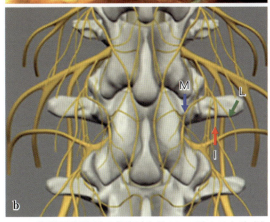

図1　脊髄神経後枝の解剖（文献17の図4,5を改変）

a：L1/L2椎間孔上縁レベルでの水平断切片．多裂筋，最長筋，腸肋筋への後枝の分岐（M：内側枝，I：中間枝，L：外側枝）が観察される．SP：棘突起，SN：脊髄神経．

b：脊髄神経の3Dデジタルモデル．分岐部から内側尾側に向かう内側枝（M），まっすぐ尾側に向かう中間枝（I），外側尾側に向かう外側枝（L）が描出されている．

チューブレトラクター設置時に脊髄神経後枝内側枝を直接的あるいは圧排により間接的に損傷することが原因として考えられている[8]．

5 椎体

腰椎においてPPS刺入点は従来の開放手術のPSより外側の横突起基部となる[9]．椎弓根軸の傾きはL1〜L5では約10〜30度とされているが[13]，PPSの場合にはそれよりも強斜位になることに留意する．外側からの刺入は椎間関節周囲の軟部組織の温存には有利であるが[24]，骨粗鬆症例では操作時に横突起骨折をきたして刺入点の同定が困難になることもある[7]．横突起以外の指標として，Suら[22]は関節突起間部外側縁（mid-lateral pars）

から L3, L4 では 2.9 mm, L5 では型によるが 1.5 mm もしくは 4.5 mm 外側が椎弓根の位置としている（図2）[22]．PPS 刺入において，より多くの解剖学的指標をもつことは有用である．

6　血管組織

PPS 設置においては原則的にガイドワイヤーの使用が必須であるが，骨粗鬆症例や高齢者などで骨質が低下している場合には，不意にガイドワイヤーが椎体前壁を穿破し，腹側の血管損傷のリスクがあるために注意が必要である[9,10]．腰椎レベルでは腹部大動脈が正中よりやや左寄りに位置するため，左側の PPS 刺入時に損傷のリスクが高い．一方，右側では腹部大静脈があることも留意しなければならない．S1 の PS 刺入では，前方には左右の総腸骨動・静脈が存在することになるが，位置関係が症例により異なるために術前に確認が必要である．椎体側面には大動脈から左右の分節動脈が分枝し，椎体中央のレベルを走行する．椎体の外壁には分節動脈から骨膜動脈（periosteal artery）が密に分枝している（図3）[15]．ガイドワイヤー，Jamshidi®針，タップの外側逸脱では，分節動脈損傷のリスクがあり，血管内塞栓術で止

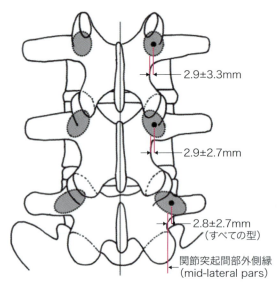

図2　関節突起間部外側縁（mid-lateral pars）と椎弓根の関係（文献 22 の図 2 を改変）

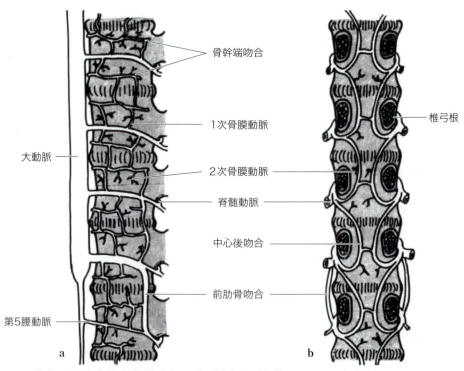

図3　椎体の側面（a）と背面（b）の動脈模式図（文献 15 の図 15 を改変）
腰動脈から椎体を栄養する脊椎枝が密に分布する．

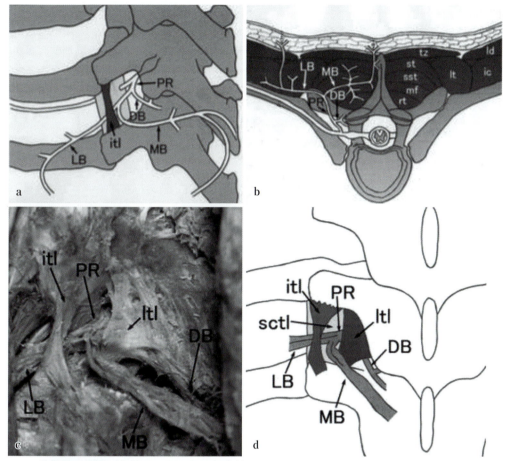

図4　胸椎後方組織（文献11の図1, 2を改変）
a：脊髄神経後枝の分岐（左後方からの模式図）
b：脊髄神経後枝の分布と胸椎部傍脊柱筋（水平断による模式図）
c：脊髄神経後枝分岐部と周囲靱帯の関係（キャダバー）
d：脊髄神経後枝分岐部と周囲靱帯の関係（後方からの模式図）
PR：posterior ramus（後枝），DB：descending branch（下行枝），MB：medial branch（内側枝），LB：lateral branch（外側枝），itl：intertransverse ligament（横突間靱帯），ltl：laminotransverse ligament（椎弓横突起靱帯），sctl：superior costotransverse ligament（上肋横突靱帯），tz：trapezius（僧帽筋），st：spinalis thoracis（胸棘筋），sst：semispinalis thoracis（胸半棘筋），mf：multifidus（多裂筋），rt：rotatores（回旋筋），lt：longissimus thoracis（胸最長筋），ld：latissimus dorsi（広背筋），ic：iliocostalis（腸肋筋）．

血を要することがある（E章1「ガイドワイヤーの椎体前壁穿破」を参照）．

胸椎

　胸椎レベルのPPS手技の特徴は，腰椎レベルと比較し，椎骨形状の違いと脊髄レベルである点である．胸椎は横突起が背側に張り出しているために刺入点が安定せず，また細い椎弓根もPPS設置の難易度を高める要因である．特に椎体周囲には肺や大血管などの重要臓器が存在し，Jamshidi®針，ガイドワイヤー，スクリューなどが骨外逸脱して損傷を招くリスクがあるので，十分な解剖学的知識とトレーニングが必要となる．

1 傍脊柱筋

胸椎では筋肉は3層構造で，浅層は僧帽筋と広背筋からなり，中間層は肋骨補助筋からなる．深層では多裂筋の背側に横突起から起始した胸半棘筋がおおい，さらにその腹側を長短の回旋筋がおおう構造をとる（図4b）．多裂筋と胸半棘筋は棘突起に停止し，回旋筋は椎弓に停止するため，腰椎に比べて正中部は筋肉量が豊富となる．したがって，筋肉内への過度の切り込みや展開は出血を招きやすい．

2 神経組織

Saitoら[17]は胸椎レベルでも腰椎と同様に脊髄神経後枝は3本であったと報告している．しかし，その走行については腰椎とやや異なる．最内側から分枝する下行枝は，椎弓横突起靱帯（laminotransverse ligament）の下から内側に向かい，椎間関節もしくはその周囲の結合組織に枝を出すが，腰椎と異なり筋枝は存在しない．3本のうち中間をなす内側枝は椎弓横突起靱帯の外を回り込むように後方に広がり，深層の脊柱起立筋（多裂筋，回旋筋，胸半棘筋，胸棘筋）に分岐した後に正中付近の皮神経となる．外側枝は横突間靱帯の下を通り，胸最長筋，腸肋筋に分岐した後に外側の皮神経となる（図4）[11]．

3 椎体

胸椎椎体は肋骨と関節を形成している．肋骨頭と胸椎椎体の上下肋骨窩の間にできる肋骨頭関節と，肋骨結節と胸椎横突起の横突肋骨窩の間にできる肋横突関節がある．肋骨頭関節は肋骨頭から椎間板と上下椎体に向かう強固な放射状肋骨頭靱帯で腹側をおおわれている．一方，肋横突関節は横突起外側と肋骨結節で関節包を形成しているが，T11，T12には存在しない．さらに，両関節間は肋横突靱帯によって椎体と肋骨が強固に結合しており，pedicle-rib unit と称される．胸椎の椎弓根は頭尾側に長い楕円形状で，特に中位胸椎では椎弓根の横径が小さく，PPS刺入が困難なことも多い．このような場合でも，pedicle-rib unit を介したPPS刺入では強い固定力を得ることが可能である[18]．

胸椎の横突起は翼のように背側に張り出し，Jamshidi®針の刺入時に針先端が横突起から椎弓の正中方向あるいは胸郭内へ滑り落ちるリスクがある．また，仮にPPSを設置できてもスクリューヘッドが横突起上に乗りハイプロファイルになるなどの欠点がある．Pedicle-rib unit を介した設置も，肋横突関節から長いPSを刺入することとなりハイプロファイルになる．筆者らはそれらの解決策として，横突起基部頭側，肋骨頚部，椎弓根外側で形成されるgrooveを刺入点として，PPSの安全な椎体内刺入を可能とする groove entry technique を開発した[6,19]．本法の利点は，①grooveが骨組織に囲まれて Jamshidi®針の先端のおさまりがよいこと，②椎体尾側方向へ刺入することで確実に椎弓根を捉えられること，③刺入点が腹側であることからスクリューヘッドがロープロファイルになることなどが挙げられる[6,19]（B章2-1「胸椎・胸腰椎移行部への刺入のコツ—胸椎PPS法の応用」を参照）．

文 献

1) Bogduk N, Macintosh JE：The applied anatomy of the thoracolumbar fascia. *Spine (Phila Pa 1976)* **9**：164-170, 1984
2) Bogduk N, Wilson AS, Tynan W：The human lumbar dorsal rami. *J Anat* **134**：383-397, 1982
3) Corningm H：*Lehrbuch der topographischen Anatomie：Fuer Studierende und Arzte*. JF Bergmann, Bavaria, 1942
4) Gossner J：The lumbar multifidus muscles are affected by medial branch interventions for facet joint syndrome：potential problems and proposal of a pericapsular infiltration technique. *AJNR Am J Neuroradiol* **32**：E213, 2011
5) Ishii K, Hosogane N, Ishihara S, et al：MIS-TLIF reduces an incidence of adjacent disc disease in the patient with degenerative spondylolysthesis—Comparative study with conventional TLIF. *The 40th Annual Meeting of the International Society for the Study of the Lumbar Spine*, Scottsdale, 2013
6) Ishii K, Shiono Y, Funao H, et al：A new groove-entry technique for inserting thoracic percutaneous pedicle screws. submitted
7) 石井 賢：MISt手術の現状と工夫―経皮的椎弓根スクリュー刺入法の立場から．*J MIOS* (68)：3-9, 2013
8) 石井 賢, 船尾陽生, 金子康仁, 他：MIS-TLIF手技

における異なるチューブレトラクター設置法による多裂筋障害の検討. *J Spine Res* **3**：509, 2012
9) 石井　賢, 戸山芳昭, 千葉一裕, 他：腰椎変性すべり症と腰椎変性（後）側弯症に対する最小侵襲椎間孔腰椎椎体間固定術の手術手技. 別冊整形外科（59）：124-132, 2011
10) 石井　賢, 戸山芳昭, 千葉一裕, 他：高齢者腰部脊柱管狭窄症に対するMIS-TLIFの有用性. 脊椎脊髄 **24**：623-627, 2011
11) Ishizuka K, Sakai H, Tsuzuki N, et al：Topographic anatomy of the posterior ramus of thoracic spinal nerve and surrounding structures. *Spine（Phila Pa 1976）* **37**：E817-E822, 2012
12) McGill SM, Norman RW：Potential of lumbodorsal fascia forces to generate back extension moments during squat lifts. *J Biomed Eng* **10**：312-318, 1988
13) Nojiri K, Matsumoto M, Chiba K, et al：Morphometric analysis of the thoracic and lumbar spine in Japanese on the use of pedicle screws. *Surg Radiol Anat* **27**：123-128, 2005
14) Nomizo A, Kudoh H, Sakai T：Iliocostalis muscles in three mammals（dolphin, goat and human）：their identification, structure and innervation. *Anat Sci Int* **80**：212-222, 2005
15) Ratcliffe JF：The arterial anatomy of the adult human lumbar vertebral body：a microarteriographic study. *J Anat* **131**：57-79, 1980
16) Saito T, Steinke H, Miyaki T, et al：Analysis of the posterior ramus of the lumbar spinal nerve：the structure of the posterior ramus of the spinal nerve. *Anesthesiology* **118**：88-94, 2013
17) Saito T, Yoshimoto M, Yamamoto Y, et al：The medial branch of the lateral branch of the posterior ramus of the spinal nerve. *Surg Radiol Anat* **28**：228-234, 2006
18) 篠原　光, 曽雌　茂, 丸毛啓史：経皮的椎弓根スクリューの多椎間固定症例への展開―MIS-long fixation techniqueの実際. *J MIOS*（68）：27-34, 2013
19) 塩野雄太, 日方智宏, 船尾陽生, 他：MISt手技における新たな胸椎経皮的椎弓根スクリュー刺入法（Groove Entry Technique）. *J Spine Res* **6**：1295-1299, 2015
20) Sihvonen T, Herno A, Paljarvi L, et al：Local denervation atrophy of paraspinal muscles in postoperative failed back syndrome. *Spine（Phila Pa 1976）* **18**：575-581, 1993
21) Steinke H, Saito T, Miyaki T, et al：Anatomy of the human thoracolumbar Rami dorsales nervi spinalis. *Ann Anat* **191**：408-416, 2009
22) Su BW, Kim PD, Cha TD, et al：An anatomical study of the mid-lateral pars relative to the pedicle footprint in the lower lumbar spine. *Spine（Phila Pa 1976）* **34**：1355-1362, 2009
23) Varlotta GP, Lefkowitz TR, Schweitzer M, et al：The lumbar facet joint：a review of current knowledge：part 1：anatomy, biomechanics, and grading. *Skeletal Radiol* **40**：13-23, 2011
24) Weinstein JN, Spratt KF, Spengler D, et al：Spinal pedicle fixation：reliability and validity of roentgenogram-based assessment and surgical factors on successful screw placement. *Spine（Phila Pa 1976）* **13**：1012-1018, 1988

4 傍脊柱筋損傷

有薗 剛

傍脊柱筋の解剖と役割

　腰椎の後方アプローチに際して傍脊柱筋を通過しないことは不可能であり，その際の損傷を最小限に抑えることは低侵襲の大きなポイントとなる．筋損傷を少なく抑えるには傍脊柱筋の解剖と機能を熟知しておくことが大事である．背側にある腰椎傍脊柱筋の中で重要な役割を果たしているのは，多裂筋，最長筋，腸肋筋である（図1）．その他の棘間筋，横突間筋，短回旋筋などは短く小さな筋肉で脊柱の動きや安定性への影響は小さく，主に脊柱の固有知覚の働きをしていると考えられている．多裂筋は棘突起に起始部をもち，2〜5レベル尾側の乳頭突起に付着し，仙骨へも伸びる筋肉で，多くの線維束からなっている（図2）．それぞれの小束はより上位に付着する小束の内側に存在する（図3）[10]．多裂筋は前述の3つの筋肉の中で最も内側にある最大の筋肉で，横断面積が大きいが，筋線維の長さが短く，短い長さで大きな力を発生する（図4）．脊椎を後屈する力を生じ，前弯をもつ腰椎に圧迫力を加えて弓の弦の機序で安定性を生み，特に腰椎が前屈すると大きな力を発揮し，痛みやすい姿勢での脊椎を保護して動的安定機構の鍵となる役割を果たしている．脊柱の支持以外には，後屈，側屈，回旋を行っている．1椎間頭側の脊髄神経後枝内側枝から支配されているため（図5），手術などによってこの神経を損傷すると1椎間尾側の多裂筋障害が認められると

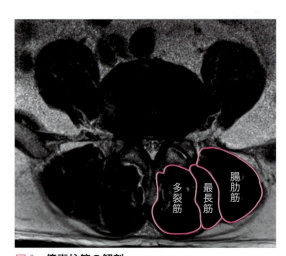

図1　傍脊柱筋の解剖

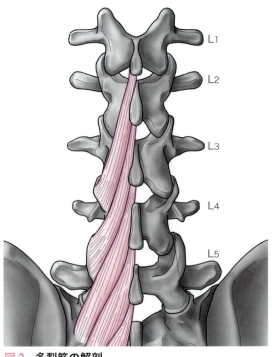

図2　多裂筋の解剖
多裂筋は棘突起に付着し2〜5レベル尾側の乳頭突起や仙骨に付着する多くの線維束からなる．

されてきた．しかし，最近では monosegmental 支配ではなく polysegmental 支配である可能性が指摘されており，1つの脊髄神経後枝内側枝の損傷で複数の棘突起に付着する多裂筋が脱神経を起こす可能性がある[8]（図6）．最長筋は多裂筋の外側で腸肋筋の内側に位置し，胸椎肋骨角，腰椎の横突起と副突起から起こり，尾側へ伸びて腸骨稜，腰仙椎棘突起に付着している．外側の腸肋筋は肋骨角から生じ，腸骨稜の腹側に付着している．脊柱起立筋である最長筋と腸肋筋は，横断面積が小さく長い筋線維をもつ筋肉で，後屈，側屈，回旋などの体幹の運動の際に重要な役割を担っているが，安定機構としての機能が小さい[7]．とりわけ，傍脊柱筋の中でも多裂筋は，損傷が愁訴の大きな原因になるとされているため，手術の際にいかに温存するかがポイントとなる[9]．

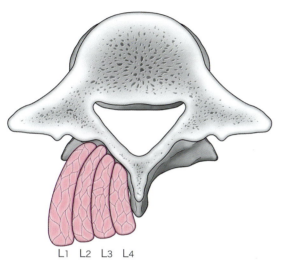

図3　**多裂筋の断面図**（文献10を改変）
上位の棘突起に付着する束は，より外側に存在する．

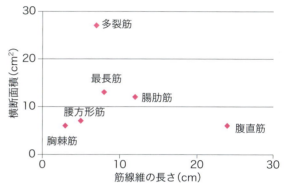

図4　**各筋肉の筋線維の長さと横断面積**
（文献6を改変）
多裂筋は筋線維の長さに比して筋肉の横断面積が広く，長さの変化が小さいが，最も強い力を発揮できる傍脊柱筋である．

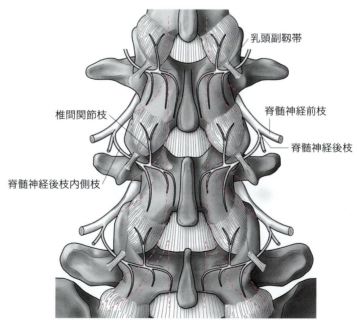

図5　**脊髄神経後枝内側枝の解剖**（文献12を改変）

術後の傍脊柱筋障害

従来の開放手術では脊柱周囲の筋肉の広範な損傷と萎縮を引き起こす（図7）．特に多裂筋は正中に位置するため，正中アプローチの手術によって最も大きな損傷を受ける．正中アプローチの後側方固定後の傍脊柱筋障害が最も大きいとされ[17]，MISt では椎体間固定が主流となっている一因とも考えられる．傍脊柱筋の手術中の損傷の原因は後方軟部組織を直接に切ったり剥離したりすることが第一に挙げられるが，中でも多裂筋は棘突起に付着しているために棘突起を切除すると頭側の付着部が失われることになり（図2），その機能が障害される．さらに，電気焼灼による熱でも障害を生じるが，最も問題とされるのはレトラクターによる阻血である．Kawaguchi ら[4,5]はレトラクターを当てると筋肉内の圧が上がって血液灌流が低下し，筋肉が損傷を受けると述べている．また，筋損傷の程度は圧と時間に相関しており，長時間の圧迫により脊椎後屈筋力が低下し，筋力低下が恒久的に残存するため，長時間の手術では間欠的にレトラクターを弛めること，比較的長い皮膚切開で牽引圧を下げることによる筋損傷の軽減が重要と述べている．また，Gejo ら[3]も牽引時間の長さで分けた2群を術後 MRI で評価し，牽引時間と筋損傷は強い相関があり，特に多裂筋の障害が大きく，長時間牽引された群では筋力回復に時間を要し，術後の腰痛の発生頻度も高かったと述べている．直接的な筋損傷以外に術中操作による脱神経も筋肉の変性と萎縮を生じる原因である．特に脊髄神経後枝内側枝は乳頭副靱帯によって固定されて自由度が低くなっているため，多裂筋を椎弓から剥離する際に傷つきやすいとされている[11]．脱神経は長時間の筋肉の牽引や壊死によって神経筋接合部が損傷しても起こる．術後成績でも，多くの論文で最小侵襲手術（MIS）では従来の開放手術に比較して多裂筋の横断面の変化が少なく，横断面の変化と術後の炎症指標の上昇，術後1年の visual analog scale, Oswestry disability index との間には正の相関があるとされている[1,7,13,15]．

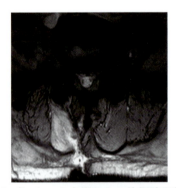

図6 L4/L5 レベル右側からの片側除圧後3カ月の L5/S1 レベルの MRI
多裂筋内の広範な高輝度領域が出現している．

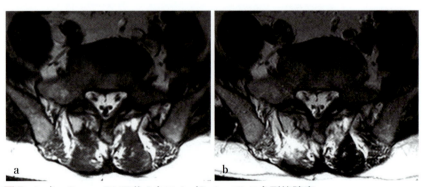

図7 L4/L5 Open-PLIF 後1年の L5/S1 レベルの多裂筋障害
a：MRI T1 強調水平断像．b：MRI T2 強調水平断像．
広範な高輝度領域と萎縮（多裂筋障害）が認められる．

チューブレトラクターの意義

　筋肉を圧迫することによって位置を保持していた従来のレトラクターでは，筋肉内の圧が上がるため，阻血による損傷を避けがたいが，手術台に設置して位置を保つことができる self-retaining type のチューブレトラクターを使用すると筋肉の挫滅を相当に軽減できる．通常の開放手術のレトラクターと比較して筒状のレトラクターでは周囲の軟部組織の圧上昇が低く抑えられることがキャダバーを使用した実験でも証明されている[16]．設置後に広げることができる拡張型チューブレトラクターは広い視野が得られるが，その分，筋肉の圧迫や阻血を招く可能性が大きくなる．藤田ら[2]は MIS-TLIF と Open-TLIF の術後1年の MRI 水平断像を比較し，MIS-TLIF 群の MAST QUADRANT Retractor System を設置したアプローチ側の正常信号強度を呈する多裂筋面積は，術前と比較して 50.8% で Open-TLIF 群の 55.6% と有意差がなかったが，対側は 92.6% と有意に筋変性・脱神経が少なかったと述べている．通常のチューブレトラクターは，傍脊柱筋からアプローチして手術の目的とする部位に直接アプローチしていくことで，剥離される軟部組織が少なく，筋実質の損傷のみならず，神経損傷も少なくできる．また，大きく広げて筋肉を圧迫することが少ないため，阻血による筋損傷も抑えられる．脊椎の最も大事な保護安定作用を司る多裂筋を保護できることは，MIS の大きな特徴であり，メリットといえる．

PPS の優位性

　PPS を使用することで，従来の開放手術に必要な外側までの広い展開が不要となり，展開の際の筋損傷を大幅に軽減できる．また，直接的な筋損傷の軽減以外に，神経損傷の軽減に関しても有利とされている．Regev ら[14]はキャダバーを使用した実験でスクリュー刺入後の脊髄神経後枝内側枝の状態を観察し，Mini-Open 法でスクリューを刺入した場合には 84% に後枝内側枝の断裂が認められたが，経皮的刺入法では 20% と有意に少なかったと述べている．経皮的刺入法は，被曝やラーニングカーブの問題など克服すべき点が多いが，それらのデメリットを差し引いても余りあるメリットがあると思われる．

まとめ

　MISt には傍脊柱筋損傷を軽減するいくつかの大きなポイントがあるが，特に重要な点として正中アプローチではなく，傍正中から直接目標に到達する経路を使用することによって広範な展開が不要で多裂筋を棘突起から剥離せずに済むことと，チューブレトラクターの使用により周囲の軟部組織の阻血による損傷を軽減できることが挙げられる．

文　献

1) Fan S, Hu Z, Zhao F, et al：Multifidus muscle changes and clinical effects of one-level posterior lumbar interbody fusion：minimally invasive procedure versus conventional open approach. *Eur Spine J* **19**：316-324, 2010
2) 藤田拓也, 奥田鉄人, 波多野栄重, 他：腰椎後方固定手術の傍脊柱筋への影響とそのメカニズムについて. *J MIOS* （53）：2-8, 2009
3) Gejo R, Matsui H, Kawaguchi Y, et al：Serial changes in trunk muscle performance after posterior lumbar surgery. *Spine（Phila Pa 1976）* **24**：1023-1028, 1999
4) Kawaguchi Y, Matsui H, Tsuji H：Back muscle injury after posterior lumbar spine surgery. A histologic and enzymatic analysis. *Spine（Phila Pa 1976）* **21**：941-944, 1996
5) Kawaguchi Y, Yabuki S, Styf J, et al：Back muscle injury after posterior lumbar spine surgery. Topographic evaluation of intramuscular pressure and blood flow in the porcine back muscle during surgery. *Spine（Phila Pa 1976）* **21**：2683-2688, 1996
6) Kim CW：Scientific basis of minimally invasive spine surgery：prevention of multifidus muscle injury during posterior lumbar surgery. *Spine（Phila Pa 1976）* **35**（26 Suppl）：S281-S286, 2010
7) Kim KT, Lee SH, Suk KS, et al：The quantitative analysis of tissue injury markers after mini-open lumbar fusion. *Spine（Phila Pa 1976）* **31**：712-716,

2006
8) Kottlors M, Glocker FX : Polysegmental innervation of the medial paraspinal lumbar muscles. *Eur Spine J* **17** : 300-306, 2008
9) Lee HI, Song J, Lee HS, et al : Association between cross-sectional areas of lumbar muscles on magnetic resonance imaging and chronicity of low back pain. *Ann Rehabil Med* **35** : 852-859, 2011
10) Macintosh JE, Valencia F, Bogduk N, et al : The morphology of the human lumbar multifidus. *Clin Biomech (Bristol, Avon)* **1** : 196-204, 1986
11) Macnab IF, Cuthbert HF, Godfrey CM, et al : The incidence of denervation of the sacrospinales muscles following spinal surgery. *Spine (Phila Pa 1976)* **2** : 294-298, 1977
12) Medow JE, Resnick DK : Anatomy of the spine : An overview. in Perez-Cruet MJ (ed) : *An Anatomic Approach to Minimally Invasive Spine Surgery*. Quality Medical Publishing, St Louis, 2006, pp25-53
13) Park Y, Ha JW : Comparison of one-level posterior lumbar interbody fusion performed with a minimally invasive approach or a traditional open approach. *Spine (Phila Pa 1976)* **32** : 537-543, 2007
14) Regev GJ, Lee YP, Taylor WR, et al : Nerve injury to the posterior rami medial branch during the insertion of pedicle screws : comparison of mini-open versus percutaneous pedicle screw insertion techniques. *Spine (Phila Pa 1976)* **34** : 1239-1242, 2009
15) Seng C, Siddiqui MA, Wong KP, et al : Five-year outcomes of minimally invasive versus open transforaminal lumbar interbody fusion : a matched-pair comparison study. *Spine (Phila Pa 1976)* **38** : 2049-2055, 2013
16) Stevens KJ, Spenciner DB, Griffiths KL, et al : Comparison of minimally invasive and conventional open posterolateral lumbar fusion using magnetic resonance imaging and retraction pressure studies. *J Spinal Disord Tech* **19** : 77-86, 2006
17) Taylor H, McGregor AH, Medhi-Zadeh S, et al : The impact of self-retaining retractors on the paraspinal muscles during posterior spinal surgery. *Spine (Phila Pa 1976)* **27** : 2758-2762, 2002

B章

PPS 刺入法

1 PPS 刺入法（基本編）

1 X線透視のみを使用した刺入法

星野雅洋

はじめに

PPS 刺入をアシストするものとして，ナビゲーションシステム（B章1-2，D章-2を参照）や2方向 X 線透視装置（または C-arm 2台），CT 機能付き X 線透視装置，カーボン手術台といった高価な機器が存在する．しかし，多くの施設ではそれらの機器をもっていない．本稿では一般的な施設で初心者にも可能な方法として，通常の整形外科用手術台と1台の C-arm を使用した方法について述べる．

方法

1）手術体位

通常，Hall 4点フレームを使用している（カーボン製が理想的であるが，スチール製でも十分に可能である）．手術台から背部皮膚までの距離が長いと，C-arm の回転操作が困難なことがある．また，X 線前後像においては，手術野と C-arm の距離が短くなり，手術操作が行いにくくなることもある．このため，4点フレームのパッド間を若干開き，背部の高さを低くしておくと操作が楽である（除圧などが行われる手術では腹圧に注意する必要がある）．

手術台の各金属フレームに手術野が重ならないことや C-arm が手術台の支柱に干渉しないことなどは重要である．

2）正確な X 線透視の正面像と側面像の獲得

正確な X 線透視の正面像と側面像を得ることは重要である．

正確な X 線透視正面像の確認ポイントとしては，下記などがある（図1a, b）．
①上下椎体終板が楕円形でなく直線になっている．
②左右椎弓根と棘突起の距離が等しい．
③椎弓根が椎体頭側1/2に存在する．

正確な X 線透視側面像の確認ポイントとしては，下記などがある（図1c, d）．
①上下椎体終板が楕円形でなく直線になっている．
②椎体後壁が1本の線となっている．
③左右の椎弓根が重なっている．

骨折や変性による椎体変形を呈している症例もあるが，いくつかのポイントを確認し，可能な限り正確な画像を得る．刺入椎体ごとにモニター画面の中央で確認し，操作することも重要である．

また，通常では腰椎は前弯を胸椎は後弯を呈し

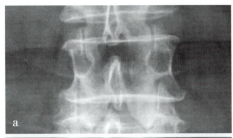
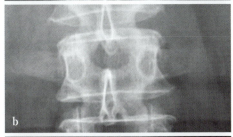
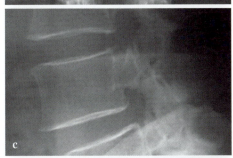
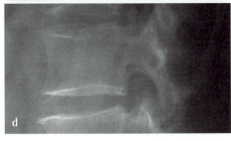

図1　正確なX線透視の正面像と側面像
a：正確なX線透視正面像．上下椎体終板が楕円形でなく直線になっている．左右椎弓根と棘突起の距離が等しい．椎弓根が椎体頭側1/2に存在する．
b：不正確なX線透視正面像．上下椎体終板が楕円形になっている．椎弓根が椎体頭側1/2に存在していない．
c：正確なX線透視側面像．上下椎体終板が楕円形でなく直線になっている．椎体後壁が重なり合って1本の線となっている．左右の椎弓根が重なり合っている．
d：不正確なX線透視側面像．上下椎体終板が楕円形になっている．椎体後壁が重なり合っていない．左右椎弓根が重なり合っていない．

ているため，正確なX線透視正面像を得るためには，C-armのガントリーに角度を付ける必要がある．しかし，X線透視側面像を確認する際には，そのガントリーの角度を戻さなくてはならないことが多く，その都度の位置調整が必要になり，X線被曝の増加につながる．これを低減するため，手術台のヘッドアップまたはヘッドダウンにより，ガントリーの角度を可能な限り付けない体位を獲得しておく（図2）．

3）皮膚上のマーキング

X線透視をみながら，椎体，椎弓根，横突起などの位置をマジックなどでマーキングしておく．頭尾側は該当椎弓根や椎体上縁など，外側は横突起の中央をメルクマールとしている（図3）．

4）皮膚切開

PPS刺入のための皮膚切開はスクリューごとに横切開，縦切開のどちらでも構わないが，横切開のほうが美容には優れているようである（図4）．皮膚切開の大きさは2cm程度が適当と考える．横切開においても多椎間固定のような長いロッドを挿入する症例では，ロッド挿入部位の皮膚切開は縦切開のほうが挿入が簡単である（図5）．また，1椎間固定ではやや長めの同一縦皮膚切開で2本のPPS刺入も可能である．

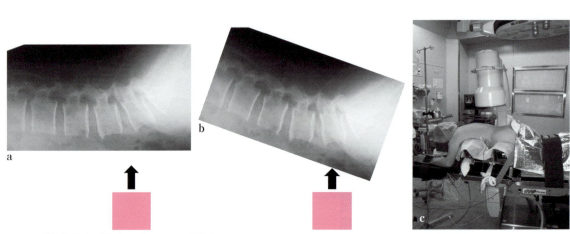

図2 手術体位と手術台・C-armの関係
L5椎体への刺入例.
a：通常の腹臥位.
b：正確な椎体のX線透視正面像を得るためにヘッドアップする.
c：ヘッドアップだけでは不十分であればC-armにガントリーを付けてX線透視する.

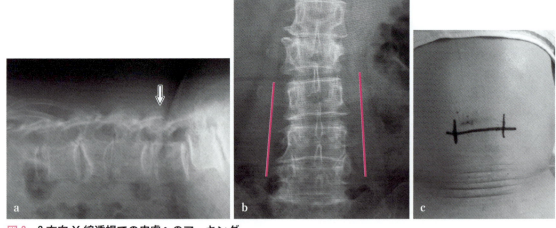

図3 2方向X線透視での皮膚へのマーキング
X線透視の側面像にて椎弓根直上（a，矢印），正面像にて横突起中央部（中下位腰椎，b）にマーキングする（c）．

筋膜切開は縦切開のほうが損傷が少ないと考えている．

5）PPS刺入手技

皮膚切開部から指1本を刺入し，筋膜・筋肉内を指でアプローチし，横突起，椎間関節外側壁を触知する（図6）．指に沿わせて中空プローブまたはJamshidi®針（椎弓根アクセス針：PAK針）を横突起から椎間関節外壁が立ち上がる部分に刺入する（finger navigation）．その後，X線透視下にプローブを進めていく．手の直接被曝を避けるた

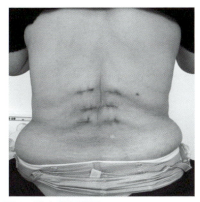

図4　横皮膚切開例
2椎間に6本のPPSが刺入されている．

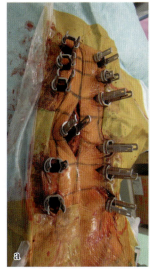
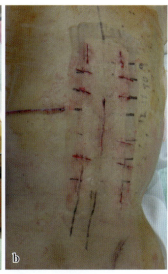

図5　多椎間固定例（強直性脊椎のT12骨折例）
a：術中写真，b：術後写真．
長いロッドを挿入するために頭尾側の皮膚切開は縦切開としている．追加の正中皮膚切開から骨折部に骨移植を行っている．

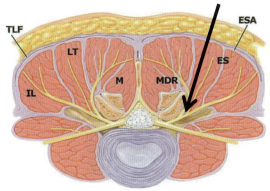

図6　椎弓根スクリュー刺入経路（文献1を改変）
横突起中央で椎間関節外側壁が立ち上がる部分から刺入する．
矢印：刺入経路，M：多裂筋，ES：脊柱起立筋，LT：胸最長筋（腰部），IL：腰腸肋筋（腰部），TLF：胸腰筋膜，ESA：脊柱起立筋腱膜，MDR：脊髄神経後枝内側枝．

めにプローブをPean鉗子などで保持し，照射野に手が入らない工夫も大切である．

X線透視正面像で丸くみえる椎弓根は椎弓根のほぼ中央の最も細い部分である（図7）．この円のどこまでプローブがアプローチしたときに，X線透視側面像で椎弓根の深さのどこまでアプローチしていると椎弓根を正確に通過しているかを理解することが非常に重要である．椎弓根出口で椎弓根外側にプローブが位置していると，スクリューは椎体外側壁を穿破する可能性が高い．逆に，椎弓根内側に位置していると脊柱管内へ逸脱する（図8）．X線透視の正面像で円の最外側のときに側面像で椎弓根入口，正面像で円の外側1/4～1/3のときに側面像で椎弓根の深さ1/2，正面像で円の中央のときに側面像で椎体後壁を越えていれば，椎弓根を正確に通過してきたことになる．このように，初期には少なくとも3回のX線透視の正面像，側面像の確認を繰り返すほうが安全である（図9）．この際，X線透視側面像で頭尾側への椎体刺入方向の調整も行う．慣れてくれば簡略化も可能である．

プローブが椎体内に入ったらプローブの内針を抜き，ガイドワイヤーを椎体内に刺入する．ガイドワイヤーはこの後のタップやスクリュー刺入の際，腹側に移動して椎体前壁を穿破することがあり得る．骨粗鬆症椎体では特に注意が必要である．後腹膜や腹腔内への誤刺入は致死的合併症になり得るため，助手は常にガイドワイヤーの尾側端を

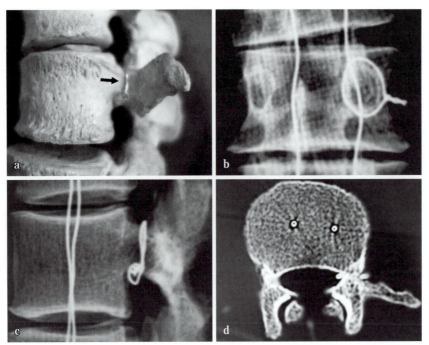

図7 X線透視正面像でみえる楕円形が椎弓根のどの部分であるかを理解することが重要

a：椎弓根の最狭部である中央に針金（矢印）を巻いた模型．同部がX線透視の椎体正面像でみえる楕円形に一致していることがわかる（b, c）．この最狭部の中央をスクリューが通過すれば安全である（d）．

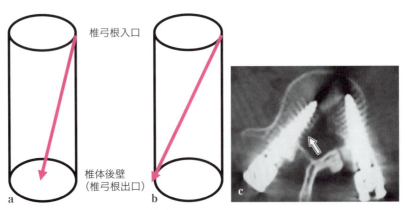

図8 椎弓根を円筒形とした模式図
a：正しい刺入．プローブは椎弓根入口では円形部の外側から刺入し，椎弓根出口中央から椎体内に刺入する．
b：誤った刺入．椎弓根出口において内側を通過すると脊柱管内にスクリューのねじ山が逸脱してしまう．
c：ねじ山の脊柱管内逸脱（矢印）のCT水平断像．

Pean鉗子などで保持し，腹側移動を予防する必要がある．現在，腹側移動が起きにくいS-ワイヤーが市販されているが，絶対ではない．タップ後にスクリューを刺入する．余りにも深く刺入すると，スクリューヘッドが椎間関節などに当たり，ヘッドの首振り機構が働かずにロッドの挿入に困

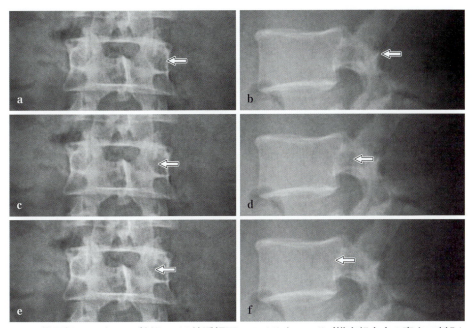

図9　椎弓根へのプローブ刺入のX線透視下でのメルクマール（横突起中央の高さで刺入）
ステップ1：X線透視の正面像（a）で椎弓根（円）の最外側，側面像（b）で椎弓根入口（矢印）．
ステップ2：X線透視の正面像（c）で椎弓根（円）の外側1/4～1/3，側面像（d）で椎弓根の深さ1/2（矢印）．
ステップ3：X線透視の正面像（e）で椎弓根（円）の中央，側面像（f）で椎体後壁（矢印）．

難をきたす．また，多椎間固定ではロッドの挿入を考え，スクリューヘッドの高さや並びをそろえるように心掛ける．

文献

1) 星野雅洋：MIStにおける皮膚切開，脊椎へのアプローチについて．MISS VOiCE　**1**：6-8，2011

2 ナビゲーションシステムを使用した刺入法

鵜飼淳一

　術中 3D 撮影が可能な X 線透視装置である Siemens 製 Siremobil Iso-C® 3D が 2003 年に登場し（2005 年から Siemens 製 ARCADIS® Orbic 3D），レジストレーション不要の術中 3D 画像にもとづく脊椎ナビゲーションが使用可能となった．この機器の登場により，ナビゲーションの脊椎脊髄手術における利便性は格段に高くなり，その適応は広がっている．現在の脊椎ナビゲーションの主流はこの術中 3D 画像ナビゲーションであり，第 3 世代のナビゲーションである．

　術中 3D 画像 X 線透視装置は ARCADIS® Orbic 3D のほか，O-arm®（Medtronic），Ziehm Vision（Ziehm Imaging）などがある．名古屋第二赤十字病院で使用している ARCADIS® Orbic 3D は，190 度回転の可動式 C-arm と放射線照射を C-arm の回転中心に集中させる isocentric 機能により，術中 3D 画像の構築が可能である（図 1a）．無線トラッカーを 3D 撮影時に C-arm に装着することにより，自動レジストレーションを行う．術中に撮影した画像を使用するため，術前 CT ナビゲーションのように脊椎 alignment が異なることはない．その精度は向上し，特に頚椎 PS，胸椎 PS の刺入時の有用性などが報告されている．また，解剖学的なメルクマールの展開が必要なくなったため，最小侵襲手術への適応が広がっている．さらに，術中 3D 画像の撮影ができることにより，脊椎インプラントの設置位置を即座に確認することができ，脊椎脊髄手術の安全性を高めることも可能となった．

　一方，ARCADIS® Orbic 3D はあくまでも X 線透視装置であり，X 線管球の回転も 190 度であるため，3D 画像の画質は既存の CT に比べると劣り，金属の影響も受けやすく，術中の金属製インプラントの確認は必ずしも明瞭であるといえない．また，C-arm が手術野周辺を回転するため，3D 画像を撮影する際には清潔を維持するためにさまざまな工夫が必要である．

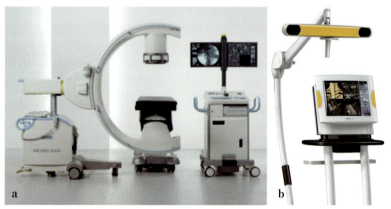

図 1　第 3 世代のナビゲーション装置
a：ARCADIS® Orbic 3D（Siemens より許諾を得て転載）．
b：VectorVision Kolibri®（BrainLAB より許諾を得て転載）．

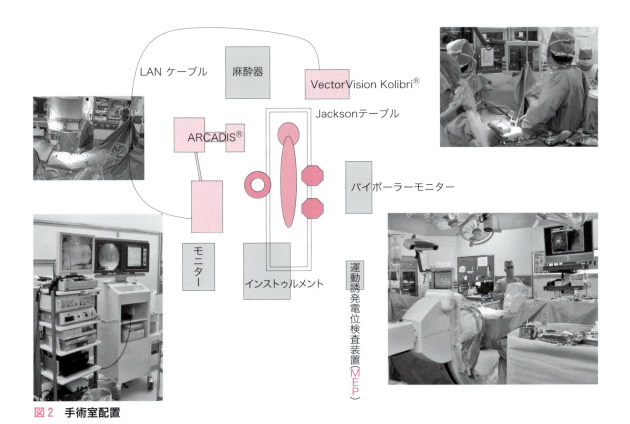

図2 手術室配置

使用機器

当院では ARCADIS® Orbic 3D（Siremobil Iso-C® 3D）と脊椎ナビゲーションシステム（BrainLAB 製 VectorVision Kolibri®）を使用して術中3D ナビゲーション画像を撮像している（図1）.

手術室配置

当院では図2のように機器を手術室に配置し，手術を行っている.

PPS 刺入までの実際

1 術前マーキング

手術野の準備が整い次第，18 G 針を使用して

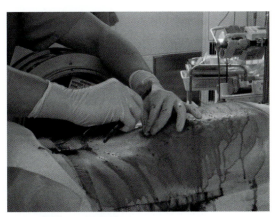

図3 術前マーキング

PPS 刺入の予定椎体もしくは1椎体上の棘突起にマーキングを行う（図3）. マーキング刺入設置後に X 線透視を使用してレベルの確認および脊椎 alignment を確認した後に，X 線像を撮影する. マーキングの刺入方向は，後にスクリュー刺入や椎間操作のメルクマールとなるために重要である.

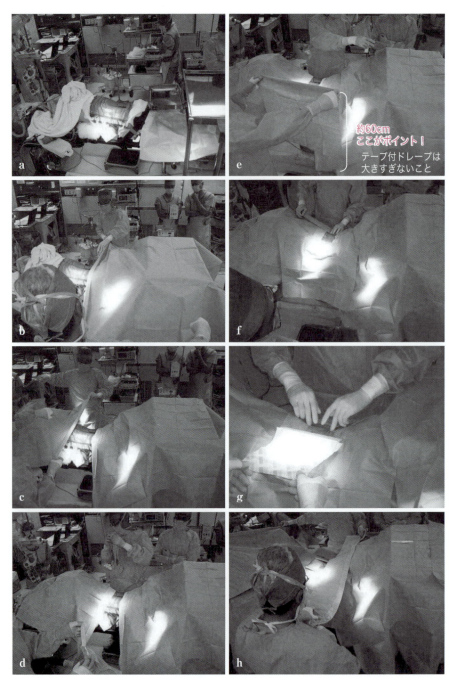

図 4-1　**手術野ドレーピング**（すべて左が頭側）
a：ドレーピング前．
b：オーバーテーブルカバーでオーバーテーブルと尾側をおおう．
c：テープなしドレープで頭側をおおう．
d：テープ付き小ドレープのテープを剥がす．
e：テープ付き小ドレープを左側へ貼る．
f：テープ付き小ドレープを右側へ貼る．
g：プラスチックドレープを貼る．
h：全面ドレープで全体をおおう．

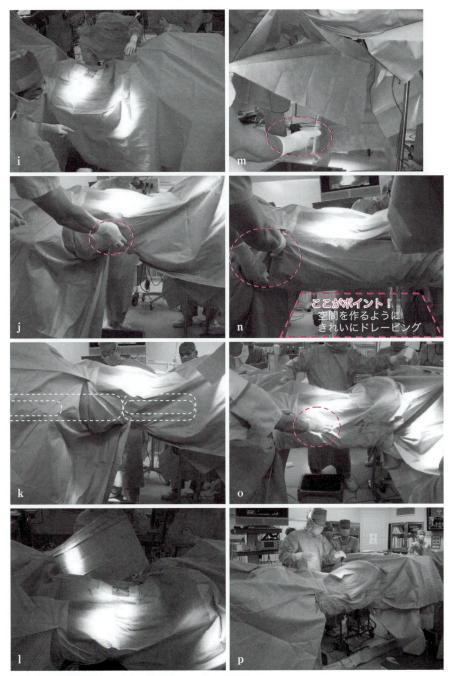

図 4-2 手術野ドレーピング（すべて左が頭側）
i：全面ドレープのすそを右側から左側へ送る．
j：右側から送られた全面ドレープのすそを清潔手袋（赤破線円）を装着した介助者がまとめる．
k：まとめたすそをオイフテープで留める．
l：さらに，テープ付きドレープを右側面に張り，そのすそを左側へ送る．
m：右側から送られたすそを介助者が受け取る．
n：下面をきれいにおおうようにドレーピングする．
o：オイフテープで 3 箇所程度を留める．
p：360 度清潔野を確保するドレーピング完了．

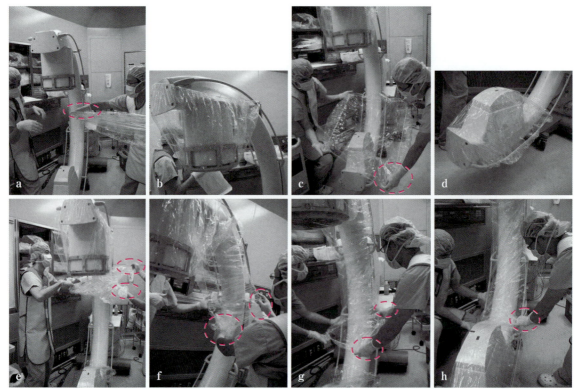

図5 C-arm ドレーピング（赤破線円：清潔手袋）
a，b：2名でX線透視装置の上部に清潔カバーを掛ける．
c，d：2名で下部にも清潔カバーを掛ける．
e〜h：2名でアーム内側にも清潔カバーを掛ける．

2 手術野ドレーピング，ARCADIS® Orbic 3D カバーリング

C-armが手術野周辺を回転して撮像するため，手術野の清潔を保たなければならない．そのため，当院では工夫として手術野の360度ドレーピングを行っている．その手順については，図4に示すとおりである．

次に，外回り助手2名でARCADIS® Orbic 3DのC-armに清潔カバーを装着する．手順については，図5に示すとおりであり，X線透視装置の上部・下部・アーム内側にも清潔カバーを掛ける．

3 リファレンスフレーム設置（経皮的鋼線刺入法，棘突起クランピング）

リファレンスフレーム設置の際，棘突起の幅が広い場合には，棘突起に経皮的鋼線刺入を行って固定するが（図6a, b），幅が狭い場合には固定性が悪くなるために棘突起を直接クランプするようなものを使用したほうがよい（図6c）．設置部位については，PPSを刺入する椎体もしくは1〜2椎体程度の隣接棘突起が望ましい．これはナビゲーションの精度を保つためである．

経皮的鋼線刺入にてリファレンスフレームを設置する際には，鋼線の脊柱管内穿破に注意が必要である．

なお，リファレンスフレーム，ポインター（図6d），ドリルガイド（図6e）などに取り付けてあるリフレクティブマーカースフィアはナビゲーションの精度を保つため，血液や水などで汚さないようにすべきである．

4 術中3D撮像

手術野のセッティングが済み，撮像ができるようになったら，手術野にC-armを入れる．撮像部

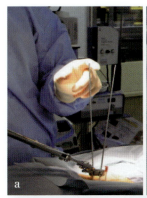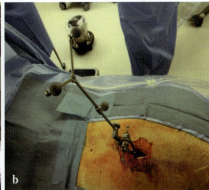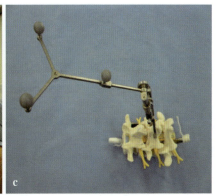
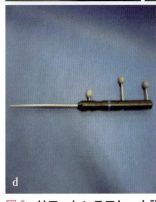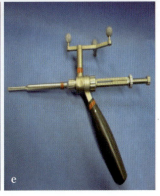

図6　リファレンスフレーム設置
a：経皮的鋼線刺入法．
棘突起クランピングの術中写真（b），模型（c）．
d：ポインター．
e：ドリルガイド．

位には不必要な機器を置かないようにする．撮像時にはなるべく術者・助手を含め，手術室内の人間は被曝を極力避けるために手術野から距離を置くことが必要である．また，撮像時には呼吸性体動による画像への影響を少なくするため，麻酔科医に患者の胸郭の呼吸運動を止めてもらうこともポイントである．

5 皮膚切開部の決定

撮像後にナビゲーションの諸設定を行い，実際にPPSを刺入するための皮膚切開部をポインターまたはドリルガイドを使用して確認する（図7a, b）．皮膚切開を行う部位の目安としては棘突起から約3横指外側である．

なお，ポインターを使用して皮膚切開部およびPPS刺入点がナビゲーション画面のCTに上手に映し出されないときには，ナビゲーションのカメラの方向を調整してポインターをきちんと認識させる．

6 皮膚切開，ガイドピン刺入（ドリルガイドを使用して）

皮膚切開，筋膜切開後にPPS刺入の予定椎体の横突起を触れて確認する（図7c）．その後，ドリルガイドを使用してナビゲーション下にPPS刺入点を決定する．刺入点を決定したら，術者は刺入点がずれないようにしっかりとドリルガイドを把持し，助手はガイド越しにドリリングを行い，鋼線を刺入する．当院ではドリリング時に最近はパワーツールを使用している（図7d）．

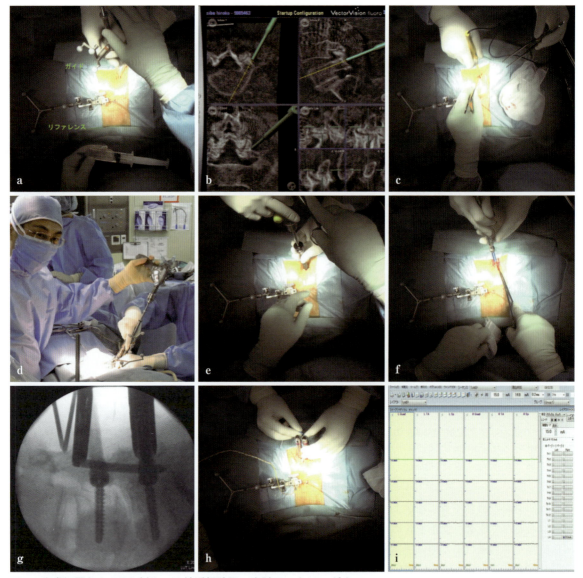

図7 皮膚切開からPPS刺入，X線透視確認，脊髄モニタリングまで
a：皮膚切開部の決定．
b：ナビゲーション画面による刺入点の決定．
c：皮膚・皮下・筋膜切開後に横突起を触れて確認する．
d：常に刺入方向を確認しながらガイド下にドリリングする．
e：助手にガイドピンをきちんと把持してもらいながらタップを行う．
f：ガイドピンの軸に沿ってPPSを刺入する．
g：X線透視を使用して刺入したPPSの位置を確認する．
h：針電極をタブに当ててPPSを刺入した椎弓根をチェックする．
i：脊髄モニタリング画面．

7 タップ，PPS刺入

　ガイドピン刺入後，これに沿ってタップを至適位置まで行う．骨脆弱性が認められるような患者では実際に刺入するPPSの長さよりも短くタップを行うのが望ましい．PPSは必ずガイドピンの軸に沿って刺入が行われるべきであり，術者はこ

の点に注意すべきである．また，これら一連の操作はガイドピンを介して行われるため，助手は各操作時にガイドピンを必ず把持して抜けないようにしなければならない(図 7e)．

特にガイドピンに沿ってタップを行っている際，ガイドピンが椎体前方に穿破・迷入しないよう，助手がガイドピンの一端を把持しながら，術者・助手共に注意を払い，常に確認することが必要である．最近では椎体前方に穿破しにくいようなガイドピン（S-ワイヤー）も開発，市販されている．タップ後にガイドピンに沿って最適な PPS を刺入する(図 7f)．

これら一連の操作中に違和感を感じた際には，必ず X 線透視にて確認すべきである．その理由としては，ガイドピンが抜けていたり，ナビゲーションの精度が低下していたりすることもあるためである．

なお，刺入する PPS の長さは，術中のナビゲーション画面でも確認するが，術前 CT にてきちんと計測しておくことが必要である．

8 PPS 刺入後の X 線透視確認および脊髄モニタリング

PPS を刺入したら，X 線透視にて刺入位置を確認することが必要である．また，脊髄モニタリング機器を使用して，脊柱管内への穿破による神経損傷のチェックをすることも必要である(図 7g〜i)．

以上のような手順で PPS 刺入後，rodding や椎間操作を行い（各項目を参照），目的の手術を遂行する．

3 O-arm®を使用した刺入法

小谷善久・Gonchar Ivan・栃尾淳一・
高野正幹・佐藤周平

準備，機器のセットアップ

O-arm®を代表とする術中CTを使用したナビゲーション手術では，一般的な術中C-arm使用のPPS刺入で遭遇する頻回の前後撮影動作や画像調整などの繁雑な作業がなく，刺入前と刺入後の2度の3D撮影のみで高精度のPPS刺入が行える点で極めて合理的である．3D撮影は一般的な標準モード撮影では30秒を要し，その画像情報が90秒でナビゲーション機器に自動転送され，計2分で高精度のナビゲーション手術の開始が可能となる．従来のCT-based navigationでは椎骨の後方要素を露出させての照合操作が必要であるため，経皮的手技には不向きである[3,4]．

一般的な下位胸椎から腰椎までの腹臥位でのPPS刺入手技では，O-arm®とそれに接続されるナビゲーション機器は患者を挟んで術者と反対側に設置する（図1）．O-arm®は撮影以外のときには頭側に移動しておくので，長めの蛇管を使用して麻酔器と患者の間は通常より50 cm程度離しておく．O-arm®とナビゲーション機器の位置が干渉しやすいが，ナビゲーション機器本体はO-arm®の頭側に置くようにし，カメラアームをO-arm®越しに尾側に伸ばすことで良好な位置情報が得られる．ナビゲーションモニターは術者と正対するように設置する．手術台や体位支持器はすべて非金属であることが望ましいが，高価であるため，製鉄記念室蘭病院整形外科ではマッケイ手術台の頭側部のみをカーボン台に差し替えて使用している．

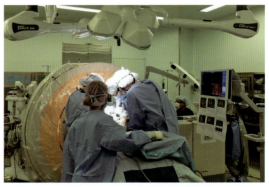

図1 O-arm®ナビゲーション手術の概観
下位胸椎・腰椎手術ではO-arm®は頭側に移動しておく．ナビゲーション機器本体とカメラアームは術者対側で頭側に，ナビゲーションモニターは術者に正対して設置する．

ナビゲーションの準備

O-arm®ナビゲーション手術でも従来のCT-based navigationと同様，基準点であるリファレンスフレームの設置が必要である．通常の腹臥位での腰椎PPS刺入では，リファレンスフレームは右側の腸骨に置くのがよい．ピンを1本のみ刺入する方法もあるが，安定性に欠けるために2本設置するのがよい．上後腸骨棘よりやや近位に設置するのが容易だが，腰仙部固定でレトラクターを使用する場合には，少し外側に離した腸骨稜に刺入すると影響を受けにくい．下位胸椎より頭側でのスクリュー刺入では，新たに棘突起にクランプ式のリファレンスフレームを設置する必要がある．リファレンスフレームが設置されたら，必要な脊椎レベルの3D撮影に移るが，撮像範囲が30 cmであるので，2D撮影でレベルを確認しながら

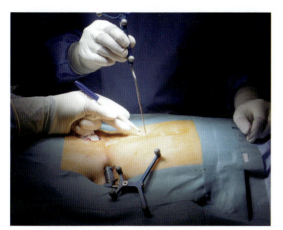

図2　経皮的スクリュー刺入点のポインティング

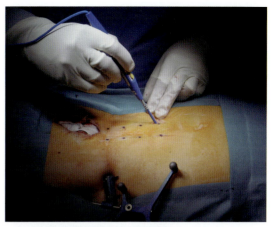

図3　皮膚切開と椎骨までの展開
筋層の止血を丁寧に行うことが出血量減少のコツである．

3D撮影を行う．このときには，麻酔科医に患者の胸郭の呼吸運動を止めてもらうように要請する．撮像中に手術スタッフは手術室外に出るが，麻酔科医と診療放射線技師はシールドに隠れるようにする．30秒の3D撮影後，3Dデータはナビゲーション機器に自動転送され，計2分でナビゲーション機器の操作が可能となる．

経皮的ナビゲーション刺入ではすべての刺入機器のレジストレーションが必要である．シャーププローブ，椎弓根プローブ，タップ，スクリュードライバーの順にすべての先端部をリファレンスフレームに記憶させる．ナビゲーションのユニバーサルアタッチメントであるSureTrackをユニバーサルクランプとともに使用すると，エアドリルやいかなるスクリュードライバーも使用し得る．

精度の確認

完全な経皮的手技では通常の開放手術で行う椎骨表面での精度確認が行えない．シャーププローブを使用して刺入する皮膚面を示しながら，刺入点と配列の妥当性を確認する．異常があればリファレンスフレームのルースニングがないかを確認し，必要があれば躊躇なく再撮影するようにする．

スクリュー刺入点のポインティング

シャーププローブを使用して皮膚面での刺入点，刺入方向と長さをナビゲーション画面で確認しながら，皮膚ペンでマーキングする（図2）．その後，使用するデバイスのスクリューエクステンダー径を考慮に入れ，皮膚切開の予定部位に皮内エピネフリン注射を行う．皮膚切開は通常10〜15mmであるが，エクステンダー操作に無理がないように少し大きめに行う．電気メスのブレンドモードを使用して骨面まで到達するが，このときに周囲筋層をきちんと凝固しておくのが出血量を少なくするコツである（図3）．

スクリュー孔の作製とタップ

3mm径のダイヤモンドバーを先端に設置したエアドリルにユニバーサルクランプとSureTrackを設置して使用している（図4）．まず，刺入点に当て，シャーププローブで予定した刺入点や刺入方向と違いがないかを確認する．次に，ナビゲーション画面を確認しながら骨孔を掘削していく．このときには，ダイヤモンドバーで椎弓根

内壁の感触を確認しながら行うとよい．不安な場合には，シャーププローブで逐一確認しながら行うとよい．椎弓根を越えて骨孔を作製したら，次にナビゲーテッドプローブに変え，椎体前壁付近まで骨孔の作製を進めていく．当科では2013年秋から下位胸椎以下のスクリューアンカーをすべて modified cortical bone trajectory（modified CBT）で行っている[1,2]．Modified CBT は，刺入点の骨皮質や椎体骨棘などの骨質の硬い部分をナビゲーション上で選びながら刺入できる点で非常に有用である．骨粗鬆が強い椎体であっても，ナビゲーション画面で血管の位置を確認しながら，椎体前壁付近まで可及的に径の大きいスクリューを刺入している．タップは基本的にアンダータップとし，スクリュー径より 0.5～1.0 mm 小さい径のタップを使用する．CBT では刺入部付近の骨皮質が硬く，スクリュー刺入時に空回りする場合があるため，その場合にはスクリューと同径のタップを刺入部のみで使用するようにする．タップの先端位置を決定したら，ナビゲーション画面上でスクリュー予定長を計測する（図5）．経皮的インストゥルメンテーションでは，これより 5 mm ほど長めのスクリューを選択するとよい．スクリューを順次刺入していくと，スクリューエクステンダーがほかのナビゲーション刺入の邪魔に

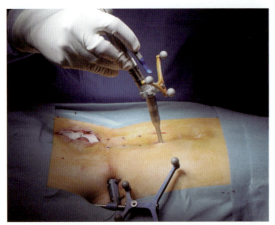

図4　ナビゲーテッドエアドリルを使用した骨孔作製

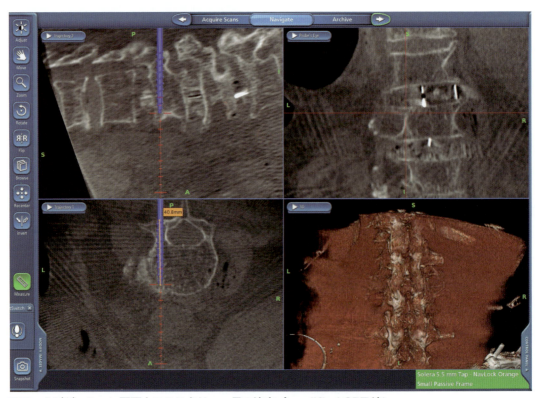

図5　ナビゲーション画面上でのスクリュー長の決定（modified CBT 法）

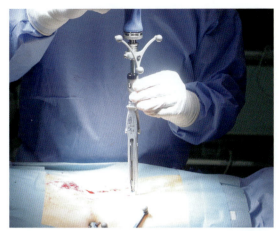

図6 ナビゲーテッドスクリュードライバーを使用したスクリュー刺入

なる場合があるため，骨孔はタップまですべて行っておき，スクリュー刺入は一度に行うとよい．

スクリュー刺入

スクリューは先端情報と軸情報を登録したナビゲーテッドスクリュードライバーを使用して刺入する（図6）．ナビゲーション機能が built-in されていないスクリュードライバーでは，ユニバーサルクランプと SureTrack を基部に設置して行う．タップで計測した予定刺入スクリューの径と長さはホワイトボードに記載し，刺入時に音読することで器械出し看護師とナビゲーションを操作する臨床工学技士が同時に確認するようにする．ナビゲーション画面上に予定刺入スクリューの仮想像を表示し，これを確認しながらスクリューを刺入する．通常では，タップまで作製した soft tissue hole にスクリュードライバーを挿入すると，スクリューは自然に予定した骨孔に導入されていくので，刺入方向とトルクを確認しながら，そのまま刺入する．ただし，作製された骨孔が傾斜した骨面にあったり，刺入部の骨皮質が硬かったりして刺入しにくい場合がある．この場合には，ナビゲーションの仮想先端表示機能を使用し，径の小さい仮想スクリューを表示させて刺入すると，刺入点をみつけやすい（図7）．近年，前方 OLIF（oblique lateral interbody fusion：前側方進入椎体間固定術）と後方の経皮的手技を併用した脊柱再建の報告が散見されるが，当科では1〜2椎間の固定に限って側臥位での PPS 刺入を行っている．この場合には，重力線に沿ってスクリューが自然に骨孔に導入されないので，前述の仮想先端表示機能が非常に有用である（図8）．スクリューは可及的に径が大きく，長いスクリューを椎体前縁付近まで3Dモニターをみながら刺入する．このときに骨棘などにスクリュー先端が到達すると，骨粗鬆の椎体や仙骨でも高いトルクが得られやすい．

脊柱変形などにおける長い固定範囲でのスクリュー刺入では，腰椎 CBT や S2 alar iliac スクリュー（S2AIS）が相対的に内側に位置するので，全体のエクステンダーの配列を意識して刺入点と方向をデザインする必要がある[5,6]．

スクリュー位置の確認と修正

O-arm®をはじめとするモバイル CT 使用の利点は，術中にスクリューやケージ，移植骨などの設置位置の確認・修正が可能な点である．当科ではロッド設置前にすべての設置スクリューの位置確認を3D撮影で行っている．これは軸面のみでなく，冠状面，矢状面のすべてで確認可能であり，スクリュー穿破があれば，この時点で修正を行っている．

この慎重な手順により，当科では2013年6月以降に年間270〜300件の脊椎脊髄手術を行っているが，スクリュー穿破による神経障害は1件も経験していない[7]．

O-arm®の放射線被曝

O-arm®をはじめとするモバイル CT を使用した脊椎インストゥルメンテーションでは，手術スタッフと患者への被曝線量増加が懸念される．当科では O-arm®導入後に標準化した1椎間の MIS

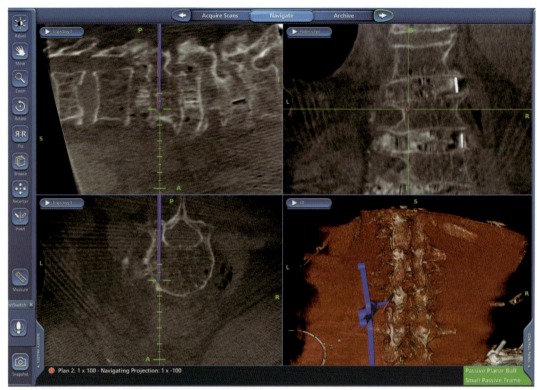

図7 仮想スクリュー先端表示によるアシスト機能

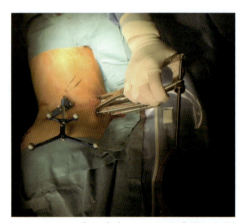

図8 O-arm®ナビゲーションを応用した側臥位経皮的スクリュー刺入とインストゥルメンテーション

後方固定術で，O-arm®使用とC-arm使用での被曝線量を比較する前向き研究を行った[8,9]．その結果，術者被曝はC-arm使用では平均2.19 mSvに対し，O-arm®使用では0 mSvに，患者被曝はC-arm使用では平均41.85 mSvに対し，O-arm®使用では平均16.09 mSvと半分以下に有意に低減していた．これは単椎間のMIS後方固定術では，C-arm使用で前後X線透視，側面X線透視が頻回になり，術前術後の2度のO-arm® 3D撮影のほうが被曝線量が少ない結果である．もちろん，多椎間のMISでは多数回の3D撮影が必要でこの限りではないが，モバイルCT使用が必ずしも被曝量増加に直結しないという結果は認識しておくべきと考えている．

文献

1) Gonchar I, Kotani Y, Miyazaki T：Clinical comparison of cortical bone trajectory and percutaneous pedicle screw in single-level minimally invasive lumbar fusion. Spine（Phila Pa 1976), in press
2) ゴンチャルイワン，小谷善久，宮崎拓自，他：Modified CBT法を応用した脊柱再建100例のPS法との比較．J Spine Res **6**：633, 2015
3) Kotani Y, Abumi K, Minami A：Accuracy analysis of pedicle screw placement in posterior scoliosis surgery. Spine（Phila Pa 1976） **32**：1543-1550, 2007

4) Kotani Y, Abumi K, Ito M, et al：Improved accuracy of computer-assisted cervical pedicle screw insertion. *J Neurosurg* **99**：257-263, 2003
5) Kotani Y, Gonchar I, Miyazaki T：Clinical results of first Japanese experience in combined OLIF and posterior MIS approach for adult spinal deformities. *Society of Minimally Invasive Spine Surgery（SMISS）Global Forum 2014*, Miami, 2014
6) 小谷善久, ゴンチャルイワン, 宮崎拓自, 他：成人脊柱変形に対するOLIFと後方MISアプローチ併用手術の臨床成績. *J Spine Res* **6**：383, 2015
7) 松居祐樹, 小谷善久, ゴンチャルイワン, 他：脊椎固定術におけるO-arm Navigation使用, 非使用例の精度比較. 第9回日本CAOS研究会, 2015
8) Wong CH, Gonchar I, Kotani Y, et al：Comparison of intraoperative radiation exposure for O-arm intraoperative CT vs. C-arm image intensifier in minimally invasive lumbar surgery. *J Spine Res* **5**：463, 2014
9) Wong CH, Gonchar I, Kotani Y, et al：Comparison of intraoperative radiation exposure for O-arm intraoperative CT vs. C-arm image intensifier in minimally invasive lumbar surgery. *Spine（Phila Pa 1976）*, in press

4 X線透視を使用しない刺入法—X線被曝の減少を目指して開発したLICAP法

齋藤貴徳・谷口愼一郎・石原昌幸・谷 陽一・朴 正旭

MIS-TLIFの現状と問題点

　現時点でわれわれがMIS-TLIFを施行していて最も気になる問題点は，X線被曝である．Open-PLIFを行う場合には，椎弓根スクリュー（PS）刺入は，術前の体位設定後，棘突起に18G針でマーキングした後に腰椎X線側面像を撮り，この側面像で椎弓根の頭尾側方向の傾きを確認しながら，X線透視なしでプローブによる手応えを頼りに刺入している．このため，Open-PLIFでのX線被曝時間がほぼ0に等しく，MIS-TLIFでのPS刺入時にX線被曝が少なからず気になっていた．今後のMIS-TLIFの普及を考えた場合には，このX線被曝時間の延長は大きな障害になる可能性が高いと考える．そこで，われわれはX線透視を使用せずにPS刺入が可能なLICAP（less imaging canurated awl and probe）法を考案し，2010年から臨床で使用してきた．本稿では，その手術手技の詳細を示す．

手術手技

　X線透視を使用せずにPSを刺入するLICAP法は，基本的には開放手術での刺入法と変わらず，プローブの手応えを確認しながら刺入する方法である．これを実現するため，まず中空オール（KSオール，図1a）と中空プローブ（KSプローブ，図1b, c）を新たに作製し，この両者でガイドワイヤーを通して使用できるようにした．KSオールは，後述するように，滑りを防止するために先端が三角錐の形で鋭となっており，打ち込んだ際に中空部分に骨組織が詰まるのを防止するために内筒が付いている．また，先端から約1cmの長さでストッパーが付いており，1cm以上は打ち込

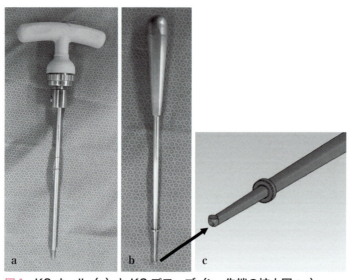

図1　KSオール（a）とKSプローブ（b，先端の拡大図：c）

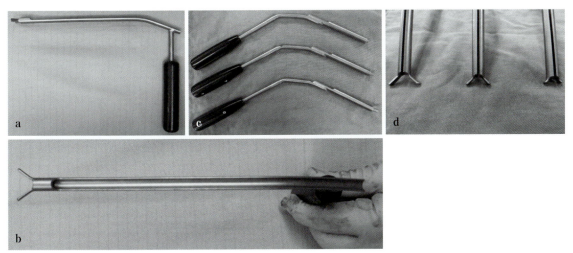

図2 KSオールの先導器
a，c：各種のKSオール．
b，d：各種の先端の拡大図．

めないようになっている．

　まず，麻酔下に腹臥位とし，X線透視を使用して棘突起と椎弓根をマジックインキ®でマーキングしておく．この際，術者によってはベッドコントローラーを使用し，X線透視で棘突起と椎体の上縁もしくは下縁の終板をみながら，刺入椎体を正確に冠状・水平面に合わせることにより，椎間板腔へのアプローチやPPSの刺入操作を容易にすることを推奨している．しかし，本法のようにPPSを従来の開放手術と同様に手応えで刺入する際には，開放手術と同様，Hall 4点フレームやJacksonテーブルで腹臥位をとったときの単純X線側面像で，頭尾側方向の傾き（振角）を決定し，術前CTでの椎弓根の水平面との角度で，冠状面での外側への振角を決定するため，フレームに固定した位置でPS刺入を開始している．特に多椎間固定時には，1椎体ごとに冠状・水平面を合わせていると手術時間の延長につながり，被曝時間もさらに増えることになるため，特殊な症例（椎弓根が硬化していたり，解剖学的破格を有したりするなど）を除いては推奨しない．皮膚切開は椎弓根のマーキングから外側に向かって水平に約2cm加える．筋膜切開後，この皮膚切開からfinger navigationをするために左手（右利きの場合）の示指を挿入し，まず横突起を探り，それを内側にたどっていき，横突起と椎間関節の境目を指先の感触で同定する．次にKSオールを右手にもって同一の皮膚切開から挿入し，すでに挿入している示指でPSの刺入点である"横突起中央で椎間関節と横突起の変曲点"に誘導する．刺入点にKSオールの先端を当てることができたら，その位置を維持しながらオールの傾きをPSの刺入方向にセットし，オールの後端をハンマーで叩いてストッパーで止まるまで打ち込む．続いて内筒を抜去し，代わりにガイドワイヤーを刺入する．慣れないうちは，この時点でKSオールが目的のPS刺入点に打ち込まれているかどうかについて，頭尾側方向のみながらX線透視側面像で確認するとよい．KSオールは打ち込むときに滑らないように先端を加工してある．これは，横突起が特に頭側に向けて低くなっていることが多く，この傾きのために打ち込むときに多少滑りながら入っていくことがあるためである．しかし，慣れれば打ち込む初めだけ，この横突起の傾きに合わせてKSオールを傾けて打てば，当初の示指で先導した位置のまま打つことができるようになる．一方，最近ではより簡便にKSオールを至適位置に打ち込めるよう，オールの先導器を作製している．オールの先導器は図2のように，先端が2cmの距離で2股に分かれ，横突起を挟めるようになってい

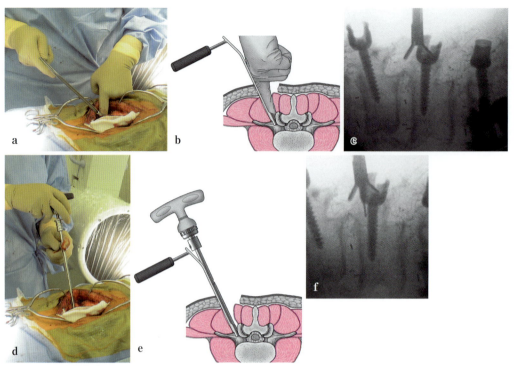

図3　先導器を使用したKSオールの挿入
a〜c：KSオールの先導器の先端を示指で横突起に当てがい，横突起上を滑らせるようにして内側すなわち椎間関節に向けて押し込むと，これが椎間関節に当たったところで動かなくなるようになっている．a：術中写真，b：シェーマ，c：X線透視側面像．
d〜f：この位置で先端にある穴にKSオールを滑らせるように挿入して骨組織に当てると，PSの至適刺入点にオールの先端が設置されるように作られている．d：術中写真，e：シェーマ，f：X線透視側面像．

る．そして，この先端を示指で横突起に当てがい，横突起上を滑らせるようにして内側すなわち椎間関節に向けて押し込むと，これが椎間関節に当たったところで動かなくなるようになっている（図3a〜c）．この位置で先端にある穴にKSオールを滑らせるように挿入して骨組織に当てると，PSの至適刺入点にオールの先端が設置されるように作られている（図3d〜f）．これを使用すれば，打ち込む際に先端が滑って間違った位置に打ち込んでしまうのを防げる．また，finger navigationでの指先の感覚にすべて頼らなくても，横突起さえ正確に確認し，この先導器を当てられれば，経験による確度の優劣なく，容易に至適挿入点にKSオールを打ち込むことができる．

　KSオールの打ち込みが終われば，ガイドワイヤーを刺入する．ガイドワイヤーはKSオールの先端すなわちPS刺入点から約1cm椎弓根内に向けて入ったところで止まる（図4a, b）．この状態でガイドワイヤーの先端は，すり鉢状になった椎弓根の入口部にある．続いてKSオールの後端から約1cmの部位にあるガイドワイヤーをKocher鉗子で挟み（図4c），ハンマーでこのKocher鉗子を叩いてガイドワイヤーを約1cm進める（図4d, e）．この操作により，ガイドワイヤーの先端は，真の椎弓根の向きと多少異なっていてもガイドワイヤーのフレキシビリティーを利用し，たわみながらすり鉢の底の穴である椎弓根の峡部に向かって滑り込んでいくことになるため，椎弓根外に逸脱する可能性は極めて低い．この時点でガイドワイヤーの先端は，椎弓根の最峡部から椎体内に達してすぐの位置にある．また，このガイドワイヤーを1cm先に進める操作によ

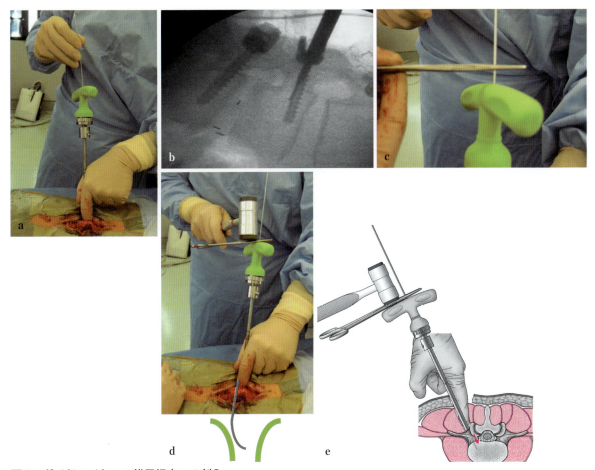

図4 ガイドワイヤーの椎弓根内への刺入
KSオールの打ち込みが終われば，ガイドワイヤーを刺入する．ガイドワイヤーはKSオールの先端すなわちPS刺入点から約1cm椎弓根内に向けて入ったところで止まる（**a，b**）．この状態でガイドワイヤーの先端は，すり鉢状になった椎弓根の入口部にある．続いてKSオールの後端から約1cmの部位にあるガイドワイヤーをKocher鉗子で挟み（**c**），ハンマーでこのKocher鉗子を叩いてガイドワイヤーを約1cm進める（**d，e**）．**a，c，d**：術中写真，**b**：X線透視側面像，**e**：シェーマ．

り，KSオールを抜去する際，同時にガイドワイヤーまで引き抜いてしまうのを防止することができる．このとき，もし意図どおりにガイドワイヤーが椎弓根内を進んでいれば，ほとんど抵抗なくハンマーで叩き込むことができるが，椎弓根外に逸脱しようとしていたり，逸脱したりしたときには，硬くてなかなか1cm進めることができないため，手応えで確認できる．

次にガイドワイヤーを残してKSオールを抜去し，代わりにわれわれが自作したKSプローブをガイドワイヤーに通していく（図5a, b）．そして，開放手術でのPS刺入時と同様，手応えを確認しながらKSプローブを椎弓根内に挿入していく（図5c, d）．KSプローブがストッパー部まで入ったら，再びKSプローブの後端から約1cmの部位をKocher鉗子で挟み（図5e〜g），ハンマーで叩いてガイドワイヤーをさらに1cm進めておく（図5h〜j）．この時点で，ガイドワイヤーの先端は椎体内の中央付近まで刺入されている．この操作で，先ほどと同様にKSプローブを抜去する際，同時にガイドワイヤーが抜けるのを防ぐとともに，ガイドワイヤーの先端が入りすぎ，椎体内で前壁に当たって折れ曲がったり，たわんだりするのを防ぐことができる．

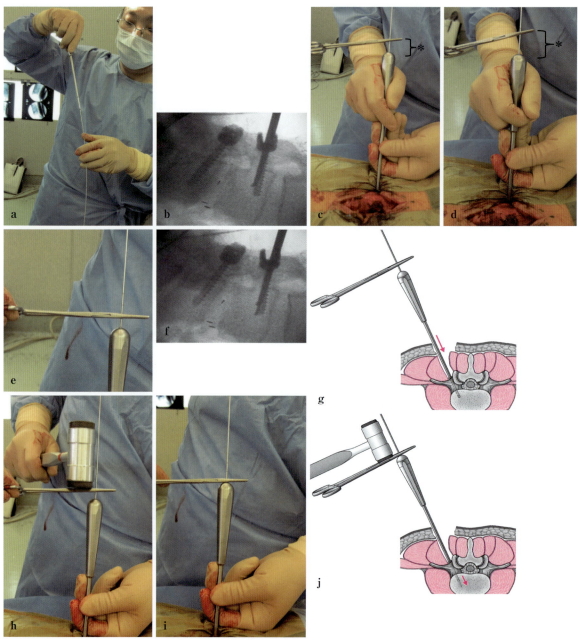

図5 KSプローブによる椎弓根内への挿入感を確認しながらのプロービング
KSプローブをガイドワイヤーに通していく（**a, b**）．そして，開放手術でのPS刺入時と同様，手応えを確認しながらKSプローブを椎弓根内に挿入していく（**c, d**）．KSプローブがストッパー部まで入ったら，再びKSプローブの後端から約1 cmの部位をKocher鉗子で挟み（**e~g**），ハンマーで叩いてガイドワイヤーをさらに1 cm進めておく（**h~j**）．**a, c~e, h, i**：術中写真，**b, f**：X線透視側面像，**g, j**：シェーマ．＊：1~2 cmの距離を空けてKocher鉗子でつかむ．

　従来のJamshidi®針（PAK針）を使用したX線透視下でのPS刺入では，この次にドリルをガイドワイヤーに通してドリリングすることになる．

一方，本法では開放手術でのPS刺入時と同様，KSプローブが通っているため，椎弓根内にすでにPSが通るスペースが確保されており，ドリリ

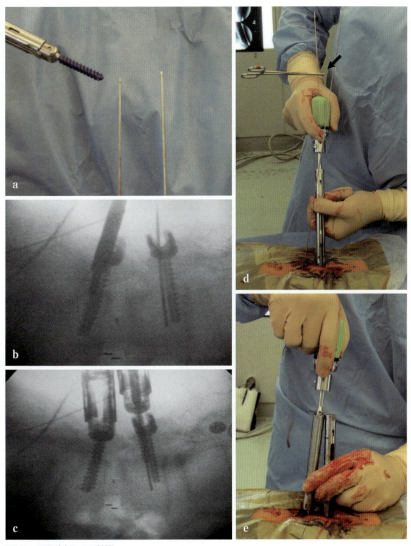

図6 PS刺入の手順

a：術中写真．ガイドワイヤーにPSを刺入する（ドリルやタップは必要ない）．
b：X線透視側面像．尾側のPSを刺入する．
c：X線透視側面像．頭側のPSを刺入する．
d：術中写真．ガイドワイヤーがPSとともに押されないように1cmずつ抜きながらPSを刺入していく．
e：術中写真．PSの刺入深度は，スクリュードライバーを少し抜き，エクステンダーを揺らして動きを確認し，その動きが制限されてきたところで止める．

ガイドワイヤーのみを残した時点で隣のPS刺入に移り，刺入予定の全椎弓根にガイドワイヤーが入ってから，エクステンダー付きのPSを順次刺入していく．

ングやタップなしでエクステンダー付きのPSを直接にねじ込むことができる．このときのPS刺入時の感覚が開放手術での慣れた刺入感覚と全く同じであるうえに，ガイドワイヤーが誘導してくれるため，開放手術時よりもさらに安心してスクリューをねじ込んでいける．このようにして，X線透視を使用することなく経皮的にPSを刺入できるが，刺入の手順としては，KSプローブを抜

去し，ガイドワイヤーのみを残した時点で隣のPS刺入に移り，刺入予定の全椎弓根にガイドワイヤーが入ってから，エクステンダー付きのPSを順次刺入していく（図6）．これは先に挿入したスクリューエクステンダーが隣の椎弓根にガイドワイヤーを入れる操作，特にfinger navigation時に邪魔になるからである．

以上，われわれが行っているX線透視を使用しないPPS刺入法を解説した．本法の最大の問題点は，finger navigationでKSオールをPS刺入点に当てて打ち込む際，オールの先端位置が直視できていないため，ハンマーでの打ち込み時に横突起の表面を滑って意図したのと異なる位置にKSオールを打ち込んでしまうことである．したがって，慣れるまでは，この時点でX線透視側面像のone-shotイメージングで位置を確認するのが無難である．この確認に必要なX線透視の照射時間はごくわずか（1秒程度）であり，椎弓根外に逸脱したまま挿入してから入れ直す手間を考えると合理的である．逆にいえば，この操作のみで慣れが必要であるといえる．われわれも本法を開始した当初は，このKSオールの先端の滑りによりPSを入れ直した経験があり，この時点でのone-shotイメージングとしてのX線透視を行うことがあった．しかし，慣れれば滑りを防ぐことは可能である．そのコツとしては，KSオールのハンマーでの打ち込みの1発目は，オールの傾きを本来の椎弓根の向きに合わせるのではなく，横突起の傾きに対してできるだけ直角となるように打ち，少し食い込んでから改めてオールの傾きを当初の目的の向きであるPS刺入方向に再調整し，ストッパーで止まるまで打ち込むようにするとよい．われわれは，この問題を解決するため，前述したように最近，オールの先導器を作製して臨床で使用し始めている．現在，オールの先導器は複数を作製し，最も至適位置にKSオールの先端を固定できる先導器の先端の形状を試しているところである．現時点では図2に示したものが最も使用しやすく，かつ正確に至適位置にKSオールを設置可能にしている．オール先導器の問題点は，椎間関節の関節症性変化が強く，骨棘が外側に張り出して横突起を覆い隠している場合である．しかし，現在までの経験では，術前CTで関節症性変化が強いときは，KSオールの傾きを通常よりもさらに外側に倒して40度くらいにしておくことで，問題なく椎弓根内にガイドワイヤー，PSを通すことができている．

逸脱率

2013年7月～2015年8月に関西医科大学附属滝井病院整形外科で施行した腰仙椎固定術の開放手術338例とPPS法413例の逸脱率を示す．逸脱の評価は術後CTで行い，逸脱方向（内・外側，頭・尾側），逸脱度合（grade 0：PSはすべて椎弓根内，grade 1：PS径の半分以下の逸脱，grade 2：PS径の半分以上の逸脱の3段階）を調べた．開放手術では118/1,380本（8.6％），PPS法では281/1,933本（14.5％）が逸脱しており，PPS法は開放手術と比べて有意に逸脱率が高かった（P＜0.0001）．逸脱方向と逸脱率は，開放手術では内側59.5％，外側32.2％，頭側1.7％，尾側6.6％，PPS法では内側35.5％，外側56.3％，頭側4.1％，尾側4.1％であった．逸脱度合は，開放手術でgrade 1が59.3％，grade 2が40.7％，PPS法ではgrade 1が40.1％，grade 2が59.9％であり，有意差がなかった．椎体別の逸脱率を表1に示す．PPS法は上位腰椎になるほど逸脱率が高く，下位腰椎では開放手術と同等またはそれより低い結果であった．

上位腰椎で逸脱率が高い理由は，椎弓根を捉えていないのではなく，PPSは外側から強斜位に刺入されるため，椎弓根がより垂直に近い上位腰椎では通常と同径のPSを刺入すると，外側で一部がはみ出す形でgrade 1の逸脱となる（図7）．本来，強度的に問題がないと考えられるので，臨床的には逸脱とは考えていない．逆に，この型の逸脱を除外すると，特に下位腰椎でみられるように，本法は開放手術時の逸脱率を下回っていると考えられる．

表1 椎体別の逸脱率

	L1	L2	L3	L4	L5	S1
開放手術	12.0%	9.9%	7.2%	9.9%	6.9%	6.9%
PPS法	30.3%	27.6%	18.2%	12.9%	5.6%	5.6%

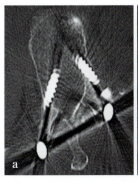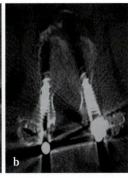

図7 上位腰椎ほど逸脱率が高い原因（CT水平断像）
a：L1へのPPS法による刺入，b：L1への開放手術によるPSの刺入．
上位腰椎は，椎弓根が立っているため，スクリューをすべて椎弓根内へ刺入しようとすると，的確（小さめ）な径のスクリューを刺入する必要がある．実際，開放手術ではPSを刺入するときには刺入点が内側に位置し，スクリューは立てて刺入するが，PPS法では強斜位に刺入するため，PSの外側は椎弓根の外壁をどうしても少し逸脱する傾向にある．

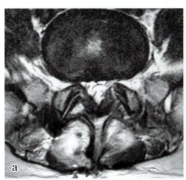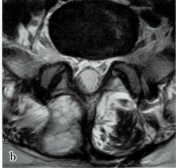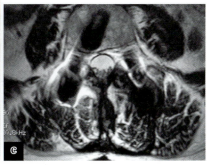

図8 傍脊柱筋の変化（MRI T2強調水平断像）
a：PLIF群．両側展開，両側椎間関節切除，TELAMON-C 2個挿入．
b：筋間アプローチ群．同側（右側）正中切開片側進入両側除圧術（MUD），対側（左側）筋間SEXTANT®，CAPSTONE® 1個挿入．
c：経皮的刺入群．同側（右側）METRx® X-TUBE Retraction System MUD，対側（左側）小皮切SEXTANT®，CAPSTONE® 1個挿入．

おわりに

日本でも，現在，MIS-TLIFは徐々に普及しつつあり，各施設で工夫され，いろいろな方法での手術が施行されている．

除圧術に関しては，①MED（経皮的内視鏡下椎間板切除術）を使用した片側進入両側除圧術，②正中切開での顕微鏡下片側進入両側除圧術，③正中切開での棘突起間アプローチによる内視鏡下除圧術あるいは顕微鏡下除圧術（MILD：筋肉温存型椎弓間除圧術），④正中小切開での従来の開放手術と同様の除圧術などが報告されている．

一方，PS刺入法は大きく分けて2つの方法がある．一つはわれわれが行っているようなスクリューエクステンダーが通る程度の約2 cmの小皮切を加え，X線透視下あるいはナビゲーション下にJamshidi®針を使用して刺入する方法である．もう一つはWiltseの筋間アプローチで横突起基部に到達し，直視下に通常のオール，プローブを使用してガイドワイヤーまでを刺入し，PSを設置する方法である．われわれの筋電図，MRI

を使用した検討では，傍脊柱筋に対する損傷は前者が少なくなるという結果を得ている（図8）．筋間アプローチも筋膜間でアプローチしていくため，愛護的に多裂筋・最長筋を引けば，長期間持続するような筋損傷はほとんど残存しない非常に優れた方法である．しかし，この筋間は横突起に近づくと椎間関節外側付近では血管が非常に豊富で，特に神経根後枝内側枝に伴走する血管を損傷すると，かなりの出血となり，慌てて電気メスやバイポーラーを使用して止血することがある．このときには，同時に神経根後枝内側枝を損傷する可能性が否定できない．われわれの施設でも，MIS-TLIF 初心者のトレーニングとして，一定の症例を経験するまでは PPS 刺入を施行させず，筋間アプローチで刺入点を直視下に確認しながら，またこれを X 線透視像と対比させながら PS 刺入を行っている．このような症例の約 20% に筋電図上で脱神経電位（denervation potential）が術後 1 年以上続き，1 年後の MRI で多裂筋に限局した非常に高輝度の T2 強調像上の筋変化を示す群があり，おそらく神経根後枝内側枝の損傷による permanent な変化と思われる．MIS-TLIF の本来の目的の一つには背筋への侵襲度の減少があり，この permanent な変化だけは避けたい．そこで，われわれは背筋損傷のリスクが少ない PPS 刺入法がよいと考え，主に施行している．

今回の工夫は，PPS 刺入をしているわれわれのような施設において，術者のストレスと X 線被曝を減少させるのが目的であるが，現在も Open-PLIF を施行している施設や，筋間アプローチで PS を刺入している施設でも，PPS 刺入に移行してもらえるようにするのも目的の一つであった．すなわち，PPS 刺入法の問題は，刺入点がみえないための術者のストレス，X 線透視を前後・側面に頻回に繰り返し使用することでの X 線被曝の増大とアームが手術野上を動くことによる感染リスクの増大であると考え，これらを開放手術と変わらないようにするために手技の改善を考案した．結果的に X 線透視の使用は 0 に近づいたが，最初の刺入点を指先の感覚で決める慣れの問題や，オールの打ち込み時のずれの問題が解決できなかった．この解決のために自作したのがオールの先導器である．現時点でも完成形ではないが，この使用により術者のストレスは大幅に減少し，X 線透視をまったく使用しなくても安心して PS 刺入が可能となった．今後は，椎間関節の骨棘の外側への張り出しで，横突起基部が隠れている症例での安全な PS 刺入を目指し，オールの先導器をさらに改善していきたい．

2 PPS 刺入法（アドバンス編）

1 胸椎・胸腰椎移行部への刺入のコツ —胸椎 PPS 法の応用

中西一夫・長谷川 徹

はじめに

MISt[3,8] の普及に伴い，胸椎における PPS 法の必要性は増している．しかし，胸椎においては，解剖学的特殊性から腰椎と異なり，独特のラーニングカーブを有する．本稿では，PPS の胸椎・胸腰椎移行部への刺入のコツについて解説する．

胸椎・胸腰椎 PPS 法

胸椎における PS 法のメリットは，強固な固定および側弯症などにおける矯正力である．一方，デメリットもある．胸椎・胸腰椎は脊髄が存在するレベルであるため，脊柱管内に誤って刺入してしまえば重篤な神経合併症を呈し，また外側に逸脱すれば肺損傷，前方に逸脱すれば大血管損傷などの合併症のリスクを伴う．よって，腰椎よりも慎重なスクリュー刺入が求められる．さらに小切開で視野の限られた MISt 手技での PPS 法では，なおさら熟練された技術が必要とされる．

胸椎 PS の刺入点

従来の開放手術での胸椎 PS の刺入点は，上・下関節突起間で，頭尾側は横突起の頭側 1/3，内外側は上関節突起中央のやや外側とされているが，横突起の形・サイズのバリエーションなどが，胸椎レベルにより，また個体差によってもあるため，十分な術前計画が必要である（図 1）．刺入方法も free hand technique[1,5]，funnel technique[10]，さらには fluoroscopy（pedicle axis views[11] など）やナビゲーションシステムを使用した方法，刺入点自体を工夫した groove entry technique[2,9] や far-lateral extrapedicular approach[7] など，さまざまである．Chung ら[1] は，胸椎の椎弓根の角度や大きさを計測し，free hand technique の刺入点として，上・下関節突起間で，上関節突起外側 1/3，内側 2/3 が理想的刺入点と示している．

また，胸椎は腰椎と違い，横突起が背側に翼のようにせり出し，Jamshidi®針（椎弓根アクセス針：PAK 針）が中央の脊柱管方向に滑り落ちやすい[4]．従来の開放手術手技であれば，刺入点およびその周囲の横突起をエアトームで削るが，MISt 手技ではそのような処置はできない．そのため，横突起にスクリューヘッドが乗るような形

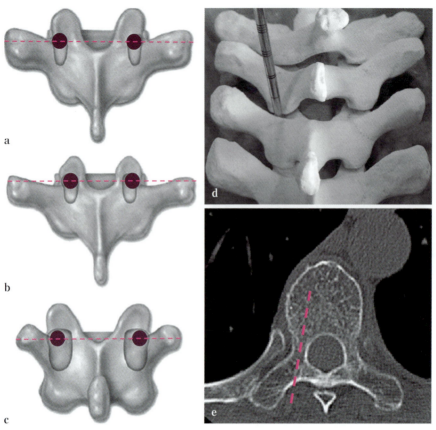

図1 胸椎 PS の刺入点（a〜c は DePuy Synthes より許諾を得て改変）
a〜c：シェーマ ｛a：T4 椎弓根（T1〜T4），b：T7 椎弓根（T5〜T9），c：T11 椎弓根（T10〜T12）｝，d：模型，e：CT 水平断像．

になり，スクリューの効きも弱くなり，ハイプロファイルになりやすい[4]（図2a）．

1 スクリュー刺入の工夫

1) Jamshidi®針刺入時にはまず外側で，横突起になるべく垂直になるように刺入し，滑らないようにしてから，方向を変更して刺入を進めている．さらに，われわれは，この方法で Jamshidi®針刺入を行い，ハイプロファイルにならないように独自の経皮的リーマーにて，ガイドワイヤー越しに横突起を削っている（図2b〜d）．

2) 塩野ら[9]，Ishii[2] らの提唱する groove entry technique や balloon kyphoplasty（BKP）との

きの far-lateral extrapedicular approach[7] など，刺入点自体を変更するのも有効である．Groove entry technique[2,9]では，横突起基部上縁とその頭側に位置する肋骨頚部で形成される groove を触知し，そこを刺入点とする．この際，X線透視正面像にて頭側を0時としたとき，おおよそ2時（右側 PPS）あるいは10時（左側 PPS）の位置としている（図3a〜c）．この方法では Jamshidi®針が刺入点である groove を容易に捉えられ，スクリューも確実に椎弓根内に設置できる[2]．一方，far-lateral extrapedicular approach[7] は肋横突関節（costotransverse joint）から内側に向けて約45度の角度を付け，2時（右側 PPS）あるいは10時（左側 PPS）の

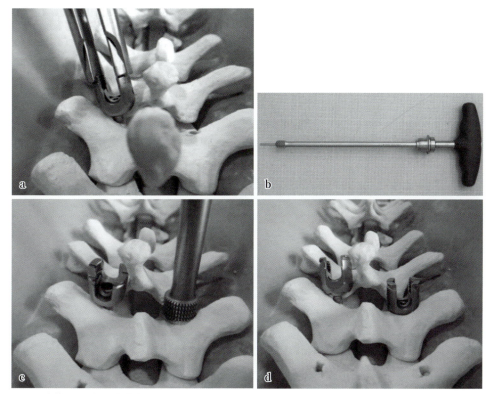

図2 胸椎 PS 法の問題点
a：横突起にスクリューヘッドが乗るような形になり，ハイプロファイルになりやすい．
b：われわれが作製した経皮的リーマー．
c：従来の開放手術では刺入点およびその周囲の横突起をエアトームで削る．
d：経皮的リーマーを使用してガイドワイヤー越しに横突起を削る．ロープロファイルになっている．

位置から刺入する（図3d〜f）．こちらの刺入点はより深部すなわち椎体寄りとなるため，椎弓根のごく一部を捉え，pedicle-rib unit を利用したスクリュー刺入になる．また，スクリューヘッドは横突起先端に位置する．X線透視像で刺入点の違いがわかる（図4）．
3）ロープロファイルのインプラントの選択：ハイプロファイル対策として，最近では日本人向けのスクリューヘッドが小さい MISt 用インプラントが開発されており，インプラントの選択も重要である．

胸椎 PPS の限界

上位胸椎は肩や鎖骨などで X 線透視側面像ではみえないことが多く，また胸椎は椎弓根が小さくてスクリューが刺入できないこともある．Nojiri ら[6]は日本人の胸腰椎の形態計測分析を行い，胸椎の椎弓根は女性より男性のほうが大きく，直径は T8 が最も小さいと述べており，これらを参考にするのは重要である．われわれは，上位胸椎にはナビゲーションシステムに fluoroscopy（外科用 X 線透視装置）を併用して対処している．そ

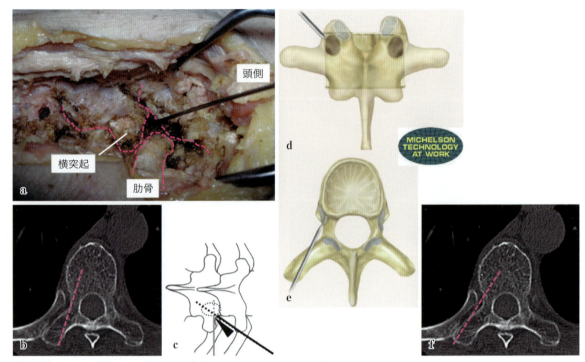

図3 Groove entry technique と far-lateral extrapedicular approach
（c は文献2より許諾を得て転載，d，e は Medtronic より許諾を得て転載）
a～c：Groove entry technique の術中写真（a），CT 水平断像（b），シェーマ（c）．
d～f：Far-lateral extrapedicular approach の後ろからみたシェーマ（d），上からみたシェーマ（e），CT 水平断像（f）．

れでも描出不可能な場合には，Mini-Open 法に切り替えている．

文 献

1) Chung KJ, Suh SW, Desai S, et al：Ideal entry point for the thoracic pedicle screw during the free hand technique. *Int Orthop* **32**：657-662, 2008
2) Ishii K, Shiono Y, Funao H, et al：A new technique of thoracic percutaneous pedicle screw insertion：Groove entry technique—Technical Note. submitted
3) 石井　賢，有薗　剛，蜂谷裕道，他：最小侵襲脊椎安定術（MISt）．手術手技シリーズ．*Bone Joint Nerve* **4**：541-546, 2014
4) 石井　賢，塩野雄太，船尾陽生，他：経皮的椎弓根スクリュー固定の進歩．脊椎脊髄 **27**：909-916, 2014
5) Kim YJ, Lenke LG, Bridwell KH, et al：Free hand pedicle screw placement in the thoracic spine：Is it safe？ *Spine*（Phila Pa 1976） **29**：333-342, 2004
6) Nojiri K, Matsumoto M, Chiba K, et al：Morphometric analysis of the thoracic and lumbar spine in Japanese on the use of pedicle screws. *Surg Radiol Anat* **27**：123-128, 2005
7) Ryu K, Park CK, Kim MK, et al：Single balloon kyphoplasty using far-lateral extrapedicular approach：technical note and preliminary results. *J Spinal Disord Tech* **20**：392-398, 2007
8) 篠原　光，曽雌　茂，丸毛啓史：経皮的椎弓根スクリューの多椎間固定症例への展開．*J MIOS*（68）：27-34, 2013
9) 塩野雄太，日方智宏，船尾陽生，他：MISt 手技における新たな胸椎経皮的椎弓根スクリュー刺入法（Groove Entry Technique）—その精度と安全性についての検証．*J Spine Res* **6**：1295-1299, 2015
10) Yingsakmonkol W, Karaikovic E, Gaines RW, et al：The accuracy of pedicle screw placement in the thoracic spine using the funnel technique. *J Spinal Disord* **6**：445-449, 2002
11) Yukawa Y, Kato F, Yoshihara H, et al：Cervical

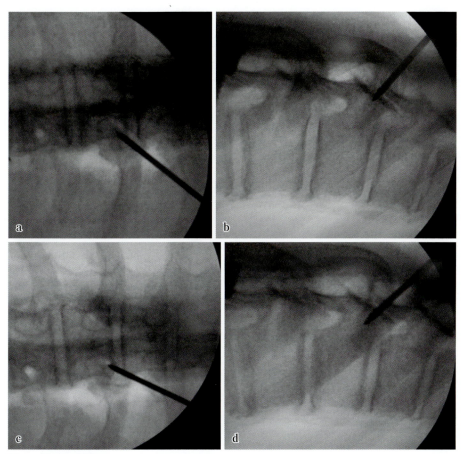

図4　刺入点の違い
a, b：Groove entry technique の X 線透視の正面像（a），側面像（b）での刺入点．
c, d：Far-lateral extrapedicular approach の X 線透視の正面像（c），側面像（d）での刺入点．

pedicle screw fixation in 100 cases of unstable cervical injuries: pedicle axis views obtained using fluoroscopy. *J Neurosurg Spine* **5**：488-493, 2006

2 仙骨への刺入（S1スクリュー刺入）のコツ

蜂谷裕道

　PPS刺入に際しては，X線透視装置（C-arm）の正確な操作が不可欠で，X線透視に必要な手術台を使用する．筆者はJackson Table SystemやAllen® Spine Systemを使用している．そして，正確な正面像（true AP view）と正確な側面像（true lateral view）を得ることが必要である．

　S1スクリューを正確に刺入するためには，仙骨傾斜に合わせてC-armを傾ける必要がある（図1a）．正確な正面像が得られていれば仙骨の骨性終板は一直線上に観察でき（図1b），また正確な側面像でも仙骨の骨性終板は一直線上に確認できる（図1c）．

　PPSの刺入位置に関して，S1の椎弓根は腰椎の椎弓根より大きく，刺入位置の選択は比較的広い．S1椎間孔を確認し，その中枢縁とS1の骨性終板の間が刺入点である．S1椎間孔は図2aに示すようにS1の骨性終板から約20 mm末梢側に位置しているので，刺入点のスイートスポットは比較的広い．S1スクリューには負荷が掛かりやすいので，スクリューの固定性を強固に保てるように工夫することが必要である．そのためには，スクリューの刺入位置を工夫し，なるべく長いスクリューを選択できるようにする．それには，スクリューの刺入点をなるべく外側（図2b）かつS1骨性終板から10〜15 mm末梢側に置き（図2c），正中へ傾け，さらに岬角（promontorium）を狙って刺入することが肝要である（図2d）．そうすれば，長いスクリューを刺入でき，さらに最も強固であるtricortical boneにスクリューの先端を固定することができる．しかし，男性の場合には，

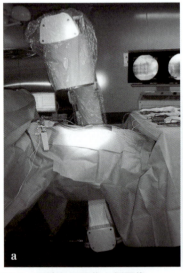
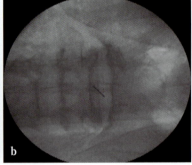
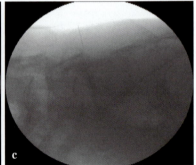

図1　正確な正面像と側面像
a：PPS刺入では，X線透視装置（C-arm）による正確な正面像と正確な側面像を得ることが大切である．S1においては，仙骨の傾斜に合わせてC-armを傾けることにより，正確な正面像が得られる．
b：S1の正確な正面像は，S1の骨性終板が一直線上にみえる．
c：S1の正確な側面像でも，S1の骨性終板が一直線上にみえる．

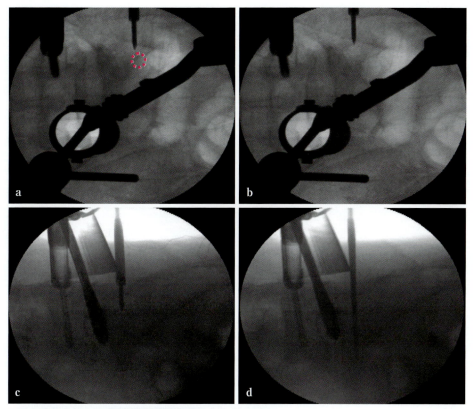

図2 スクリューの固定性を強固に保つ刺入位置
a：X線透視正面像でのS1椎間孔の位置（赤破線円）．
X線透視の正面像（b）と側面像（c）でのS1スクリューの刺入位置．なるべく外側でS1骨性終板から10〜15mm末梢側が適切な刺入点である．
d：X線透視側面像で岬角を狙って刺入する．

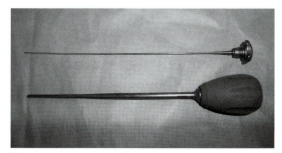

図3 S1スクリュー刺入用のプローブ
腰椎用のプローブより長く，中空になっている．

狭骨盤例が存在し，上後腸骨棘が邪魔となり，S1スクリューの正しい刺入位置を選択できないことがある．その場合には，上後腸骨棘上に小皮切を置き，上後腸骨棘の内側縁をのみで一部切除し，S1スクリューの正しい刺入点を確保する．

筆者が愛用しているS1スクリュー刺入用のプローブを図3に示す．腰椎用のプローブより長く，中空になっており，ガイドワイヤーが刺入できるようになっている．プローブが岬角を捉えたらガイドワイヤーを刺入し，ガイドワイヤーを残してプローブを抜去する（図4a）．タップを切ることにより，S1スクリューの長さを決定し（図4b），岬角を的確に捉えられる長さのスクリューを選択して刺入する．最後に，上位のスクリューとS1スクリューを適切な長さのロッドで連結し，椎間に軽度の圧迫力を掛け，スクリューとロッドを固定して終了となる（図5a，b）．本例は男性で狭骨盤のため，X線透視正面像でロッドの挿入が斜めになっている（図5c）．

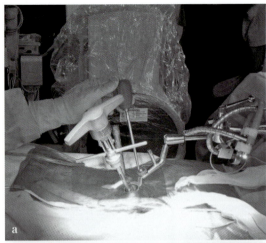
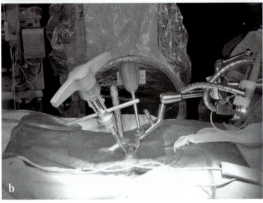

図4 S1スクリューの長さの決定
a：プローブが岬角を捉えたらガイドワイヤーを刺入し，ガイドワイヤーを残してプローブを抜去する．
b：タップを切ることにより，S1スクリューの長さが決定できる．

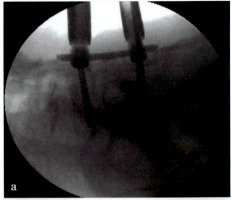
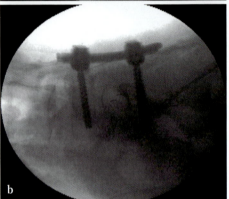
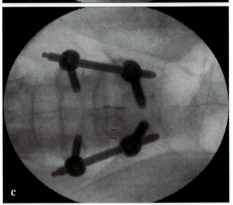

図5 スクリューとロッドの固定
a：S1スクリューと上位のスクリューを適切な長さのロッドで連結する．
b：椎間に軽度の圧迫力を掛け，スクリューとロッドを固定する．
c：本例は男性で狭骨盤のため，X線透視正面像でロッドの挿入が斜めになっている．

3 経皮的 S2 alar iliac スクリュー(S2AIS) 刺入のコツ

船尾陽生・Khaled M Kebaish・福田健太郎・松本守雄・石井 賢

はじめに

仙椎に及ぶ広範囲脊椎固定術では，腰仙椎部での偽関節や固定下位隣接後弯変形などの合併症をきたすことが少なくない．したがって，遠位部でのより強固な安定性を得るため，仙骨骨盤固定 (sacropelvic fixation) が考慮される．現在，一般的に用いられている仙骨骨盤固定として，腸骨スクリュー法[5]が挙げられるが，十分な固定力があるものの，腸骨稜を越える外側への筋剥離やハイプロファイルのスクリュー設置などの問題点がある．Sponseller と Kebaish[1,7] は，外側への過剰な筋剥離を必要とせず，ロープロファイルのスクリュー設置を可能とする S2 alar iliac スクリュー (S2AIS) 法を開発した．S2AIS 法は，原則的に X 線透視下に行う手技であり，近位の椎弓根スクリューと in-line に接続が可能でオフセットコネクターが不要であるため，経皮的システムとの相性がよい．経皮的 S2AIS は，PPS を用いた minimally invasive transforaminal lumbar interbody fusion (MIS-TLIF) や MIS-long fixation などの MISt[4]にも応用可能であり，低侵襲な仙骨骨盤固定として，今後，広く活用されると思われる．特に脊柱変形，腰仙椎部の外傷や脊椎腫瘍，難治性感染症などに対しては，遠位部での低侵襲かつ強力なアンカーとして有用である[3,6]．

S2AIS は，仙骨から腸骨内板・腸骨外板の間を通過するが，骨盤腔や骨盤外側にスクリューが穿破すると，腸管損傷や重篤な神経損傷・血管損傷を起こすリスクがある．そのため，S2AIS の安全な刺入法を習得することは極めて重要である．本稿では，われわれが実際に行っている経皮的 S2AIS 刺入法について紹介する．

経皮的 S2AIS 刺入法

1 皮膚切開

Mini-Open 法で S2AIS を刺入する場合には，腸骨稜の内側を 4〜5 cm 縦皮膚切開し，S1PPS 刺入時の切開を尾側へ延長することにより，刺入点へアプローチできる．このアプローチが好まれる理由には，小皮切 Galveston 法や transiliac screw 法などでも，この皮膚切開が使用されて比較的容易であることや，直視下に刺入点を確認できることなどがある．これに対し，われわれは，開発者の Sponseller および Kebaish が当初から使用している正中皮膚切開でのアプローチを推奨する[6]．利点としては，①S2AIS の刺入角度として最も生理的であること，②Mini-Open 法ではなく，独立した完全な経皮的アプローチであること，③皮膚切開がインプラントの直上にないために術後感染予防に有利であること，④片側のロッド設置後，同一皮膚切開から対側の S2AIS も刺入可能であること，⑤再手術例で傍脊柱筋などに瘢痕組織がある場合には，Mini-Open 法ではスクリューが内側の瘢痕組織に押されて外側に振れないことがあるのに対し，正中法では安全な刺入角度が保たれることなどが挙げられる．近位の PPS と皮膚切開が同一線上にないため，ロッドが挿入できないと誤解されることがあるが，経皮的システムを使用すればロッドの設置は容易である (図 1).

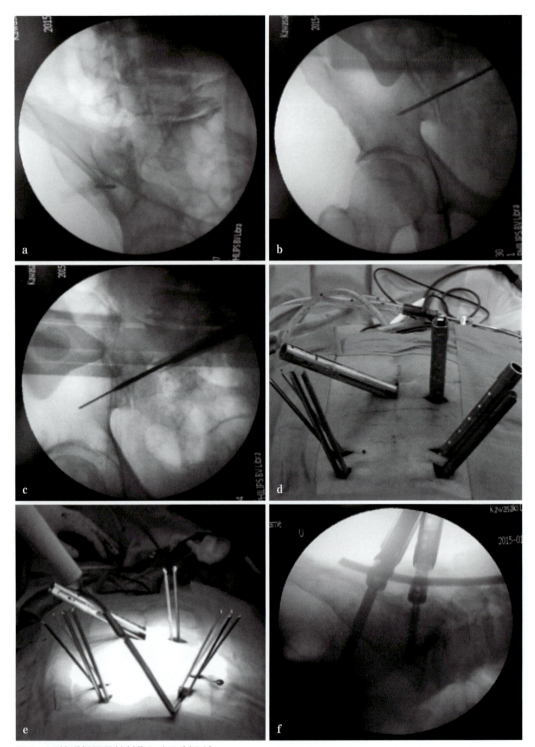

図1 X線透視腸骨軸射像による刺入法

X線透視の正面像および腸骨軸射像（tear drop view）で，針先端の位置を確認する（**a**）．適切な位置であれば針を進め，ガイドワイヤーで骨盤腔または骨盤外側に穿破がないことを確認する（**b**）．仙腸関節まで十分にタップし（**c**），経皮的S2AISを刺入する．近位のPPSと経皮的S2AISの皮膚切開が同一線上になくても，ロッドは設置可能である（**d〜f**）．

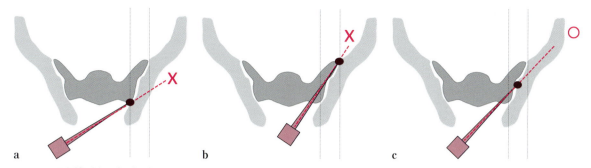

図2 正面透視刺入法（文献8を改変）
X線透視正面像においては，内側の線が仙腸関節後縁を，外側の線が仙腸関節前縁を示す．仙腸関節へのアプローチ時に，針先端が二重線の内側であれば骨盤骨の外側へ（**a**），二重線の外側であれば骨盤腔へ穿破するリスクがある（**b**）．針先端が，二重線の間であれば適切な位置である（**c**）．

2 刺入法

　まず，術前にX線透視正面像で，皮膚上にKirschner鋼線などを置き，スクリューの設置位置を想定する．これにより，皮膚切開の位置が決定される．約2cmの皮膚切開を正中に置き，刺入側の棘突起のすぐ外側の筋膜を切開してアプローチする．筋間を指で剥離していくと，比較的容易にS1の後仙骨孔を触れる．

　次に，X線透視正面像で針の刺入点を確認する．過去の報告による刺入点は，正中から22mm外側で，S1の上終板から25mm尾側とするものや[1]，S1の後仙骨孔の2～4mm外側で，2～4mm尾側とするものがある[6]．しかし，実際には個体差があり，頭尾側の刺入角度にも多少の遊びがあるので，内側設置による脊柱管内への迷入や，頭尾側のS1もしくはS2の後仙骨孔への迷入がなければ，許容範囲と考えている．S2AISの刺入角度は，矢状面で尾側へ約20～40度，水平面で腹側へ約40度で，先端が下前腸骨棘を示す方向である．下前腸骨棘は，ドレープ上から触れる大腿骨大転子から約2横指頭側が目安となる．ただし，個体差があるので，必ず術前CTなどで骨盤の形態を確認し，術中体位の影響などにも留意し，X線透視でリアルタイムに確認すべきである．特に注意すべきは，閉鎖孔および骨盤腔（骨盤内側）の方向には絶対に刺入してはならないということである．

　針を約35mm刺入すると仙骨骨髄内とは明らかに違う硬い抵抗部位，すなわち仙腸関節が存在する．ここで針先端の位置をX線透視正面像で確認し（おおよそ仙腸関節の尾側1/3で坐骨切痕の直上を通り下前腸骨棘へ向かう軌道），またX線透視腸骨軸射像（tear drop view）で針先端がtear drop内にあることを確認する（図1a）．両側のtear drop viewを得るにはJacksonテーブルが必須であるが，通常のスライドベッドでも片側のtear drop viewの描出は可能である．ただし，ベッド柵などでみえにくいことがあるので，必ず事前に確認しておく．X線透視正面像およびtear drop viewで，針先端の適切な位置を確認したら，少しずつ針を進めていき，その都度ガイドワイヤーで骨盤腔または骨盤外側に穿破がなく，先端が骨内にとどまっていることを確認する（図1b）．十分な長さのガイドワイヤーを挿入後，仙腸関節まで十分にタップし（図1c），S2AISを刺入する．Kebaishら[8]は，5年追跡調査の結果から，折損予防のため，径が8～10mm，長さが80～100mmのスクリューを推奨している．しかし，必ずしもすべての日本人に同サイズのスクリューが刺入できるとは限らないので，術前に計測しておくことが重要である．近位のPPSと経皮的S2AISの皮膚切開が同一線上になくても，ロッドは設置可能である（図1d～f）．

　C-armでtear drop viewが描出困難な場合には，福田[2]の考案した正面透視刺入法が有用である．仙腸関節が前開きであれば，X線透視正面像

においては，内側の線が仙腸関節後縁を，外側の線が仙腸関節前縁を示す．仙腸関節へのアプローチ時に，針先端が二重線の内側であれば寝かせすぎで骨盤骨の外側へ（図2a），針の先端が二重線の外側であれば，立たせすぎで骨盤腔へ穿破するリスクがある（図2b）．針先端が二重線の間であれば適切な位置である（図2c）．Jacksonテーブル，ナビゲーションシステム，O-arm®などがない施設でも正面透視刺入法は有用である．

おわりに

われわれの行っている経皮的S2AIS刺入法を紹介した．ラーニングカーブがあるものの，経皮的S2AISの安全な刺入法を習得すれば，必ずしもJacksonテーブルやナビゲーション，O-arm®などがない施設でも導入可能である．今後，経皮的S2AIS法はその適応拡大とともに，MIStの発展に寄与するものと考えられる．

文 献

1) Chang TL, Sponseller PD, Kebaish KM, et al：Low profile pelvic fixation. Anatomic parameters for sacral alar-iliac fixation versus traditional iliac fixation. *Spine（Phila Pa 1976）* **34**：436-440, 2009
2) 福田健太郎：腰仙椎固定術における骨盤アンカー設置法—S2 alar-iliac screw 刺入法．イラストレイテッド・サージェリー手術編．脊椎脊髄 **27**：1045-1051, 2014
3) Funao H, Naef FA, Panchmatia MA, et al：Clinical results and functional outcome of lumbo-sacral three-column osteotomies in adult spinal deformity patients. *Proceedings of 21th International Meeting on Advanced Spine Techniques*, Valencia, 2014, p70
4) 石井 賢，有薗 剛，蜂谷裕道，他：最小侵襲脊椎安定術（MISt）．*Bone Joint Nerve* **4**：541-545, 2014
5) Kuklo TR, Bridwell KH, Lewis SJ, et al：Minimum 2-year analysis of sacropelvic fixation and L5-S1 fusion using S1 and iliac screws. *Spine（Phila Pa 1976）* **26**：1976-1983, 2001
6) Martin CT, Witham TF, Kebaish KM：Sacropelvic fixation：two case reports of a new percutaneous technique. *Spine（Phila Pa 1976）* **36**：E618-E621, 2011
7) Sponseller P：The S2 portal to the ilium. *Roundtables in Spine Surgery* **2**：83-87, 2007
8) Strike S, Hassanzadeh H, Naef F, et al：Sacro-pelvic fixation using the S2 alar-iliac（S2AI）screws in adult deformity surgery：A prospective study with minimum five-year follow-up. *Proceedings of Scoliosis Research Society 48th Annual Meeting and Course*, Lyon, 2013, p181

4 最小侵襲多椎間固定（MIS-long fixation）におけるPPS刺入とロッド挿入のコツ

篠原 光・小林俊介・曽雌 茂

手術適応

　PPSシステムを使用したMIS-long fixationの利点は，最小限の展開で胸椎から骨盤に至る広範囲に，インプラントを設置できることにある．したがって，転移性脊椎腫瘍に対する姑息的手術（palliative surgery）や感染性脊椎炎（化膿性脊椎炎，脊椎カリエス），椎体骨折などに対するtemporary fixationなどがよい適応である[4,5]．Temporary fixationでは，原則として骨癒合を認めた術後半年〜1年で，同じ皮膚切開を利用して経皮的にインプラントを抜去し，motion preservationとしている．さらに，PPSシステムとPLIF/TILFやlateral access surgery（XLIF®/OLIF，椎体切除術）などの組み合わせにより，変性脊椎すべり症や中等度の変性側弯症および変性後弯症にも応用が可能となる[1]．

術前計画

　術前に椎間関節の変形や椎体の回旋度を把握し，PPSのサイズや刺入点，およびロッドの形状や挿入方向などを検討する．MIS-long fixationの場合には，ロッドを経皮的に挿入するため，スク

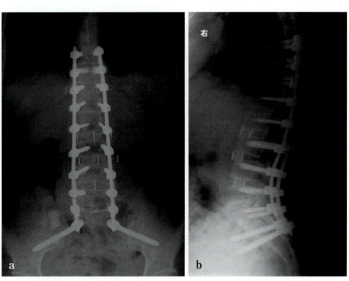

図1 変性後弯症に対するMIS-long fixation（篠原 光：PPS systemを用いたMIS-Long Fixation technique. 整形外科 Surgical Technique 4：493, 2014の図3より転載）
PPSシステム，XLIF®，TLIFなどを併用したMIS-long fixation（T10〜S2I）施行例．スクリューヘッドを，X線透視正面像（a）では一直線上に，X線透視側面像（b）ではなだらかなカーブを描くように配列することで，経皮的にロッドを挿入しやすくなる．

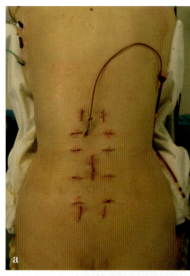
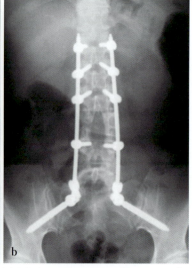

図2 L3，L5 転移性脊椎腫瘍に対する MIS-long fixation（T12〜S2AI）
（篠原　光：PPS system を用いた MIS-Long Fixation technique. 整形外科 Surgical Technique　4：495，2014 の図4より転載）
a：皮膚切開．PPS 刺入部は横皮膚切開とし，ロッド挿入部の最上端と S2AI 刺入部は縦皮膚切開とした．また，正中皮膚切開にて腫瘍掻爬を施行した．
b：術後単純 X 線正面像．

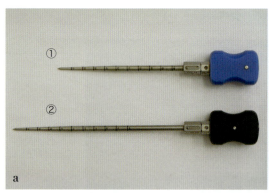
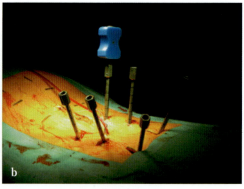

図3 J-プローブ
a：新しく考案した MIS-long fixation にも対応可能な再利用型の PPS 専用プローブ（田中医科器械製作所）．①：J-プローブ，②：S2AI 専用 J-プローブ．
b：術中写真．

リューヘッドの配列が特に重要となる．原則として，X 線透視正面像では一直線上に，X 線透視側面像ではなだらかなカーブを描くようにスクリューヘッドを配列することが肝要である（図1）．

手術体位の設定と X 線透視像の確認

X 線透過性フレームかチェストロールを使用して腹臥位をとる．該当する椎体の正確な X 線正面像を得られるよう，手術体位と X 線透視装置の設置を確認する．また，経皮的に S2 alar iliac

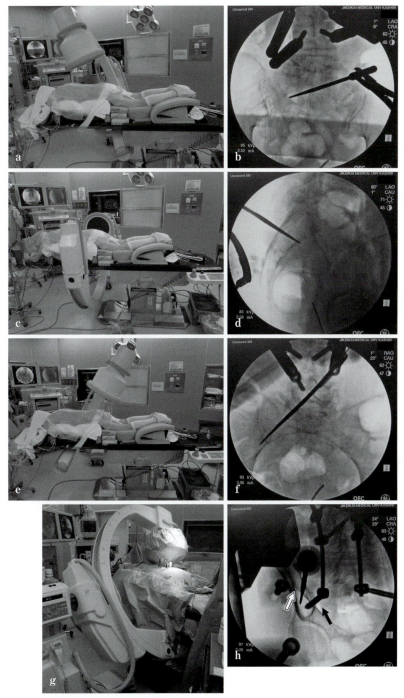

図4　経皮的 S2AIS 刺入の順序
第1段階のX線透視セッティング（**a**），X線透視正面像（**b**）．
第2段階のX線透視セッティング（**c**），X線透視側面像（**d**）．
第3段階のX線透視セッティング（**e**），X線透視骨盤 inlet view（**f**）．
第4段階のX線透視セッティング（**g**），X線透視腸骨軸射像（tear drop view）
（**h**）．白矢印：腸骨スクリュー，黒矢印：S2AIS．

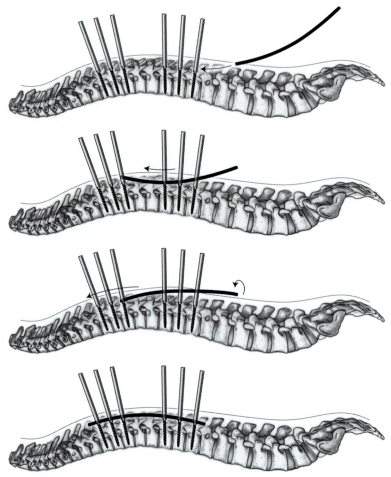

図5 Rod rotation technique（文献7より転載）
胸椎後弯に合わせて曲げたロッドを本来の向きと逆向きで半分ほど挿入し，体内で180度回転させてからロッドを進める．

スクリュー（S2AIS）[2,3]を刺入する場合には，骨盤レベルのX線透視の正面像，側面像に加え，骨盤inlet viewおよび腸骨軸射像（tear drop view）の確認を事前に行う必要がある．

PPS 刺入法

1 皮膚切開（図2）

原則として皮膚切開には横切開を，筋膜切開には縦切開を使用している．利点としては，横皮膚切開のほうがスクリューを強斜位に振りやすくPPS刺入が容易であること，皺線（wrinkle line）に一致するため美容的に優れていることなどが挙げられる．一方，MIS-long fixationの場合には，長いロッドを挿入する際の操作性を考慮し，ロッド挿入部となるPPS刺入部は，縦皮膚切開を使用している．

2 PPS 刺入法

従来のPPS刺入手技に習熟すれば，複数のプローブを同時進行で刺入し，X線透視を行うことで，被曝量や手術時間などの低減化，PPSの配列を意識することができる．その際，われわれは再利用型でMIS-long fixationにも対応可能なPPS専用の中空プローブ（J-プローブ）を新しく考案

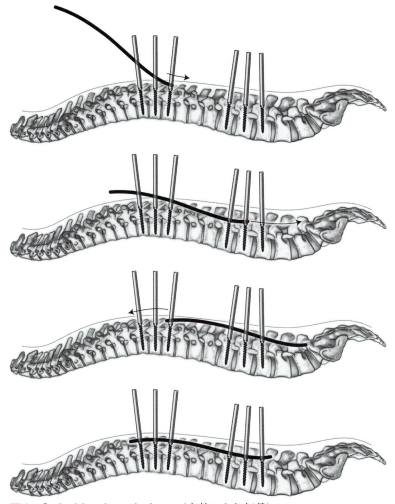

図6 Switchback technique（文献7より転載）
固定範囲の胸椎後弯の頂椎からロッドをいったん尾側に向けて挿入後，体内で頭側に向けて移動させる．

し，使用している（図3）．

3 骨盤PPS刺入法

　骨盤まで固定する場合には，S1にPPSを刺入し，必要に応じて経皮的にS2AIS，もしくはMini-Open法にて腸骨スクリューを刺入し，コネクターを使用して連結している．

　仙骨を刺入点として仙腸関節を貫き，腸骨に達するS2AISの刺入点は，X線透視正面像を使用し，第1後仙骨孔の1mm下方1mm外側，もしくは第1・第2後仙骨孔の外側接線上の中間点であり，頭側のPPS刺入点と一直線上となること

を意識する（図4a, b）．刺入方向は，尾側に約20～30度，外側に約40度傾け，X線透視側面像で，大坐骨切痕の頭側を通過して下前腸骨棘を狙う（図4c, d）．次に，骨盤inlet viewでスクリューが腹側へ逸脱しないことを確認する（図4e, f）．また，X線透視腸骨軸射像で，大坐骨切痕と腸骨の内外壁がtear drop viewを得ることができれば，その内側から刺入してtear dropの中心を目指す（図4g, h）．この手技により，長さ平均80～90mm，直径8～10mmのスクリューが使用可能となる．S2AISは，X線前後像で頭側のスクリューヘッドと一直線上に並ぶため，コネクター

を必要とせず，MIS-long fixationでは特に有用である[7]．

ロッドの挿入法

MIS-long fixationの場合には，ロッドの形状とスクリューヘッドの3次元的配列ができるだけ近いほうがロッドの設置が容易である．経皮的にロッドを挿入することを考えると，事前にロッドの形状をイメージし，それにできるだけ合わせるように意識しながら，スクリューを刺入することが重要である．また，ロッドの挿入時には，筋膜を挟まないように注意しながら，エクステンション越しにロッドが通過することを確認する．その際，固定範囲が直線や前弯などであれば，ロッドを容易に挿入できる．

ロッドの挿入法として，胸椎後弯の場合には，後弯に合わせたロッドを固定端のエクステンションから，本来の向きを180度回転させた向きで経皮的に半分ほど挿入後，体内で180度回転させるrod rotation techniqueを使用することで，最終的な後弯に合わせてロッドを進めることができる[7]（図5）．一方，胸腰移行部を含むS字状カーブの場合には，固定端からロッドを挿入することが困難なため，われわれは固定範囲の胸椎後弯の頂椎からロッドをいったん尾側に向けて挿入後，体内で頭側に向けて移動させるswitchback techniqueを考案し，連結している[7]（図6）．

文 献

1) Anand N, Baron EM, Thaiyananthan G, et al：Minimally invasive multilevel percutaneous correction and fusion for adult lumbar degenerative scoliosis：a technique and feasibility study. *J Spinal Disord Tech* **21**：459-467, 2008
2) Kebaish KM：Sacropelvic fixation：techniques and complications. *Spine（Phila Pa 1976）* **35**：2245-2251, 2010
3) O'Brien JR, Matteini L, Yu WD, et al：Feasibility of minimally invasive sacropelvic fixation：percutaneous S2 alar iliac fixation. *Spine（Phila Pa 1976）* **35**：460-464, 2010
4) Palmisani M, Gasbarrini A, Brodano GB, et al：Minimally invasive percutaneous fixation in the treatment of thoracic and lumbar spine fractures. *Eur Spine J* **18**：71-74, 2009
5) Shinohara A, Ueno Y, Marumo K：Weekly teriparatide therapy rapidly accelerates bone healing in pyogenic spondylitis with severe osteoporosis. *Asian Spine J* **8**：498-501, 2014
6) 篠原　光：PPS systemを用いたMIS-Long Fixation technique. 整形外科 Surgical Technique **4**：492-496, 2014
7) 篠原　光, 曽雌　茂：経皮的椎弓根スクリューシステムを使用した最小侵襲後方多椎間固定―MIS-long fixation technique. 脊椎脊髄 **27**：81-89, 2014

5 PPS と CBT スクリューの連結のコツと工夫

松川啓太朗

　Cortical bone trajectory（CBT）は，Hynes ら[9]により報告された腰椎椎弓根スクリューの刺入軌道である．解剖学的な椎弓根軸に沿った従来軌道と異なり，CBT は関節突起間部を刺入点とし，椎弓根に対して頭外側方向への軌道をとる．外側への筋の展開を最小限に抑えた最小侵襲手術が可能となるだけではなく，スクリューと皮質骨の接触面積を最大限に得られることが特徴である．生体力学的には，従来法と同等以上の固定性が報告さ れ，特に骨粗鬆症などの骨質が低下した症例に対する固定法として注目されている[3,4,9]．今回，PPS法と CBT 法を併用した手術経験について紹介する．

Cross trajectory 法

　重症骨粗鬆症例，外傷・骨折により椎体の支持

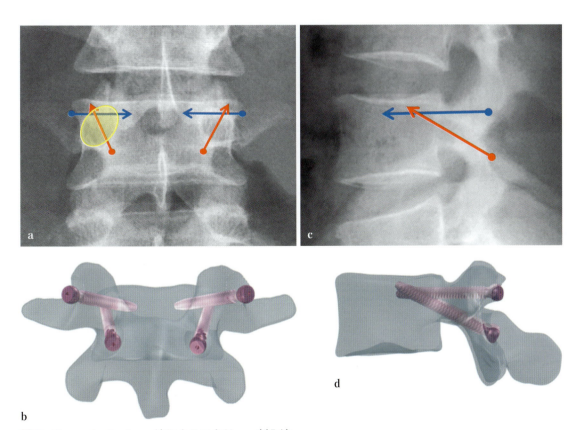

図1　Cross trajectory 法によるスクリュー刺入法
　a：X 線正面像，b：後方正面からの模式図，c：X 線側面像，d：側面からの模式図．CBT は椎弓根下縁に沿った軌道（赤矢印）とし，従来軌道は椎弓根上縁に沿った軌道（青矢印）とする．椎体内で multiple point fixation が得られることにより，良好な固定性を発揮する．

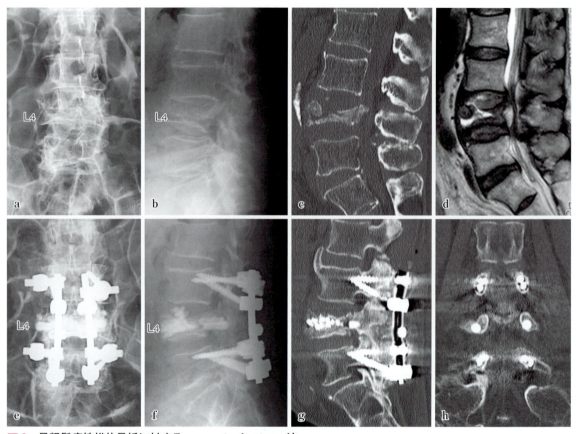

図2 骨粗鬆症性椎体骨折に対する cross trajectory 法
術前の X 線正面像（a），X 線側面像（b），CT 矢状断像（c），MRI T2 強調矢状断像（d）．
術後の X 線正面像（e），X 線側面像（f），CT 矢状断像（g），CT 冠状断像（h）．
78 歳，男性．L4 椎体の骨粗鬆症性椎体骨折後の偽関節（a〜d）に対して，cross trajectory 法を使用した short fusion を行った．従来軌道のスクリューにオフセットコネクターを接続し，両側 2 本のロッドで締結した（e, f）．至適 alignment が獲得され，スクリューは適切に刺入されている（g, h）．

性が大きく低下した症例，肥満，神経筋疾患（Parkinson病）など，スクリューのルースニングが危惧される症例を対象に，従来軌道とCBTを併用したcross trajectory法を行っている[7]．最大の利点は，同一椎弓根に対して異なる軌道のスクリューを併用することで，矢状面・水平面のtriangulation効果が得られる点である[2,10]．優れた固定性により，矯正損失の予防や固定範囲の短縮などが期待される（図1）．

1 CBT スクリューの刺入

術中 X 線透視下で CBT の骨孔を作製するが，刺入点の位置は，左側の椎弓根の 5 時（右側の 7 時）の位置とする[5]．X 線透視側面像では，椎弓根下縁に沿った軌道とするが，これは，CBT スクリューが皮質骨と接触して良好な固定性を得るためにも，椎弓根頭側に従来軌道の space を確保するためにも重要である[4]．軌道の方向は，おおむね頭側角は 25〜30 度，外側角 10 度となる．刺入部・椎弓根部の骨折を回避するため，スクリューと同径までのタップを行い，スクリューを刺入する．筆者らは，5.5 mm 径×35〜40 mm 長のスクリューを使用することが多い．

2 従来軌道スクリューの刺入

解剖学的な椎弓根軸に沿った軌道とするが，ポ

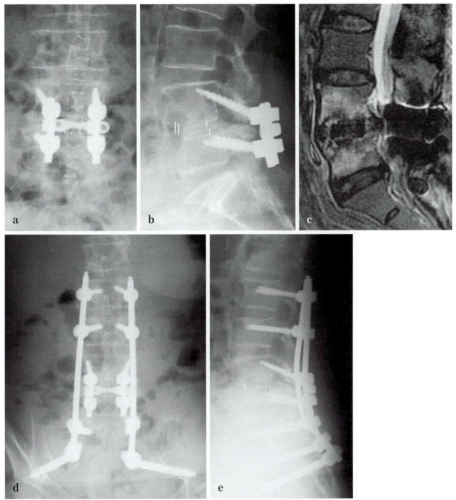

図3 **PPSとCBTスクリューの併用**（帝京大学ちば総合医療センター新籾正明先生，さんむ医療センターの石川哲大先生から拝借）
感染時のX線正面像（a），X線側面像（b），MRI T2強調矢状断像（c）．
固定範囲延長後のX線正面像（d），X線側面像（e）．
71歳，女性．L4/L5 CBT固定術後感染（a～c）に対し，PPSを使用して固定範囲を延長した（d，e）．炎症の鎮静化を認め，術後経過は良好である．

イントは椎弓根上縁に沿った軌道とすることである．椎体終板直下にスクリューが設置されることで，良好な固定性が得られる．PPSシステムを使用する場合には，椎弓根軸写像で椎弓根内の残存spaceを確認しながら，安全にスクリューを設置できる．また，より強斜位にスクリューが刺入されることで，上位椎間関節への干渉が回避されるとともに，椎体の制動性が増強する．主に5.5 mm径×40～45 mm長のスクリューを使用している．

3 ロッドとの締結

CBTスクリュー・PPSを別々に連結した両側4本のロッドによるconstructが強固で簡便であり，特に過大な負荷がかかる腰仙椎移行部で有用である．また，オフセットコネクターを使用することにより両側2本のロッドで締結することも可能である（図2）．

救済手術

　従来軌道・CBT，両軌道の特徴として2点が挙げられる．1点目は，両軌道の固定主座が異なることであり，従来軌道が主に椎弓根部の海綿骨で固定されるのに対し，CBT は関節突起間部から椎弓根下縁を中心とした皮質骨で固定される[4]．2点目は，両軌道が三次元的に大きく異なることであり，特に下位腰椎において顕著である[5]．これらの観点から，両軌道を使用した救済手術について紹介する．

1 スクリューの再刺入

　術中に従来軌道によるスクリュー刺入に失敗した場合，もしくは従来軌道のスクリューが術後にルースニングをきたした場合が適応となる．同一椎弓根に対して軌道を変更し，CBT スクリューを刺入することで固定性が確保される[1,6]．この際，スクリューヘッドが一直線上にならないため，コネクターを使用してロッドと締結する．PPSを使用した場合には，コネクター設置のための展開を要するが，いざというときの有用な手段になり得る．

2 固定範囲の延長

　CBT は椎弓根内側にロッドが設置されるのに対して，従来軌道は椎弓根外側に設置されるため，双方のロッドが干渉することはない[8]．別軌道による固定範囲の延長を考慮する際に有用である（図3）．

謝辞

　図3の症例写真をご提供いただいた，帝京大学ちば総合医療センターの新籾正明先生，さんむ医療センターの石川哲大先生には，ご協力を賜り深く感謝いたします．

文献

1) Calvert GC, Lawrence BD, Abtahi AM, et al：Cortical screws used to rescue failed lumbar pedicle screw construct：a biomechanical analysis. *J Neurosurg Spine* **22**：166-172, 2015
2) Jiang L, Arlet V, Beckman L, et al：Double pedicle screw instrumentation in the osteoporotic spine. *J Spinal Disord Tech* **20**：430-435, 2007
3) Matsukawa K, Yato Y, Imabayashi H, et al：Biomechanical evaluation of fixation strength of lumbar pedicle screw using cortical bone trajectory：a finite element study. *J Neurosurg Spine*, 2015（in press）
4) Matsukawa K, Yato Y, Kato T, et al：In vivo analysis of insertional torque during pedicle screwing using cortical bone trajectory technique. *Spine*（*Phila Pa 1976*）**39**：E240-E245, 2014
5) Matsukawa K, Yato Y, Nemoto O, et al：Morphometric measurement of cortical bone trajectory for lumbar pedicle screw insertion using computed tomography. *J Spinal Disord Tech* **26**：E248-E253, 2013
6) 松川啓太朗，谷戸祥之，今林英明，他：Cortical bone trajectory の術中 Salvage 法としての有用性．*J Spine Res* **5**：1461-1464，2014
7) 松川啓太朗，谷戸祥之，今林英明，他：骨粗鬆症性椎体骨折に対する CBT を用いた short fusion technique—従来軌道と CBT を併用した cross trajectory 法．第23回日本脊椎インストゥルメンテーション学会抄録集，2014，p120
8) Rodriguez A, Neal MT, Liu A, et al：Novel placement of cortical bone trajectory screws in previously instrumented pedicles for adjacent-segment lumbar disease using CT image-guided navigation. *Neurosurg Focus* **36**：E9, 2014
9) Santoni BG, Hynes RA, McGilvary KC, et al：Cortical bone trajectory for lumbar pedicle screws. *Spine J* **9**：366-373, 2009
10) Ueno M, Imura T, Inoue G, et al：Posterior corrective fusion using a double-trajectory technique（cortical bone trajectory combined with traditional trajectory）for degenerative lumbar scoliosis with osteoporosis. *J Neurosurg Spine* **19**：600-607, 2014

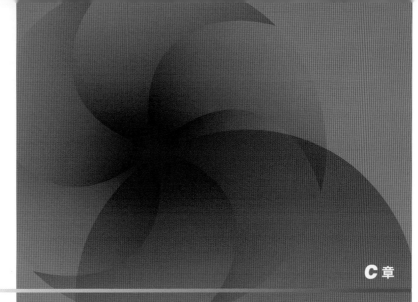

C章
各種疾患への応用

各種疾患への応用

1 腰椎変性疾患

1 MIS-TLIF/PLIF（私の MIS-TLIF/PLIF）

1 チューブレトラクターを使用した MIS-TLIF

和田明人

MIS-TLIF の利点

チューブレトラクター（TR）を使用した腰椎後方手術の低侵襲化は，1997年 Smith & Foley[2] により報告された，椎間板ヘルニアを対象とした内視鏡下椎間板切除術（microendoscopic discectomy：MED）を嚆矢とし，その後は適応疾患も椎間板ヘルニアのみならず脊柱管狭窄症，変性脊椎すべり症，脊柱管外側病変と広がり，tubular surgery として急速に発展してきた．腰椎後方手術における最小侵襲手術（minimally invasive surgery：MIS）の最大の目的は，病変部に到達するまでのアプローチに起因する侵襲を極力小さくすることにより，術後疼痛の軽減，早期離床，早期退院，早期社会復帰を達成することである．TR はその目的を達成するのに最も有効な device の一つである．

TR を使用した MIS-TLIF（経椎間孔的腰椎椎体間固定術）は PPS システムの開発・臨床応用とともに登場した比較的新しい手技である[1,3]．従来の開放手術によるインストゥルメンテーション併用後方除圧固定術を行うには，広範に後方脊柱筋群を棘突起・椎弓・椎間関節から剝離展開し，また手術野を保持するためにレトラクターで長時間にわたり筋を圧排する必要があった．それに対し，MIS-TLIF では傍脊柱筋に対して，TR および PPS の挿入・設置部位のみの侵襲で，従来の開放手術と同等の治療効果が得られ，かつ創部痛が軽減されるため，早期離床，早期退院が可能となる．さらに，傍脊柱筋損傷に伴う術後腰部遺残愁訴（いわゆる fusion disease）も軽減されるため，患者にとっての福音は非常に大きいものである．PPS 設置に関する詳細は，B 章「PPS 刺入法」に譲ることとし，本稿では MIS-TLIF における TR の手技を中心に述べる．

適応

腰椎変性疾患全般が適応となり，従来の開放手術と同様の適応であるが，3 椎間以上の固定と強

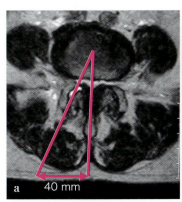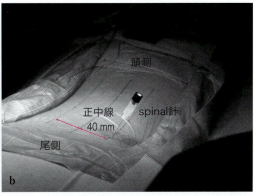

図1 TR の設置計画
術前 MRI 水平断像（a）で，手術予定椎間の椎間関節から椎間板中心に向かう直線と，後方正中線のなす角度（TR 設置の際の軌跡線で TR の傾斜角となる），ならびに後方正中線との皮膚上での距離を計測し，皮膚切開を正中線からどのくらい外側に置くかを決定する（b）．

力な回旋矯正操作を要するような変性後側弯症，% slip が 50％ を超えるような高度脊椎すべり症などは難易度が高く，あえて本手術方法で臨む必要がないと考える．日常診療で最もよく遭遇する，保存的療法に抵抗性の局所不安定性を有する腰椎変性すべり症，腰椎椎間板ヘルニア，椎間板性腰痛症，腰椎分離すべり症や，Cobb 角 30 度未満の比較的軽度な変性側弯症，failed back surgery syndrome で同一高位の再手術を要する症例などが良い適応である．実際には 2 椎間までの椎体間固定術を要する症例が多くを占める．

術前診断・評価

本手術方法はいわゆる pinpoint surgery であるため，手術計画を立てるにあたり，術前に詳細な症状と画像所見の整合性を評価することが欠かせない．手術高位の決定においては，通常の手順どおり，神経学的所見と MRI，脊髄造影，CT myelography，動態撮影のみならず，必要に応じて神経根造影・神経根ブロックを行う．また，腰痛の評価についても，適宜，椎間関節ブロック，椎間板造影・椎間板ブロックを追加し，個々の症例ごとに正確な神経障害高位の確定と詳細な脊柱管狭窄，馬尾・神経根圧迫の病態把握に努め，椎間孔外側病変の存在も見逃さないように努める．

本手術方法特有の術前確認事項としては，TR ならびに PPS を設置するにあたり，CT または MRI の水平断像を使用し，椎間関節から椎間板中心に向かう直線と，後方正中線のなす角度（TR 設置の際の軌跡線で TR の傾斜角となる），ならびに TR 軌跡線と後方正中線の皮膚上での距離を計測し，皮膚切開を正中線からどのくらい外側に置く必要があるかをあらかじめ確認しておくのがよい（図1）．

手術方法

本稿では最も手術機会の多い 1 椎間 MIS-TLIF を想定し，一般的な C-arm を使用した手技を紹介する．本手術方法はサージカルルーペとヘッドライトを使用すれば術者 1 人でも可能であり，また MED 用の内視鏡下でも遂行できるが，顕微鏡下で術者の対面に助手が 1 人いる状況での方法を述べる．

仙骨まで十分な範囲で正側 2 方向脊柱 X 線透視が可能な手術台を使用し，4 点フレーム上に全身麻酔下で腹臥位とする．椎間腔が地面に対して垂直となるように X 線透視で確認し，あらかじめ手術台を傾けておく（多くは腰椎前弯のために

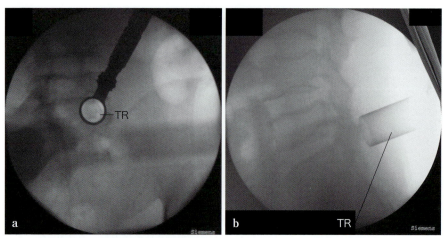

図2　X線透視によるTRの位置確認
a：斜位像ではTRは正円にみえ，目的とする椎間関節上に正確に設置されていることを確認する．
b：側面像ではTRは当該椎間の一直線上に設置されていることを確認する．

head upとなる）と後の手術操作が楽になる．消毒，ドレーピングの範囲は，皮膚切開位置の関係上，左右広めに十分に余裕をもたせておく必要がある．手術用顕微鏡も準備しておく．手術用顕微鏡の焦点距離は，あらかじめ比較的長距離（400 mm前後）に調節しておかないと，術中に操作器具とレンズが干渉するので注意する．術者はアプローチ側に立つが，左右どちらからアプローチするかは，患者の下肢症状優位側からが望ましい．症状の左右差がなければ術者が右利きの場合には，左側からが行いやすい．

患者の体格によるが，前述の術前評価を参考に，X線透視下にspinal針を刺入して確認後（図1），後方正中線の約40 mm外側から25～30 mmの縦皮膚切開でアプローチし，sequential dilation techniqueにて椎間関節に向けて斜めに傍脊柱筋を拡張器（dilator）で拡張し，至適な長さのTR（METRx® MicroDiscectomy System, Medtronic）を片側椎間関節上に設置する．日本人の場合には，多くは長さが4～6 cmとなる．筆者は1椎間固定の場合には，22 mm径のTRを愛用しているが，本手術法に慣れるまでは，より太い26 mm径のチューブを使用すればworking spaceに余裕ができる．また，2椎間固定の場合には，MAST QUADRANT Retractor System, METRx® X-TUBE® Retraction System（いずれもMedtronic）などの拡張型TRを使用すると手術野の照明も併用可能となり，便利である．ただし，TRが太くなるほど，拡張器抜去後，TR内への筋組織侵入量が増加しやすい．筆者は拡張器を一度抜去後，TR底面に侵入した筋組織に対し，電気メスの先端を椎間関節に当てながら長軸方向に関節包ごと切開を加え，その切開線の中央に初期拡張器（initial dilator）の先端をしっかりと当て，再度，順次拡張するようにしている．この2度の拡張操作により，TR底面の侵入筋組織切除量を最小限にすることができる．フレキシブルアームでTR先端が椎間関節上にしっかりと固定できたら，X線透視を使用して側面像および斜位像により，TRが目的高位の至適位置に設置されたかの確認を行う（図2）．

TRの設置が完了したら，顕微鏡下に顕微鏡MIS用の弯曲のみを使用してアプローチ側の椎間関節切除を行う．切除骨は後の骨移植に使用するので，のみとKerrison鉗子，異物鉗子などを使用して局所骨の採取に努め，bone lossの多いエアドリルは使用を極力控える．下関節突起を切除すると，上関節突起の関節面が露出され，その内縁に付着した黄色靱帯を外側に向かって剥離しつつ上関節突起を切除すると，椎間板にアプローチす

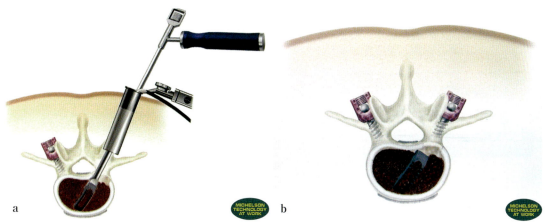

図3　TR＋PPS（Medtronicより許諾を得て転載）
a：TLIFのアプローチ側の対側にPPSを刺入し，椎間の開大位を保持した状態で，ロッドを仮固定する．斜めに設置されたTRを通して椎体間に骨移植とケージの打ち込みを行う．
b：TR抜去後にアプローチ側からもPPSを刺入し，両側ともにロッドに圧迫力を加えてPPS固定とする．

ることができる．椎体後方の太い硬膜外静脈叢から出血させると止血が厄介なので，まず椎間板を同定してから椎間板上の静脈叢を双極凝固器で逐一焼灼し，止血綿などで出血をコントロールしながら，Penfieldを使用して椎間板線維輪を露出させ，メスで四角く切開を加えて椎間板切除を行う．

TLIFでは，原則としてexiting rootとtraversing rootの間から椎間板にアプローチするので，traversing rootを正中側に牽引してポートを作製する必要がないとされている．しかし，日本人の場合には，特に小柄な女性などでは，実際はPLIFほどでないにせよ，traversing rootをある程度牽引する必要がある．続けて椎間ディストラクターで椎間を開大し，X線透視下に対側にPPSを刺入し，椎間の開大位を保持した状態でロッドを仮固定する．いったん椎間ディストラクターを抜去し，椎間板内操作となるが，軟骨終板の掻爬不足は偽関節の原因に，また骨性終板を損傷すればケージの沈み込みの原因となることを十分に認識したうえで，各種の鋭匙を使用して丁寧に椎間板組織，軟骨終板の掻爬を行い，骨移植母床の作製を行う．

椎間関節切除による局所骨をボーンミルで粉砕し，十分量の骨をボーンファンネルで椎体間に移植し，助手にtraversing rootを神経根レトラクターで保護させた状態で，至適サイズのケージを椎体間にしっかりと打ち込む（図3a）．ケージサイズの決定であるが，ボックスケージを使用する場合には，あまり椎間を高く持ち上げすぎると将来的に上位隣接椎間障害を惹起しやすくなるとの報告があり，また低すぎても術後の経過中にケージの移動や後方再脱出が起こりやすくなるため，椎間ディストラクターのフィット感と非固定椎間の椎間高を参考に決定する．日本人の場合には，大多数は高さが8〜10 mmとなる．骨移植の終了後，さらに脊柱管中心部や対側神経根などの除圧が必要な症例では，TRをより正中側に傾け，片側進入両側除圧法で棘突起基部の一部から椎弓内板および黄色靱帯の切除を追加する．必要な除圧操作が完了したらTRを抜去し，アプローチ側にもTRと同一の皮膚切開部からPPSを刺入し，スクリュー間に圧迫力を加えてロッドを固定する（図3b）．最後に吸引ドレーンを留置して手術を終了する．

術後療法

術当日はbed up 30度程度までの挙上と，留置ドレーンが誤って抜去されないように看護師によ

る介助付きでの体位変換を許可している．本手術方法では，神経周囲の死腔が極めて小さいため，少量の血腫貯留でも容易に麻痺をきたすと考えられる．したがって，特にドレーンの排液量，患者の下肢症状の観察と疼痛の推移には，十分に注意を払うようにする．東邦大学医療センター大森病院では，経過が順調であれば24〜48時間後に離床，歩行を許可してドレーンを抜去し，術後1週の採血で炎症反応が鎮静化していれば退院を許可している．外固定装具の有無は患者の年齢や骨質などを参考に決定するが，特に骨粗鬆症を伴っていなくても，70歳以上の患者には3カ月程度の硬性コルセット装着をさせるのが安全と思われる．

文献

1) Foley KT, Holly LT, Schwender, JD：Minimally invasive lumbar fusion. *Spine*（*Phila Pa 1976*） **28**：S26-S35, 2003
2) Foley KT, Smith MM：Microendoscopic discectomy. *Tech Neurosurg* **3**：301-307, 1997
3) Schwender JD, Holly LT, Rouben DP, et al：Minimally invasive transforaminal lumbar interbody fusion （TLIF）：technical feasibility and initial results. *J Spinal Disord Tech* **18**：1-6, 2005

2 骨移植にこだわったMIS-PLIF

有薗 剛

Mini-Open PLIF

　腰椎変性疾患に対するMIStの中で椎体間固定術の主流は片側からのチューブレトラクターを使用したMIS-TLIFと思われる．チューブレトラクターを使用した方法は本書の他項で述べられるため，本稿では正中からアプローチするMini-Open PLIFについて説明する．本法ではブロック状の骨も含めて多くの移植骨が採取でき，CBTにも応用可能で，従来のOpen-PLIFに慣れている術者には取り組みやすい方法と思われる．

適応

　固定術の適応は長年一定の見解が得られておらず，筆者は前屈時の椎間板腔の後方開大が10度以上，前後方向へのすべりが5mm以上変化する場合を不安定性として一応の目安としている．しかし，それ以外に外側狭窄や椎間関節の矢状化などのために椎間関節を切除しなければ十分な除圧が得られない症例やalignment矯正が必要な症例，強い症状を伴う脊椎分離すべり症，椎間板ブロックで著明な効果が得られる腰痛を含む症例などを固定術の適応としている．基本的には従来の開放手術の固定術の適応と差はなく，回旋が極端に強い側弯症などの特殊な場合を除けば，開放手術での固定術を選択することはない．

除圧

　近位固定椎の棘突起上縁直上から約4cmの正中縦切開を加え，近位固定椎の棘突起から遠位固定椎の棘突起の近位1/3まで骨膜下に傍脊柱筋を剥離し，椎間関節を切除する側は関節外縁まで，対側は関節中央まで露出させる．深さに合わせたトリムラインを設置して手術野を確保する．レトラクターによる傍脊柱筋の圧挫や阻血などは非可逆的変化を生じる最大の原因となるので[2,3]，トリムラインを軽めに開いて傍脊柱筋を損傷しないように留意することが肝要である．棘突起をボーンソーで椎間の高さに合わせて切除し，横打ちのみで基部を切除してブロック状の骨を採取する（図1）．遠位棘突起からも同様にブロック状の骨を採取することが可能である．あらかじめ画像で下関節突起下端から椎間板上縁までの距離を計測しておき，その位置に電気メスで椎弓に横線を引き，術前のX線透視側面像の椎間板の方向に沿ってボーンソーで椎弓を横切開する．これ以降は顕微鏡下に操作する．ボーンソーは背側の骨皮質を切

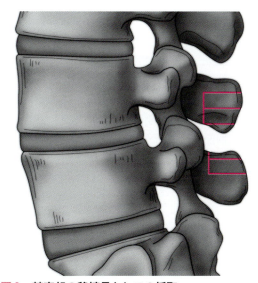

図1　棘突起の移植骨としての採取
ボーンソーで椎間の高さに合わせてブロック状に骨切りする．

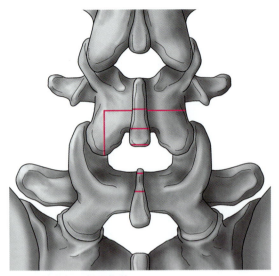

図2　棘突起と椎弓切除
棘突起，椎弓，関節突起から十分な移植骨を採取する．

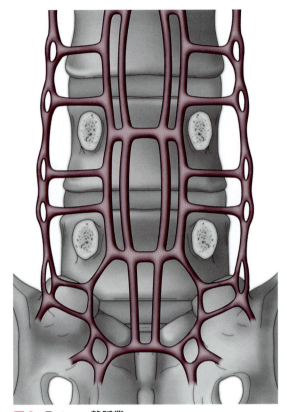

図3　Batson 静脈叢
弁のない静脈叢が広がっているため，丁寧な止血が必要である．

る程度にとどめ，後は幅 6 mm ののみで切除する．片側は椎弓の皮質骨を外側縁まで横切開し，対側は椎弓中央まで横切開して，下関節突起内側 1/3 を縦切開するようにのみを進める（図2）．幅 10 mm ののみに換え，ハンマーの音と術前計測での深さを指標としてのみを進め，腹側の骨皮質を完全に切らずにその少し手前でとどめ，捻りながら骨片を切除する．対側の椎間関節内側の骨や黄色靱帯はトランペット状に除圧し，黄色靱帯も切除して除圧を終了する．手前の下関節突起は完全に切除するが，上関節突起外縁は出血しやすいので，通常では最外縁のみ残している．両側の椎間孔狭窄がある場合や，椎間関節を切除することによって大きな alignment 矯正を得たい場合には，両側の椎間関節切除を行う．MISt では入口が小さく奥行が深い創となるために十分な光が入りにくく，通常の手術より顕微鏡または内視鏡の有用性が一層高くなる．

椎間板操作

硬膜管前方には Batson 静脈叢（図3）と呼ばれる弁を有さない静脈叢があり[1,4]，シート状に広がっている場合もあるため，バイポーラーで焼灼するのみならず，止血薬を充填しながら操作するなどの注意が必要である．硬膜管と静脈叢を避けて椎間板を露出後，手前に骨棘がある場合や極端に背側の椎間板腔が狭い場合には細いのみで上下の軟骨終板を少し落とし，それでも小さなシェーバーなども入らない場合にはストレートのスパーテルを差し込んで方向とレベルを確認する．シェーバーのように回転させながら椎間板を削る器械では必要以上に強い力が加わり，上下の椎体終板の弱いほうが大きく削れて移植骨やケージが陥没する原因となるため，メスや髄核鉗子などで椎間板をある程度切除した後，小 Cobb 剥離子で表面を削って残遺髄核や線維輪を軟骨終板から剥離する（図4）．そして，リングキュレットなどで掻き出しながら骨性終板を壊すことのないように移植母床を作製する．母床作製後，十分に洗浄し，

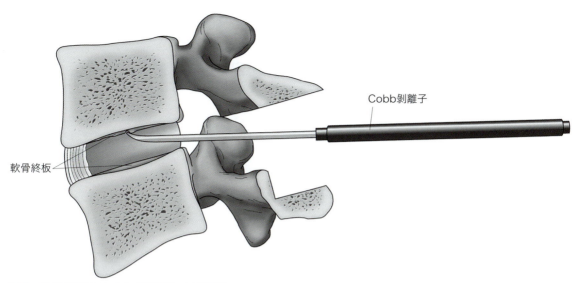

図4　軟骨終板のCobb剥離子による掻爬
小Cobb剥離子を使用して軟骨終板を十分に掻爬する．

ケージ挿入前に椎体前方にボーンミルにて細かく砕いたチップ状の骨を詰め込み，その後に移植骨を詰めたブーメラン型ケージを挿入する．その際，前方に進まなくなるまでケージを打ち込み，ホルダーを内側に倒してケージを回旋させ，ある程度回旋させたらホルダーをいったんはずす．直視下にケージを観察し，ケージの露出部分の形状から回旋の程度を判断し，最終的にX線透視にて確認している．さらに，その後に再びチップ状の骨を詰め，その背側に蓋をするようにケージよりも小さなサイズのブロック状の骨を打ち込む（図5）．一連の操作によって椎体間の前弯の獲得と十分な移植骨の充填が行える．

骨移植

骨移植については，MIStでは母床作製や移植骨量が不十分ではないかとの指摘をしばしば受ける．しかし，通常の開放手術と比較して何ら遜色がないよう，椎間板腔を十分に掻爬して作ったスペースに，前述のように，チップ状にした局所骨，ブーメラン型ケージ，チップ状の骨，さらに蓋をするように棘突起をブロック状に採型した骨の順

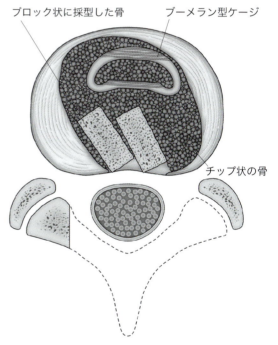

図5　椎間板腔への移植骨の挿入
チップ状にした局所骨，ブーメラン型ケージ，チップ状の骨，棘突起をブロック状に採型した骨の順で挿入する．

で打ち込んでいる．ブロック状の骨のサイズは前弯形成を考慮し，ケージよりも小さなものを挿入する．局所骨が不足する場合には，上後腸骨稜の

遠位に2cmの切開を加え，腸骨に採骨用のドリルで穴を穿ち，海綿骨を採取してケージの背側の椎体中央に挿入後，ブロック状の骨を打ち込んでいる．

PPS法の工夫

正中皮膚切開を使用して除圧とPPS法の両方を行う場合には，皮下を剝離して筋膜外側まで展開し，術前にあらかじめ計測しておいた位置の筋膜を縦切開し，経皮的スクリュー刺入に準じて操作を行う．この際，皮膚の緊張のためにガイドワイヤーに余分な力が加わり，ガイドワイヤーが曲がってタップやスクリュー刺入のときにトラブルを生じないように注意が必要である．また，筋膜の縫合が不十分であると，術後，皮下に血液が貯留して浸出液が続くことがあるので，筋膜縫合は丁寧に行う必要がある．正中とは別の皮膚切開を外側に加える場合には，前述のトラブルの可能性が低くなるが，縫合すべき皮膚切開の長さが長くなるために閉創に時間を要する．別の皮膚切開の場合には，横切開のほうが術後創の瘢痕が目立たないので美容上は望ましいが，術中の筋膜操作は縦切開のほうが行いやすい．

固定範囲

数多くの可動区分（motion segment）を犠牲にすれば，その分だけ残された可動区分への負担が大きくなるので，安易なlong fixationは避けるべきである．全体のalignmentも考慮しつつ，必要最低限の固定範囲にとどめるようにしている．

文献

1) 阿部栄二，千葉光穂，鈴木哲哉，他：後方椎体間固定術（PLIF）．in 金田清志（編）：胸腰椎・腰椎・仙椎疾患の手術療法．OS NOW 新時代の整形外科治療 No22．メジカルビュー社，1996，pp140-147
2) Kawaguchi Y, Matsui H, Tsuji H：Back muscle injury after posterior lumbar spine surgery. A histologic and enzymatic analysis. Spine（Phila Pa 1976） 21：941-944, 1996
3) Kawaguchi Y, Yabuki S, Styf J, et al：Back muscle injury after posterior lumbar spine surgery. Topographic evaluation of intramuscular pressure and blood flow in the porcine back muscle during surgery. Spine（Phila Pa 1976） 21：2683-2688, 1996
4) 佐藤勝彦，菊池臣一：腰仙椎．in 伊藤達雄（編）：整形外科手術のための解剖学―脊椎・骨盤．メジカルビュー社，2002，p126

3 PPS法を応用したMIS-TLIF

中野恵介

適応

　筆者の行っているMIS-TLIFの適応は，感染，外傷，腫瘍を除いた腰椎変性疾患全般にわたる．従来のOpen-PLIFの対象疾患はすべてMIS-TLIFで対応可能と考える．具体的には，腰椎変性すべり症，不安定性を有する腰部脊柱管狭窄症，腰椎分離すべり症，腰椎変性側弯症，腰椎椎間板ヘルニア，腰椎多数回手術などが挙げられる．ただし，1椎間の変性すべり症や脊柱管狭窄症に対するMIS-TLIFに比べると，腰椎変性側弯症に対する多椎間MIS-TLIFなどは，技術的にかなり難易度が高い．したがって，技術の習熟度によって適応も変化すると考えられる．

PPSの種類

　2005年10月から，脊椎変性疾患に対する最小侵襲手術として，PPSシステムであるSEXTANT®と直径22mmもしくは26mmのチューブレトラクターを使用したMIS-TLIFを導入し，その有用性について報告してきた[1]．その後，各メーカーの開発したシステムを使用する機会も増加し，現在に至っている．

手術方法

1 皮膚切開およびレトラクター設置

　手術は4点フレーム上の腹臥位で行う．皮膚切開は症状側で正中から約4cm外側の縦切開で，対象椎間板レベルを中心とする約3cmの長さとする．多椎間固定の場合には，各椎間レベルを中

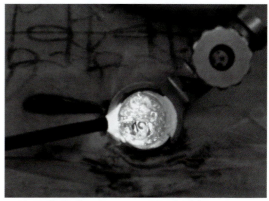

図1　皮膚切開およびレトラクター設置
多椎間固定の場合には，各椎間別に皮膚切開を加える．レトラクターは約30度の角度で椎間関節直上に設置する．

心とする複数の皮膚切開とする（図1）．X線透視下に拡張後，チューブレトラクターを椎間関節直上に設置し，フレキシブルアームを介して手術台に固定する．レトラクターは垂直面に対して約30度外側に傾斜することが望ましいが，L5/S1レベルやL4/L5レベルでも腸骨稜が高い場合には傾斜角が小さくなる．

2 除圧

　アプローチ側（症状側）の椎間関節を全切除し，アプローチ側の除圧と外側椎間板スペースの展開を行う（図2）．切除した椎間関節はケージ内および椎間腔に充填する移植骨として使用する．原則として骨移植は局所骨のみを使用し，腸骨採取や人工骨，同種骨の使用は行っていない．対側を除圧する場合には，必要に応じてレトラクターの先端を対側に傾け，いわゆるover the top法で，弯曲Kerrisonパンチや弯曲エアドリルを使用して除圧する（図3）．この操作を肉眼で行うのは限界があるため，筆者は内視鏡を併用している．

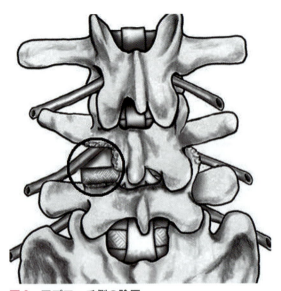

図2　アプローチ側の除圧
アプローチ側の椎間関節を全切除し，アプローチ側の除圧を行う．

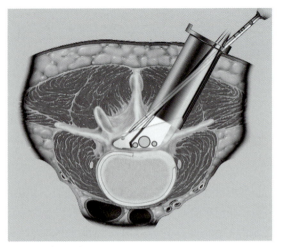

図3　対側の除圧
対側の除圧をover the top法で行う．

③ 椎間板操作

　外側椎間板スペースから椎間板を摘出するが，骨性終板を露出するまで徹底的に椎間板を掻爬する．骨移植の母床をしっかり作製することが，骨癒合率を上げ，良好な成績につながるので，椎間板摘出の操作は非常に重要である．最近は各種シェーバーなど，椎間板摘出用器具がかなり充実し，操作もしやすくなっている．

④ 骨移植

　ケージ内に充填して残った局所骨を椎間腔に移植後，適当なサイズのケージを1個挿入する（図4）．使用するケージの種類は術者の好みで選択すればよいと考えるが，筆者は弾丸型のPEEKケージを使用している．多椎間固定の場合には，以上の操作を各椎間に行う．移植骨量が不十分と思われる場合には，β-リン酸三カルシウム（β-TCP）などの人工骨を適宜併用する．椎間に挿入するケージの数は1個よりは複数のほうが骨癒合の面，力学的な面で有利であることは否めないが，Foleyの方法に従い，1個を挿入している．1個のケージ挿入でも90％以上の骨癒合率を得ている．

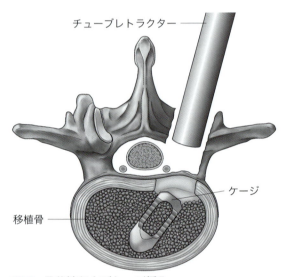

図4　骨移植およびケージ挿入
移植骨を椎間腔に充填後，ケージを1個挿入する．

固定範囲

　固定範囲は病態によって決定する．1椎間の変性すべり症では1椎間固定で十分であるが，変性側弯症などで多椎間固定が必要な場合には，矢状面，前額面でのバランスを考慮して固定範囲を決定する．MIS-TLIFはL1/L2〜L5/S1の範囲での固定が可能である．胸椎に及ぶ固定ではMIS-

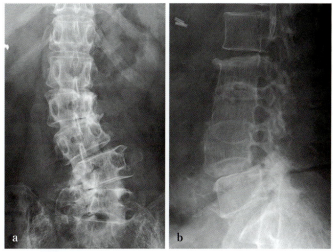

図5 術前X線像
a：正面像，b：側面像．
69歳，女性．変性側弯とL4すべりを伴う腰部脊柱管狭窄症例．

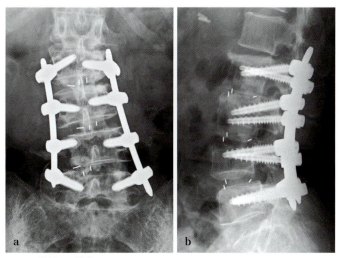

図6 術後X線像
a：正面像，b：側面像．
変性側弯とすべりは矯正されている．

TLIFでは対応困難である．

症例提示

多椎間MIS-TLIFの症例を提示する．

69歳，女性．変性側弯とL4変性すべりを伴う腰部脊柱管狭窄症例（図5）．

L2/L3～L4/L5の3椎間のMIS-TLIF施行後，変性側弯，すべりはよく矯正されている（図6）．

今後の展望

MIS-TLIFに限らず，MISt手技の発展は目覚ましいものがある．その要因として挙げられるの

が，PPSの発展と各種レトラクターの改良である．PPSはMISt領域においては，すでにスタンダードな手技であり，筆者は最近，modified PPSとしてCBTに近い方向でスクリューを経皮的に刺入する方法を取り入れている．また，チューブレトラクターをはじめ，使用されるレトラクターは，光源が内部固定のタイプが主流で，狭い術野でも良好な視野が得られ，MIStの発展に大きく関与している．

最近は，XLIF®（extreme lateral interbody fusion）およびOLIF（oblique lateral interbody fusion）などのような前方・側方からの固定術が注目されている．これらの固定術は矯正力にすぐれ，出血も少ないMISt手技であるが，L5/S1や腸骨稜が高いときのL4/L5には対応困難な場合があり，また血管走行によっては断念せざるを得ないなど，限界もある．このような場合には，バックアップとしてMIS-TLIFは重要である．また，脊柱変形に対して多椎間固定を行う例で，L5/S1を固定椎間に含める場合などは，OLIF+MIS-TLIFあるいはXLIF+MIS-TLIFなどの組み合わせが必要と考えられる．MIStは今後も発展する可能性に満ち，その中でもMIS-TLIFは最も重要な手術手技の一つである．

文献

1) 中野恵介，川岸利光：腰部脊柱管狭窄症に対する低侵襲TLIF．*J Spine Res* **1**：1326-1330，2010

4 Mini-Open TLIF のコンセプトと PPS 法の応用

玄 奉学

Mini-Open TLIF のコンセプト

　従来の腰椎後方固定術の問題点として，腰部の違和感や突っ張り感などの術後長期に残存する腰部愁訴があり，椎弓根スクリュー（PS）刺入や骨移植母床確保のための広範な後側方展開に伴う傍脊柱筋障害などがその原因と考えられる．したがって，低侵襲脊椎固定術においては，手術侵襲の中でも特に傍脊柱筋への侵襲をいかに軽減させるかという観点から手術手技の開発が盛んに行われてきた．近年，脊椎固定術として片側アプローチで神経侵襲なく椎体間固定可能な TLIF が普及し，低侵襲腰椎固定術に応用されている．また，最近では MISt という概念が提唱され，PPS やチューブレトラクターなどの MIS システムを使用して行う手技が盛んである．一方，Mini-Open TLIF は，片側正中アプローチと筋間アプローチを併用することで傍脊柱筋侵襲の軽減を図る，従来法 TLIF の改善策として開発された手術手技である．本稿では，Mini-Open TLIF のコンセプトや手術手技，さらには近年の MISt 手技には不可欠な存在となった PPS の筋間アプローチへの応用について解説する．

　多裂筋と最長筋の間を進入する筋間アプローチは，Wiltse ら[6]によって報告され，筋実質へのアプローチや筋切除を一切することなく，PS 刺入のターゲットとなる横突起基部が容易に展開可能である．また，閉創時には筋膜縫合を行うのみで死腔（dead space）がほとんど生じないという利点もある．一方，筋間アプローチ単独では正中除圧操作が困難という欠点があるが，近年の除圧固定技術の進歩から，片側正中アプローチで両側神経除圧と TLIF を同時に行うことが可能である．アプローチ側と対側の骨軟部組織温存は，再手術に際しても手術侵襲の観点からも大きなアドバンテージになる．

　TLIF も含めた従来の腰椎後方固定術は，広範な後側方展開や単一術野でのレトラクターによる持続的な筋側方圧排などが，多裂筋全層に及ぶ変性や筋阻血などを惹起するため，傍脊柱筋温存の観点からも問題が大きかった．術後の傍脊柱筋障害について藤田ら[1]は，MRI T2 高信号領域の検討が病態解明の一助になると述べている．また，種市ら[5]は，PS 刺入に伴う神経根後枝内側枝損傷は不可避だが，多裂筋の層状構造と神経支配を考慮すると，PS 刺入レベルの脱神経だけでは全層に及ぶ変性が生じないとし，筋阻血軽減の重要性を述べている．神経根後枝内側枝は，その解剖学的走行から，PS を使用すれば損傷される可能性が高いため，腰椎後方固定術における脱神経による多裂筋変性は意図的にはほぼ回避できない問題と考えられる．よって，傍脊柱筋温存の観点からは，圧排による筋阻血と直接的筋挫傷を必要最小限にすることが重要となる．一方，Mini-Open TLIF では，片側多裂筋を棘突起基部から最小限剝離するものの，片側正中アプローチで除圧と TLIF が行われ，筋間アプローチで PS 刺入が行われる．すなわち，すべての手術操作は多裂筋を介して達成されるため，多裂筋実質がほぼ完全に温存され，さらに正中と両側筋間の 3 方向からのアプローチ分散によって，それぞれの工程における筋圧排時間が短縮されるため，筋阻血は軽減される．

　近年，チューブレトラクターや PPS などの MIS システムを用いて，複数小皮切，傍正中アプローチで行う MIS-TLIF が盛んに行われるようになったが，多裂筋の正中剝離を行わないものの温存すべき筋実質にアプローチして手術操作する点や，除圧から椎体間固定までの手術野確保には

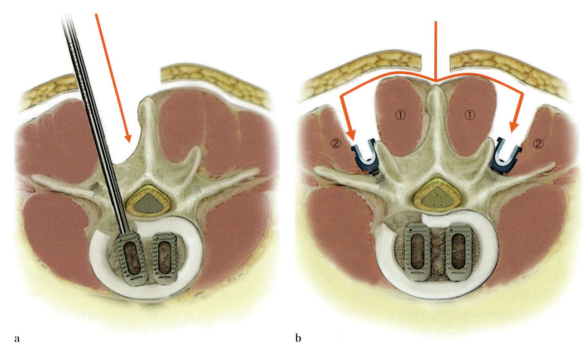

図1　Mini-Open TLIF の手術手技
a：片側正中アプローチ，b：筋間アプローチ（Wiltse）．
片側正中アプローチで除圧とTLIFを行い，筋間アプローチからPS刺入を行う．
①：多裂筋，②：最長筋．

ある程度の筋切除や筋線維間開大などを要することから，MISとはいえ傍脊柱筋への低侵襲性が担保されるかには，当初から疑問があった．また，狭いworking spaceでの手術操作には，ラーニングカーブを要するという問題も存在した．PPSも同様に，小皮切ながら筋実質にアプローチして手術操作する手技であり，ガイドワイヤーによる血管損傷・臓器損傷の可能性や放射線被曝などの問題が存在する．筆者は，当初これらの理由からMISシステムの導入を見送り，Mini-Open TLIFの開発に至ったという経緯がある．石井ら[4]は，MIS-TLIFにおけるアプローチの違いによる多裂筋障害について検討し，チューブレトラクターを通常の筋内アプローチから使用した群と，正中剥離によるアプローチから使用した群の比較において，正中剥離からのほうが有意に筋侵襲が少なかったと報告している．したがって，傍脊柱筋障害の低減という観点からは，筋内アプローチによる直接的筋挫傷の回避や防止も重要なポイントになる．

Mini-Open TLIF の手術手技

約6cmの正中縦皮膚切開単独でアプローチし，片側多裂筋を棘突起基部から骨膜下に約4cm剥離する．この片側正中アプローチから直視下に片側進入両側除圧と椎間関節切除を行い，さらに徹底的な椎間板掻爬による椎体間固定のためのポータルを作製し，局所骨による自家骨移植とケージによる椎体間固定を行う（図1a）．当初はケージ挿入操作が1回で完了することからブーメラン型ケージを用いていたが，ケージの移動例や脱転例を経験したため，2010年以降はボックス型ケージを2個使用している．椎体間固定終了後，正中から皮下を剥離して皮膚を側方に引き，正中から約3～4cm外側で左右の脊柱起立筋腱膜を縦切開し，Wiltseのアプローチ[6]に準じて多裂筋

と最長筋の間を横突起基部まで指で鈍的に剝離展開し，この筋間アプローチから両側にPSを刺入する（図1b）．よって，本手術方法では，約6 cmの正中縦皮膚切開単独で，除圧から椎体間固定，両側PS刺入までが達成可能である．

Mini-Open TLIF の低侵襲性

従来法TLIFとMini-Open TLIFの術後成績と多裂筋障害度を比較検討した．対象は，腰椎変性疾患に対する1椎間固定例のうち，術後3年以上経過観察したMini-Open TLIF 42例（以下，M群：平均71.2歳，男性13例，女性29例）と従来法TLIF 27例（以下，C群：平均72.3歳，男性10例，女性17例）で，平均観察期間は4.2年，疾患は腰椎変性すべり症56例（M群35例，C群21例），腰椎椎間孔狭窄症13例（M群7例，C群6例）である．術後成績はJOAスコア，腰痛のvisual analog scale（VAS），手術時間，術中出血量により評価した．また，本手術方法の開始初期の30例を順に10例ずつ3期に分け，手術時間，術中出血量の推移からラーニングカーブについて検討した．多裂筋障害度は，MRI T2強調水平断像で，固定椎間の1椎間上位から1椎間下位までの椎体・椎間スライスにおいて，術前と比較して明らかな多裂筋高信号領域を多裂筋障害部位として面積（mm^2）を計測し，体格差を考慮してbody mass index（BMI）で除した数値を多裂筋障害指数として評価した．面積計測ソフトには，Ext Viewer（12 Bit Web画像Viewer）を用い，固定椎間とその上下の椎体・椎間スライスで調査を行った．

平均手術時間はM群148分，C群215分と有意にM群が短く，術中出血量はM群212 g，C群358 gとM群が有意に少なかった．JOAスコア（M群：C群）は，術前（11.2：10.1），術後（25.2：24.3）と両者ともに良好に改善し，最終観察時も（26.4：25.9）と良好に維持されていた．腰痛のVASは，術後2週では2.2：4.6（$P=0.011$）とM群で有意に少なく，6カ月では有意差がなかっ

た．しかし，腰痛ではなく腰部愁訴ということで調査を行ったところ，術後1年で何らかの腰部愁訴を訴えたものはM群14.3%，C群44.4%とM群で有意に少なく，腰部愁訴の内容としては腰部違和感がM群60.0%，C群75.0%と両者ともに高率であった．多裂筋障害指数は，C群がすべての調査レベルで有意に高値だった．術後MRI T2強調像における多裂筋変性は，M群では多裂筋浅層が比較的温存された層状変性で，かつ固定椎間の1椎間上位には変性を認めないのに対し，C群では開創範囲全長で多裂筋全層に及ぶ筋変性が著明であった．ラーニングカーブについては，第2期までに平均手術時間，平均出血量とも有意に減少しており，約10例の経験で1椎間固定ならば約150分，200 ml前後で手術可能となった．

PPS の筋間アプローチへの応用

筆者はこれまで，Mini-Open TLIFは従来法TLIFよりも有意に術後多裂筋障害を軽減し得る有用な最小侵襲手術であることを述べてきた[2,3]．しかし，PS刺入にはある程度の筋間展開や短時間ながらレトラクターの使用による筋圧排が生じること，また個々の体格やmuscle volumeによってPS刺入に難渋するケースが少なからず存在した．この解決策として，PPSを筋間アプローチに応用する手技（以下，PPS Mini-Open）を考案した．PPSを経皮的ではなく直視下に筋間アプローチから経筋膜的に使用することで，PPSによる筋実質へのアプローチと複数の皮膚切開が回避され，さらに体格やmuscle volumeに関係なく，筋圧排不要で，PS刺入が可能になる．手術手技は，Mini-Open TLIFに準じて正中単独皮膚切開から皮下を側方に剝離し，多裂筋と最長筋の間を直視下に確認する．約1 cmの小筋膜切開からfinger navigationで筋間を横突起基部まで鈍的にアプローチし，あとは通常のPPS手技に準じてPSを刺入し，ロッドを締結する（図2）．したがって，X線透視前後像は基本的には必要としない．

PPS Mini-Open（以下，P群）とMini-Open

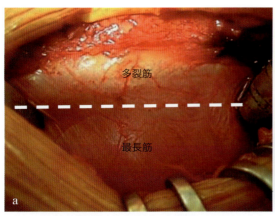
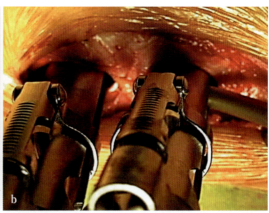

図2 PPSの筋間アプローチへの応用
a, b：直視下に多裂筋と最長筋の筋間から経筋膜的にPPSを使用する．多裂筋実質へのアプローチがなく，筋圧排が不要でPS刺入が可能である．

TLIF（以下，M群）における術後多裂筋障害度を多裂筋障害指数により比較し，さらにJOAスコア，VAS腰痛について比較した．対象は，同時期に施行したM群15例とP群14例である．JOAスコアは両者ともに有意差がなく良好に改善していた．VAS腰痛は，術後2週の早期では有意差はないもののP群が少ない傾向（$P=0.075$）を認め，術後3カ月では両者に有意差はなかった．多裂筋障害指数は，固定範囲レベルにおいてはP群が有意に小さく，固定椎間の1椎間上位レベルでは両者ともに多裂筋変性を認めず，逆に1椎間下位レベルでは同等の筋変性を認めた．固定範囲レベルで有意差が生じた原因としては，P群では筋間で拡張（dilation）操作を行うのみだが，M群では短時間ながらレトラクターでの筋圧排が生じるためと考えられる．また，非展開部，すなわちレトラクター操作が関与しない1椎間下位レベルにおいて両者で同等に発生していた筋変性の原因は，PS刺入に伴う神経根後枝内側枝損傷によるものと推測され，PPSを使用してもこれは回避できない問題といえる．

PPSを経皮的ではなく経筋膜的に筋間アプローチへ使用することで，レトラクターによる筋圧排とPPSによる筋実質へのアプローチは同時に回避でき，さらに正中単独皮膚切開で手術が可能となる．MRI上の多裂筋障害は従来の筋間展開よりも有意に軽減され，臨床的には術後早期の腰痛は軽減傾向であった．

まとめ

Mini-Open TLIFによって，従来法TLIFよりも手術侵襲は軽減され，MRI上の術後多裂筋障害も有意に低減し，臨床的には術後早期の腰痛と術後遺残腰部愁訴が軽減された．直視下手術につき放射線被曝はほとんどなく，従来法TLIFができればスムーズに移行できる極めて実践的で有用な手術手技である．近年のMISt手技には不可欠な存在となったPPSを，経皮的ではなく経筋膜的に筋間アプローチに応用することで，さらなる術後多裂筋障害の軽減が可能であった．Mini-Open TLIFのコンセプトと有用性，PPSの筋間アプローチへの応用について解説し，PS刺入における筋間アプローチの低侵襲性と有用性について述べた．

文献

1) 藤田　烈，神原幹司：腰椎後方手術における傍脊柱筋損傷に関する研究—各種術式の傍脊柱筋MRI所見と筋電図学的検討．中部整災誌 **39**：319-331，1996
2) 玄　奉学，佐久間吉雄，室谷錬太郎，他：正中アプローチと傍脊柱筋間アプローチを併用したmini-open TLIFの低侵襲性について—従来法との比較検討．日本脊椎インストゥルメンテーション学会雑誌 **8**：47-

51, 2009
3) 玄 奉学：Mini-open TLIF の低侵襲性と有用性―筋間アプローチによる椎弓根スクリュー刺入法の立場から. *J MIOS* **68**：11-17, 2013
4) 石井 賢, 船尾陽生, 金子康仁, 他：MIS-TLIF 手技における異なるチューブレトラクター設置法による多裂筋障害の検討. *J Spine Res* **3**：509, 2012
5) 種市 洋, 野原 裕, 須田浩太, 他：mini-open TLIF により腰部背筋群の術後障害は軽減されるか？―MRI を用いた前向き研究. 日脊会誌 **18**：264, 2007
6) Wiltse LL, Spencer CW：New uses and refinements of the paraspinal approach to the lumbar spine. *Spine* (*Phila Pa 1976*) **13**：696-706, 1988

2 MIS-PLF―経筋膜的刺入PPS併用椎間関節固定術

宮下智大・安宅洋美・加藤 啓・丹野隆明

手術方法開発の経緯

椎体間ケージの普及に伴い，腰椎変性すべり症に対し，すべりの矯正を目的とした椎体間固定術が広く行われている．しかし，われわれはin situ fixationとしての後側方固定術（PLF）の長期成績が極めて良好で，隣接椎間障害の発生も極めて低頻度であり，すべりの矯正が必ずしも必要ないことを一貫して報告してきた[4,8,10]．唯一の欠点としては，従来法では正中アプローチによる傍脊柱筋への侵襲が大きいことであり，少なからず術後成績にも影響を及ぼしていることが危惧されてきた．

われわれは2006年からPLFの低侵襲化を進め，従来法と遜色ない骨癒合率と良好な治療成績を報告してきた[4,5,7,9]．これらの結果から，不安定性の程度にかかわらず椎間関節固定術（facet fusion：FF）のみでも脊椎固定術として十分であるとの認識に達し，2009年以降は後側方展開をまったくすることなく，PPS併用FFを施行し，良好な骨癒合率と治療成績が得られた[1,3,6]．本稿では，FFの手術手技について述べる．

われわれの固定術のコンセプト

脊椎変性疾患では，椎体間固定を行ってalignmentを変えても，ケージの沈み込みあるいは隣接椎間障害によって最終的に長期間慣れ親しんだ術前中間位のalignmentに戻ろうとする[4,8]．術前中間位で固定すると，隣接椎間障害の発生頻度が極めて低く，良好な治療成績が維持される一因と考えている．さらに，椎間板に侵襲を加えないことは当然ながら，脱転・沈み込み・終板骨折・感染などの椎体間ケージによる合併症を回避できる大きな利点があり，低侵襲のポイントでもある．ここに，われわれが椎間板操作を一切行わないin situ fixationにこだわる理由がある．

適応

われわれの腰椎変性すべり症に対する固定術の適応基準は，前後屈時％slip差8％以上，または前屈時後方開大5度以上かつ椎間可動域10度以上の不安定性である．不安定性の程度により椎体間固定を加えることは一切行っていない．

手術方法

1 アプローチ

5cmの正中皮膚切開後，皮下，棘上靱帯を縦切開して棘突起を露出する．従来の椎弓間開窓術と同様に，当該椎間頭尾側椎の棘突起から両側椎弓までを骨膜下に展開する．傍脊柱筋の剝離は椎間関節裂隙までにとどめ，レトラクターはGelpiレトラクターを使用している．

2 採骨

頭側椎棘突起尾側2/3および尾側椎棘突起頭側1/3を部分切除し，移植骨として使用する．このときには，まず表面の皮質骨を小リュエルで切除後，小鋭匙で海綿骨を分けて採取する（図1）．また，棘突起基部と椎弓からも可能な限り採骨する．皮質骨はボーンミルで粉砕して細骨片とし，手術野から採取した血液とよく混ぜておく．これで通

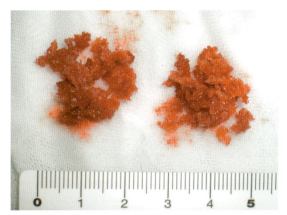

図1 棘突起・椎弓から採取した海綿骨
小鋭匙で棘突起・椎弓から海綿骨を分けて採取する．

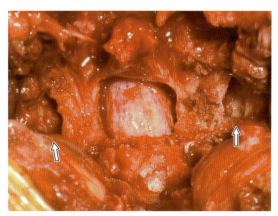

図2 FFの手術野
椎弓間開窓術後（中央）に両側椎間関節を3mm径ダイヤモンドバーで徹底的にdecorticationする（矢印）．

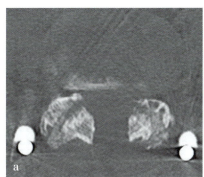

図3 FFの術後CT水平断像
a：術直後．椎間関節に十分な移植骨を認める．
b：術後6カ月．両側椎間関節ともに完全な骨癒合が得られている（矢印）．

常は十分量の移植骨が得られる．

3 除圧

通常の椎弓間開窓術を行う．

4 骨移植

椎間関節裂隙に沿って深さおよび頭尾側の長さともに最低1cm以上，理想的には骨髄からの出血がみられるまで（現実的には変性して骨硬化の進んだ椎間関節では難しい），3mm径ダイヤモンドバーによる十分なdecorticationを行い，移植母床を作製する（図2）．のみは関節突起が折れてしまうおそれがあるために使用しない．母床が完成したら，先に採取した海綿骨を優先的に充填し，さらに粉砕した皮質骨も移植する（図3）．

5 PPS刺入

筋膜を仮縫合後，皮下を外側に展開し，経筋膜的にPPSを刺入して固定する．このときには，皮膚・皮下組織によりPPSシステムが正中方向に押されがちになり，ガイドワイヤーが曲がる原因となる．ガイドワイヤーの弯曲はPS刺入時のトラブルの元であり，皮下を十分に外側まで剥離後，助手が筋鉤で皮膚・皮下組織を外側に引いてガイドワイヤーが曲がらないようにすることがポイントである．経筋膜的刺入のコツは文献2に詳述してあるため，参照されたい．なお，CDH SOLERA® SEXTANT®（Medtronic）を使用する場合には，矯正を行わなくてもシステムの特性でロッド締結時にalignmentがある程度矯正されてしまうため，厳密に*in situ* fixationを行う場合には，システムを

分解してからロッドを締結する必要がある．

6 創閉鎖

展開した皮下組織・筋膜間は術後血腫を予防するために閉創時に密に縫合する．

7 CBTによるスクリュー刺入

われわれは現在PPSの代わりにCBTスクリューで固定している．これにより，除圧のために展開した手術野からスクリューを直接刺入でき，PPSを経筋膜的に刺入するための皮下展開が不要となり，FFをさらに低侵襲化することが可能となる．

ただし，注意点も存在する．後方除圧固定術時，CBTスクリュー刺入孔と椎弓切除部の間に亀裂が入らないように注意するが，FFの場合には，椎間関節をdecorticationしすぎると尾側椎弓頭側にも亀裂が入るおそれがある．そのため，FFでCBTスクリューを使用する際には，椎間関節の尾側1/4はdecorticationしないようにする．また，スクリューヘッドの可動域制限を考慮して無理のないロッド接続を行うため，プリベントロッドではなくストレートロッドを使用し，頭側椎の刺入スクリューは長めのものを使用する．スクリュー径は，いずれも術前CTで計測した椎弓根径より1mm細いものを使用している．CBTスクリューにPPSシステムを使用すると，複数回のタップやスクリュー刺入をガイドワイヤー越しに行うことで迅速にでき，また万が一椎弓に亀裂が入ったとしても，従来のPPS刺入に速やかに切り替えることができるメリットがある．

術後療法

術後翌日にベッド上座位，術後2日目にドレーン抜去後歩行を許可している．外固定は，骨粗鬆症がなければ軟性コルセットを3ヵ月間，骨粗鬆症があれば硬性コルセットを3ヵ月間，軟性コルセットを3ヵ月間装着している．

文献

1) Miyashita T, Ataka H, Kato K, et al：Good clinical outcomes and fusion rate of facet fusion with a percutaneous pedicle screw system for degenerative lumbar spondylolisthesis：minimally invasive evolution of posterolateral fusion. Spine（Phila Pa 1976）40：E552-E557, 2015
2) 宮下智大，安宅洋美，加藤 啓，他：経筋膜的椎弓根スクリュー刺入のコツ．別冊整形外科 66：217-221, 2014
3) 宮下智大，安宅洋美，久保田 剛，他：腰椎変性すべり症に対する経筋膜的刺入椎弓根スクリューシステム併用椎間関節固定術の手術成績．整形外科 63：566-569, 2012
4) 宮下智大，安宅洋美，丹野隆明：腰椎変性すべり症：除圧・固定術（PLF）—長期成績（隣接椎間障害を中心として）と術式の低侵襲化．関節外科 30：445-451, 2011
5) 宮下智大，安宅洋美，丹野隆明：腰椎変性すべり症に対する経筋膜的刺入椎弓根スクリューシステム併用低侵襲片側後側方固定術．別冊整形外科 59：133-137, 2011
6) 宮下智大，安宅洋美，丹野隆明：腰椎変性すべり症に対する経筋膜的刺入椎弓根スクリューシステム併用椎間関節固定術．別冊整形外科 63：184-188, 2013
7) 宮下智大，安宅洋美，山崎正志，他：腰椎変性すべり症に対する経筋膜的刺入椎弓根スクリューシステム併用低侵襲片側後側方固定術の骨癒合率と日本整形外科学会腰痛評価質問表（JOABPEQ）による臨床成績．整形外科 61：1367-1369, 2010
8) Tanno T, Ataka H, Miyashita T：Long-term results of posterolateral fusion with a pedicle screw system for degenerative lumbar spondylolisthesis in relation to adjacent segment disease. 日脊会誌 19：617-621, 2008
9) 丹野隆明，安宅洋美，宮下智大：腰椎変性すべり症に対する経筋膜的刺入椎弓根スクリューシステム併用低侵襲片側後側方固定術の臨床成績とその有用性．整形外科 60：515-519, 2009
10) 丹野隆明，藤塚光慶，品田良之，他：腰椎変性すべり症に対する後側方固定術における椎弓根スクリュー固定の役割．整形外科 55：749-754, 2004

C 各種疾患への応用

2 脊椎外傷

1 破裂骨折

① 破裂骨折に対するモノアキシャル PPS システムを使用した MISt

小林俊介・篠原 光・曽雌 茂

手術適応

　日本において，PPS システムを使用した MISt が提唱され，変性疾患に限らず，腫瘍や感染症，椎体骨折などの非変性疾患に対しても適応が拡大してきたが[1,3,4]，従来はポリアキシャル PPS システム以外の選択肢がなかったため，胸腰椎破裂骨折に対しては，経皮的に矯正固定および矯正維持をすることが困難であった．しかし，日本でも後弯矯正と伸延力を加えることが可能なエクステンションを有するモノアキシャル PPS システムが導入され，経皮的に後弯矯正と靱帯性整復（ligamentotaxis）を利用した整復をすることが可能となった．手術適応は骨脆弱性のない胸腰椎圧迫骨折と破裂骨折となり，胸腰椎骨折の AO 分類 Type A がよい適応であるが，Type B1，B2 においても良好な経過の症例を経験している．また，重度の椎体破壊例では，受傷早期に PPS システムを使用した MISt を行い，2 期的に前方固定による椎体再建を追加している．一方，モノアキシャル PPS システムの場合には，スクリューとロッドが 90 度になるように矯正されることから，胸腰椎移行部での使用が最もよい適応となる．

手術手技

　モノアキシャル PPS システムを使用した MISt では，隣接椎間の温存を考慮し，1 above 1 below の固定範囲としている．一方，隣接椎体の椎弓根径が小さい症例や，隣接椎体骨折を合併した症例などでは，ポリアキシャル PPS を併用して固定範囲を延長する場合もある．
　手術手技の概要は，頭尾側の健常椎体にモノアキシャル PPS を刺入し，専用のエクステンションを使用して経皮的に後弯矯正を行った後，体外で伸延力を加えて後縦靱帯（PLL）の緊張による靱帯性整復を利用した骨片整復を行う（図1）．その後，矯正した骨折椎体にハイドロキシアパタイト（HA）ブロックを使用して経皮的椎体形成術（percutaneous vertebroplasty：PVP）を行ってい

る。原則として、靱帯性整復を利用した間接除圧のみで対応しているが、硬膜外血腫を認める症例に対しては、椎弓切除による直接除圧を追加している。また、後方骨移植を行わずに temporary fixation とし、画像上で骨癒合を認めた術後半年〜1年で同一の皮膚切開から経皮的にインプラントを抜去する。

1 術前計画

単純 X 線や CT にて、術前にスクリューのサイズや刺入方向などを検討する。スクリューによる矯正を行うため、可能な限り長くて太い PPS を選択する。また、モノアキシャル PPS システムではスクリューとロッドが 90 度になるように固定されるので、整復後の alignment を想定しながら PPS の刺入方向を検討することが重要となる。

2 アプローチ

PPS 刺入部の皮膚切開と筋膜切開は、エクステンションの装着、整復を容易にするため、縦切開としている。PVP 用の皮膚切開は、ロッド挿入を考慮し、PPS 刺入点から外側に小皮切を加えている。

3 PPS・PVP 用生検針の刺入

まず、骨折部上下位の健常椎体に PPS 用プローブ（J-プローブ）を挿入する。次に、PVP 用の生検針を骨折椎体に刺入するが、後に行うロッド挿入を考慮し、PPS 刺入点より外側からやや強斜位に刺入する（図 2）[5]。その後、従来の PPS 刺入法に準じて X 線透視下に PPS を刺入する。そして、筋膜を挟まないように注意しながら、経皮的にロッドを挿入する。

4 後弯矯正

専用のエクステンションを設置し（図 3a）[5]、X 線透視側面像を確認しながら、慎重に後弯矯正を行う。遠位に設置されたナットを回転させることにより、後弯矯正を行うが、スレッドパイプの上端を握り、徒手的に後弯矯正を行うことも可能である（図 3b）[5]。

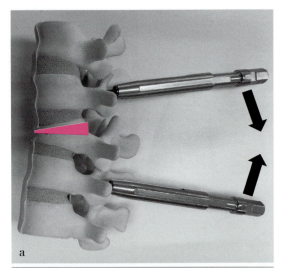
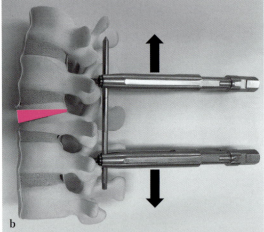
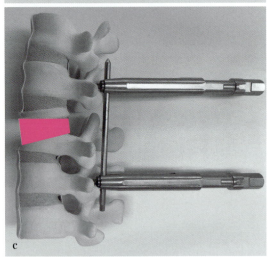

図1 モノアキシャル PPS システムによる経皮的後方矯正固定（模型）
a：後弯矯正，b：骨片整復，c：術後．

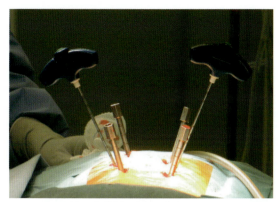

図2 **PVP用の生検針の刺入** [篠原 光，他：胸腰椎破裂骨折に対するmonoaxial PPS systemを用いた最小侵襲後方矯正固定術．*J MIOS*（72）：40，2014の図4より転載]
矯正後に行うPVP用の生検針を刺入する．後に行うロッド挿入を考慮し，PPS刺入点より外側からやや強斜位に刺入する．

5 伸延力による骨片整復

伸延力を加えて靭帯性整復を利用した骨片整復を行う．近位に設置されたナットを回転させることにより伸延力を加えるが，ディストラクターを使用することも可能である．伸延力を加える際，椎間板腔が開大するような過度の伸延力を加えないよう，X線透視側面像を確認しながら慎重に行う（図3c）[5]．

6 経皮的椎体形成術（PVP）

最終固定後，エクステンションを取り外し，あらかじめ設置したPVP用の生検針で，HAブロックを使用したPVPを行う[6]．X線透視下にHAブロックを適切な位置に充填するが，この操作により，骨折椎体終板の整復および矯正により生じたcavityの充填を行う．

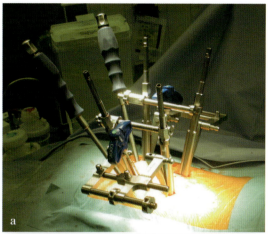
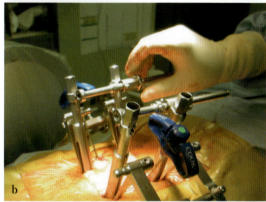
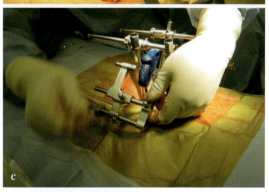

図3 **後弯矯正と整復** [篠原 光，他：胸腰椎破裂骨折に対するmonoaxial PPS systemを用いた最小侵襲後方矯正固定術．*J MIOS*（72）：40，2014の図5b～dより転載]
a：術中背部写真，b：後弯整復，c：伸延矯正．

症例提示

28歳，女性．T12破裂骨折例（AO分類 Type B2）．
統合失調症に罹患しており，高所から自ら転落して受傷し，救急搬送された．American Spinal Injury Association impairment scale（AIS）はCであった．受診時CTでは，局所後弯角が19度，脊柱管狭窄率が42.5％，楔状変形率が57.1％であった（図4a，b）．受傷後2日目に手術を施行し

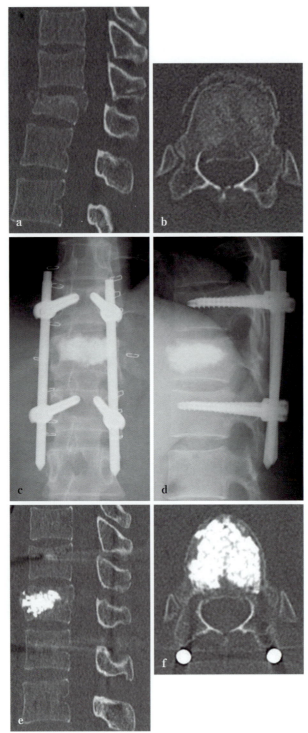

図 4 症例
受診時 CT の矢状断像（**a**），水平断像（**b**，T12 レベル）．
術後単純 X 線の正面像（**c**），側面像（**d**，T12 レベル）．
術後 CT の矢状断像（**e**），水平断像（**f**，T12 レベル）．

た．手術時間は115分，出血量は11gであった．術後，AISがE，局所後弯角が4度，脊柱管狭窄率が3.9％，楔状変形率が3.0％で，それぞれ改善を認めた（図4c〜f）．術後1日目から歩行可能となり，8日目で退院となった．

モノアキシャルPPSシステムのメリットと課題

　従来のデバイスはポリアキシャルPPSシステムのため，体位による矯正が主であり，スクリューによる矯正には限界があった．さらに，ポリアキシャルPPSシステムは，モノアキシャルPPSシステムと比較し，矯正損失が大きいとの報告[2]もあり，モノアキシャルPPSシステムは脊椎外傷に有利となる．日本では，2012年から外傷に特化したモノアキシャルPPSシステムが使用できるようになった．本法のメリットとしては，低侵襲でありながら良好な矯正が得られること，手術野の展開が少なく出血量が少ないため，受傷直後に手術が可能であることが挙げられる．また，術後早期から除痛が得られ，早期離床，急性期リハビリテーションが可能となる．Damage controlの観点からも，合併損傷が多い胸腰椎破裂骨折において，本法は有用であると考えられる．

　また，PPSシステムの場合には，椎体形成術の併用が困難であるという懸念もあるが，最初にPPSプローブとPVP用生検針の角度を変えて刺入してから，ロッドを挿入するといった工夫をすることで，PVPを矯正後に行うことは可能である．

　本法の手技上の課題としては，以下の3点が挙げられる．1点目は，現行のモノアキシャルPPSシステムでは，後弯矯正と伸延操作が独立して行えないことが挙げられる．2点目は，スクリューとロッドが90度になるように矯正されるので，PPSの刺入方向が不適切だと矯正不足になる．したがって，PPSの頭尾側への刺入方向には入念な検討が必要となるため，胸椎後弯や下位腰椎前弯などでは難易度が上がることが挙げられる．3点目は，スクリューヘッドの自由度がないモノアキシャルPPSとロッドの経皮的な連結には習熟を要するため，特に導入初期には注意する必要があることが挙げられる．

文献

1) Eck JC：Minimally invasive corpectomy and posterior stanbilization for lumbar burst fracture. *Spine J* **11**：904-908, 2011
2) Palmisani M, Gasbarrini A, Brodano GB, et al：Minimally invasive percutaneous fixation in the treatment of thoracic and lumbar spine fractures. *Eur Spine J* **18**：71-74, 2009
3) 篠原　光，曽雌　茂：経皮的椎弓根スクリューシステムを使用した最小侵襲後方多椎間固定—MIS-long fixation technique. 脊椎脊髄 **27**：81-89, 2014
4) 篠原　光，曽雌　茂，井上　雄，他：多椎間に施行した最小侵襲脊椎制動固定術（MISt）の治療経験. *J Spine Res* **3**：1158-1163, 2012
5) 篠原　光，上野　豊，小林俊介，他：胸腰椎破裂骨折に対するmonoaxial PPS systemを用いた最小侵襲後方矯正固定術. *J MIOS*（72）：37-43, 2014
6) Toyone T, Ozawa T, Inada K, et al：Short-segment fixation without fusion for thoracolumbar burst fractures with neurological deficit can preserve thoracolumbar motion without resulting in post-traumatic disc degeneration：a 10-year follow-up study. *Spine*（*Phila Pa 1976*）**38**：1482-1490, 2013

2 破裂骨折に対する経皮的 Schanz スクリューを使用した MISt

菊地 剛・伊藤康夫・尾崎修平

適応

AO 分類[5]において Type A3 および B1，B2 で Thoracolumbar Injury Classification and Severity score（TLICS）[4]が 5 点以上の症例を本法の適応としている．

PPS の種類・特徴と手術手技の工夫

1 PPS の種類

開放手術用脊椎固定システムである DePuy Synthes 製の Universal Spine System（USS）の Schanz スクリューならびにロッドを経皮的に挿入し[2]，Toyone ら[3]が報告した，Schanz スクリューを使用した後方からの靭帯性整復（ligamentotaxis）による短椎間整復固定術に準じて手術を行う．

2 手術体位

全身麻酔下に 4 点フレーム上で腹臥位とする．神戸赤十字病院ではナビゲーション下に手術を行っており，手術台，4 点フレーム，Mayfield®型頭蓋 3 点固定器はカーボン製を使用している．また，術中 3D 画像の得られる移動型 X 線透視装置（Siemens 製 SIREMOBIL Iso-C® 3D）と，ナビゲーションシステム機器（Medtronic 製 Tria®）を併用している．

3 3D 画像の取得

損傷椎の棘突起上に小皮切を加え，棘突起を展開し，ナビゲーション用のリファレンスフレームを設置する（図 1a）．手術野を 360 度，清潔敷布で被覆し SIREMOBIL Iso-C® 3D を体軸に直行する方向に設置し，自動回転させて損傷椎を中心に上下 3 椎体の 3D 画像を取得する．この画像をもとにナビゲーション下に PPS 刺入を行う．

4 PPS 刺入

ナビゲーション用オールを使用し，ナビゲーション画面をみて皮膚切開の位置を決定し，体軸に平行に約 2 cm の小皮切を加える．筋膜まで切開し，指で鈍的に椎間関節近傍まで剝離する．ナビゲーション用オールで，スクリュー刺入孔を作製し，スリーブを付けたナビゲーション用プローブにて PPS 刺入のための経路を作製する．ガイドワイヤーを刺入してタップを行う．スリーブをガイドとして Schanz スクリューを刺入する（図 1b，c）．本来は，通常の展開で行うシステムであるため，スクリュー刺入時は助手がスリーブを把持しておく必要がある．損傷椎の上下 2 椎体に PPS を刺入する（図 1d）．ナビゲーション画面上で，スクリュー径ならびにスクリュー長を決定するが，可能な限り長く太いスクリューを選択する．

5 椎体形成術の準備

損傷椎体に PPS 刺入時と同様，ナビゲーション用オール，プローブを使用し，椎体内への経路を作製し，ガイドワイヤーを刺入する．整復時にガイドワイヤーが邪魔になることがあるため，中空のマーカーに入れ替えておく．骨質が良好な場合や椎弓根径が細い場合には，スリーブの挿入が困難なことがあり，タップをして適宜骨孔を広げておく．この操作を終了後，ナビゲーション用のリファレンスフレームは除去する．

6 ロッドの挿入

スクリューポスト上から専用器具（ソケットレンチ）にてロッドコネクター（クランプ）を椎弓

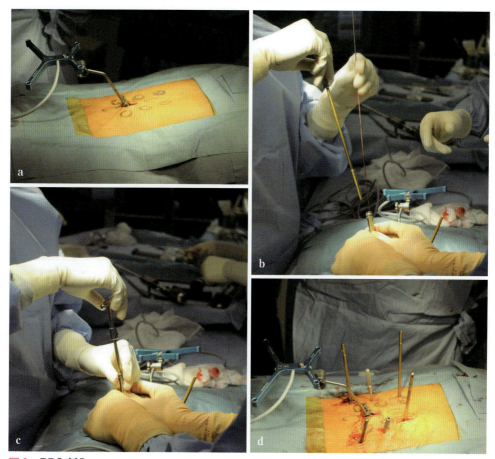

図1　PPS刺入
a：ナビゲーション用のリファレンスフレーム設置.
b：ガイドワイヤーからスクリューへの入れ替え.
c：ガイドスリーブを通してのスクリュー刺入.
d：上下椎体へのスクリュー刺入.

根背側まで落とし込む（図2a, d）．挿入する深さが浅いと，術後に創部の突出により痛みや創治癒不良の原因となるため，しっかり落とし込む必要がある．

ロッドの挿入は，浅い椎体からPPS用の皮膚切開を通して挿入し，挿入側のクランプを通過させず，対側のクランプを通過させる（図2b, e）．ロッドは対側の皮膚切開からロッドホルダーで把持し，スイッチバック方式で挿入側のクランプを通過させる（図2c, f, g）．この手技で経皮的にロッドを挿入可能である．

7　整復

ロッド・クランプ間を片側（通常尾側）固定する．対側（通常頭側）の皮膚切開の部位から，ハーフリングを挿入し，クランプから約1cm離して設置する（図3a, d）．Schanzスクリューにスクリューポスト上からソケットレンチを設置し，後弯矯正を行う（図3b, e）．後弯矯正後，スクリュー・クランプ間を締結する．ディストラクターを皮膚切開内へ挿入し，ロッドに設置したハーフリング・スクリュー間で靱帯性整復を利用し，distractionを掛けて整復は完了する（図3f）．整復はX線透視下に行っている．スクリューポストを切断してインストゥルメンテーションは完成

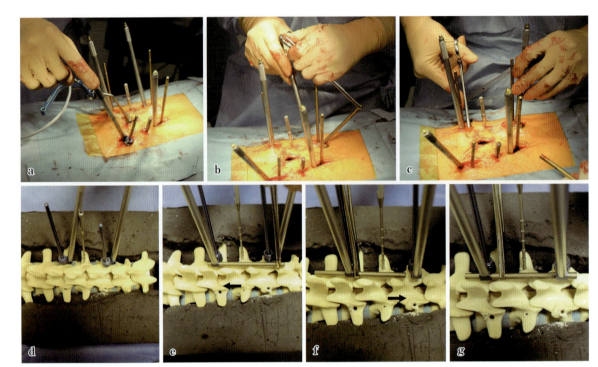

図2　ロッドの挿入
a：コネクターの挿入．
b：ロッドの挿入．
c：スイッチバック方式でロッド挿入側のクランプに通す．
d：コネクターの挿入（模型）．
e：ロッドを挿入した皮膚切開の対側（矢印）のクランプから通す（模型）．
f：スイッチバック方式でロッド挿入側（矢印）のクランプに通す（模型）．
g：ロッド挿入の完成（模型）．

する．

8 椎体形成術

損傷椎体にあらかじめ設置しておいたハイドロキシアパタイト（HA）挿入用ガイドスリーブから，X線透視画面をみながらHAを挿入していく．術野洗浄ののちに創閉鎖する（図3c）．

症例提示

21歳，女性．
高所からの転落外傷で救急搬送された．L2破裂骨折，骨盤骨折，両側踵骨骨折を認め，American Spinal Injury Association impairment scale（AIS）はCであった．椎体圧潰と高度の脊柱管狭窄を認めた（図4a, b）．本法を施行し，良好に整復され，抜釘までalignmentが維持されていた（図4c, d）．AISがDに回復し，独歩可能である（図4e, f）．

椎体形成術の有無と方法

全症例にHAブロックを使用した椎体形成術を適応としている．しかし，椎弓根骨折例や椎弓根径が非常に細い症例では，施行困難な場合も存在する．また，HAブロックが椎体外へ漏出した場合には，挿入を中止している．
詳細な手技は前述したので省略するが，HAブ

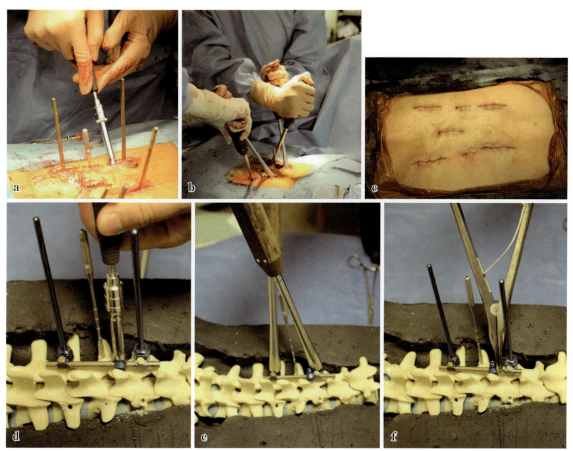

図3 整復
a：ハーフリングの挿入．
b：後弯矯正．
c：手術創．
d：ハーフリングの挿入（模型）．
e：後弯矯正（模型）．
f：ハーフリング・スクリュー間へのディストラクターの挿入（模型）．

ロックは可能な限り充填し，前方支持性の獲得および椎体終板の整復が得られるように努めている．

除圧の有無と方法

除圧の是非については結論が得られていないが，当院では全例で初回手術時に除圧は行っていない．除圧が必要であれば前方除圧固定の適応としているが，本法で前方手術の追加例はこれまで骨片による神経根障害を認めた1例のみである．大多数の症例は，後方からのSchanzスクリューによる強力な変形矯正と，靭帯性整復による間接除圧，脊柱管内骨片のリモデリングにより，麻痺の改善が得られている[1]．

固定範囲

損傷椎体の1 above 1 belowの短椎間固定とし，術後6カ月で抜釘を行うことによるmotion pres-

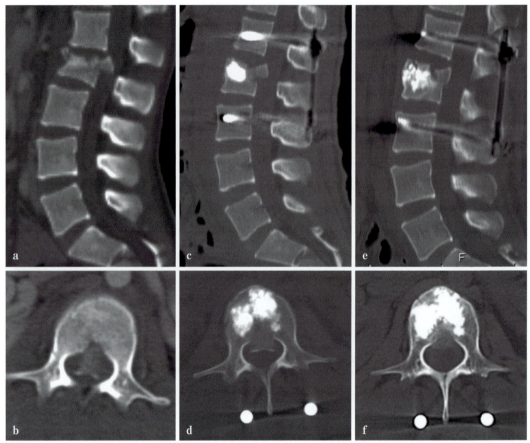

図4 21歳，女性．L2 破裂骨折例
受傷時 CT の矢状断像（a），水平断像（b）．
術後 CT の矢状断像（c），水平断像（d）．手術により良好に整復されている．
e：術後6カ月の CT 矢状断像．alignment は維持されている．
f：術後6カ月の CT 水平断像．リモデリングがみられる．

ervation を目的としている．これまでスクリューの折損，ルースニングを認めておらず，短椎間固定で十分な固定性が得られている．AO 分類 Type C のようにより重度の骨折に対しては，多椎間固定や前方手術の追加を適応としている．

文献

1) 伊藤康夫，越宗幸一郎，菊地 剛，他：胸腰椎破裂骨折に対する経皮的後方固定術の有用性．J Spine Res **4**：1249-1257，2013
2) 伊藤康夫，越宗幸一郎，魚谷弘二，他：脊椎・骨盤外傷に対する低侵襲手術．J Spine Res **3**：1133-1138，2012
3) Toyone T, Tanaka T, Kato D, et al：The treatment of acute thoracolumbar burst fractures with transpedicular intracorporeal hydroxyapatite grafting following indirect reduction and pedicle screw fixation：a prospective study. Spine（Phila Pa 1976） **31**：E208-E214, 2006
4) Vaccaro AR, Lehman RA Jr, Hurlbert RJ, et al：A new classification of thoracolumbar injuries：the importance of injury morphology, the integrity of the posterior ligamentous complex, and neurologic status. Spine（Phila Pa 1976） **30**：2325-2333, 2005
5) Vaccaro AR, Oner C, Kepler CK, et al：AOSpine thoracolumbar spine injury classification system：fracture description, neurological status, and key modifiers. Spine（Phila Pa 1976） **38**：2028-2037, 2013

2 AO分類にもとづく脱臼骨折に対するMISt

1 脱臼骨折

松森裕昭

MIStの適応と注意点

後方靱帯複合体損傷を伴う胸腰椎脱臼骨折は，前方・後方の不安定性が強く，手術が選択される症例が多い．本骨折に対するPPSを使用したMIStの利点は，従来の開放手術に比べて低侵襲である[1]ことだが，一方，MISt単独では，変形矯正が困難な症例があること，脊柱管の直接除圧，および後側方固定などの椎間固定が不可能なことなど，従来法よりも不利な点がある．この点を踏まえ，腹臥位によるposture reductionや後方からの椎弓根スクリュー操作のみで十分な変形矯正が得られる症例をMIStの基本的な適応としている．MIStのみでは十分な変形矯正や除圧が得られない場合には，従来の開放手術の追加を考慮しなければならない．

分類・手術手技の選択

胸腰椎骨折の分類はAO分類がよく使用される．AO分類は2013年に改編されてより単純になり，使用しやすくなった[6]．本稿では後方靱帯複合体損傷を伴うType BとType Cについて説明する（図1）．

1 Type B：tension band injury

1) Type B1：transosseous tension band disruption

いわゆるChance骨折で，椎体の圧潰を伴わない．そのため，後方からPPSで1 above 1 below固定を施行する．整復は圧迫力をPPSに掛けることで行う．基本的に骨移植は必要ないが，後方成分の開大が残存する場合には小皮切にて骨移植を考慮する．

2) Type B2：posterior tension band disruption

Type B1にType Aを伴う．前方不安定性に対しては経皮的椎体形成術が必要となることが多い．まず経皮的にSchanzスクリューを使用し，脊椎alignmentを整復（distractionはType Aのみと異なりほとんど掛けず，椎体の整復は椎体形成で行う）後，ハイドロキシアパタイト（HA）ブロック椎体形成術を経皮的に施行する[2]．

3) Type B3：hyperextension injury（過伸展損傷）

Posture reductionができれば，そのままPPS固定を行う．整復不良の場合には，前方成分の開大が残存するため，後日に前方固定が必要である．基本的に骨移植は必要ないが，前方が椎間板損傷のみの場合には前方固定あるいは後方骨移植を考慮する．本骨折は強直性脊椎骨増殖症（ASH）を伴うことが多く，その場合には骨質が弱いため，基本的に3 above 3 below以上の固定が必要である．ASHの場合には，骨移植は不要である．

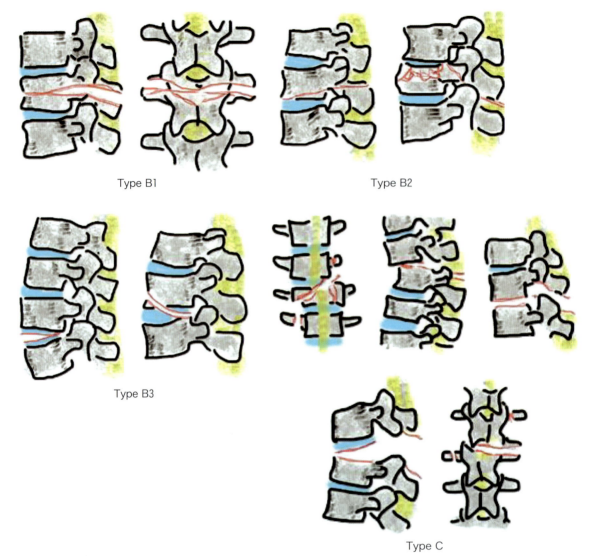

図1 AO分類 Type B, Type C

2 Type C : translation/displacement（転位）

不安定性が最も強い．そのため，後方のみの短椎体固定は選択にならない．整復は早期であれば全身麻酔下のposture reductionとPPSでできることがあるが，時間がたつと開放手術でなければ難しい．前方不安定性や脊柱管内の椎体圧潰が強い症例では，後日に前方固定を追加する．多発外傷例で後日に前方固定が追加できなそうであれば，後方の固定範囲を延長する．前方固定は低侵襲のOLIFやXLIF®が使用できるようになってきた．2期的前方固定にこの手技が応用できると考える．また，胸椎や胸腰椎移行部ではビデオ下胸腔鏡手術（VATS）手技も有用である[3]．

多発外傷例に対するMIStの意義

脱臼骨折は高エネルギー外傷によるため，多発外傷に伴うことも多い．治療にあたりspine damage control（SDC）の概念が必要である．もともと長管骨骨折や骨盤輪骨折を伴った多発外傷

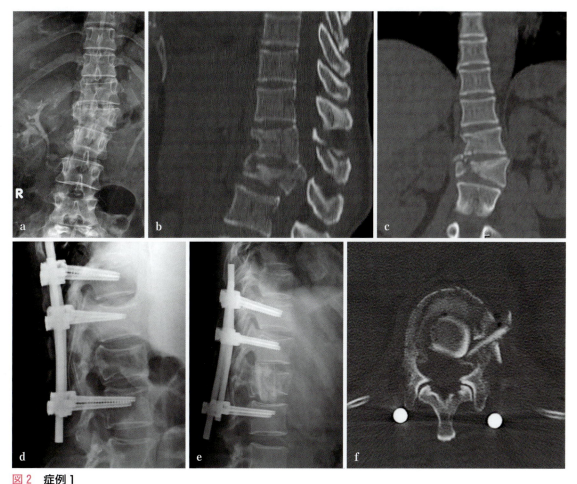

図2 症例1
a：術前X線正面像，b：術前CT矢状断像，c：術前CT冠状断像，d：後方固定後のX線側面像，e：前方固定追加後のX線側面像，f：術後CT水平断像．

の管理に適用される damage control orthopaedic（DCO）の概念があり，脊椎骨折においては SDC の概念が報告された[4]．急性期に PPS のみで後方固定を行い，早期離床をすすめることで，合併症を減少できる可能性がある．2期的手術は患者の全身状態や麻痺などの経過をみて計画を立てる[5]．

使用する PPS の特徴

Posture reduction が可能な症例では，使用しやすい器具でよい．現在，外傷用の整復機能の付いた PPS システムは，Stryker 製 Trio trauma，B. Braun Aesculap Spine 製 S^4 FRI，Medtronic 製 CD HORIZON® SOLERA® の Spinal System Sagittal Adjusting Screw（SAS）がある．また，PPS システムではないが，DePuy Synthes 製 Universal Spine System（USS）の Schanz スクリューを経皮的に刺入して使用することもできる[2]．Trio trauma と Schanz スクリューはスクリューとロッド間に自由度があり，後弯矯正と伸展操作が独立して行え，矯正力に優れている．S4 FRI はチューリップタイプのために整復が独立して行えず，ロッドと 90 度にしか矯正できない．この3つのシステムは基本的に短椎間固定に適応がある．SAS はモノアキシャルスクリューであるが，ロッドとの角度に自由度があり，またポリアキシャルスクリューと組み合わせることで，多椎間固定に

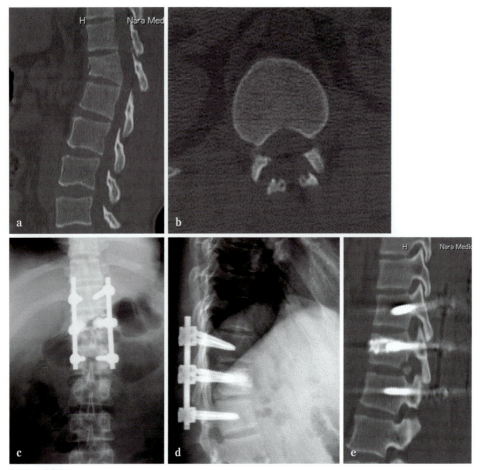

図3 症例2
a：術前 CT 矢状断像．椎間関節開大を認める．
b：術前 CT 水平断像．T12/L1 椎間関節脱臼を認める．
c：術後 X 線正面像．
d：術後 X 線側面像．
e：術後 CT 矢状断像．椎間関節脱臼は整復されている．

使用しやすい．欠点は専用の整復器がなく，用手的に行う必要があることである．今後，より整復と多椎間固定がしやすいシステムの登場がまたれる．

症例提示

症例1（図2）

35歳，女性．

3階から飛び降りて受傷した．骨盤輪骨折，両側踵骨骨折，L1 脱臼骨折（AO 分類 Type C）を認めた．麻痺がなく，受傷翌日に胸腰椎後方固定術を施行した．手術時間は 2 時間 55 分，出血量は少量であった．前方不安定性が強いと判断し，7 日後に前方固定術を追加した．

症例2（図3）

42歳，男性．

バイクにて転倒し，ミキサー車に挟まれて受傷した．T12/L1 脱臼骨折（AO 分類 Type B2）を認めた．同日，緊急に PPS を使用した後方固定術＋HA ブロック椎体形成術を施行した．手術時間は 2 時間 16 分，出血量は 125 ml であった．

文献

1) Jiang XZ, Tian W, Liu B, et al: Comparison of a paraspinal approach with a percutaneous approach in the treatment of thoracolumbar burst fractures with posterior ligamentous complex injury: a prospective randomized controlled trial. *J Int Med Res* **40**: 1343-1356, 2012
2) 菊地 剛, 伊藤康夫: 胸腰椎破裂骨折に対するシャンツスクリューを用いた低侵襲手術. *J MIOS* (72): 45-51, 2014
3) 澤上公彦, 伊藤拓緯, 石川誠一: 胸腰椎破裂骨折に対する低侵襲手術アルゴリズムの検討. *J Spine Res* **5**: 1178-1182, 2014
4) Stahel PF, Flierl MA, Moore EE, et al: Advocating "spine damage control" as a safe and effective treatment modality for unstable thoracolumbar fractures in polytrauma patients: a hypothesis. *J Trauma Manag Outcomes* **3**: 6, 2009
5) Stahel PF, VanderHeiden T, Flierl MA, et al: The impact of a standardized "spine damage-control" protocol for unstable thoracic and lumbar spine fractures in severely injured patients: a prospective cohort study. *J Trauma Acute Care Surg* **74**: 590-596, 2013
6) Vaccaro AR, Oner C, Kepler CK, et al: AOSpine thoracolumbar spine injury classification system: fracture description, neurological status, and key modifiers. *Spine (Phila Pa 1976)* **38**: 2028-2037, 2013

2 脱臼骨折に対する MISt の適応と限界

中野正人

脱臼骨折に対する PPS を使用した MISt の適応と意義

1 多発外傷における damage control orthopaedics の手段として

　脊髄麻痺・馬尾麻痺を合併した場合には，麻痺の程度にかかわらず基本的に緊急手術適応である．一方，麻痺のない症例において，これまでの観血的整復固定術は出血量や侵襲が大きく，受傷早期に救命処置と並行して施行することが困難なため，安静臥床のまま待期手術となることも少なくなかった．麻痺があっても，既存の併発症や受傷時の合併損傷のために全身状態に問題がある場合には，全身管理が優先される．しかし，脊椎脱臼骨折は，高エネルギー外傷に併発していることが多く，頭蓋・胸腹部損傷に対する救命処置と併せ，脊柱，骨盤を低侵襲に安定化することが全身管理をより向上させるために求められる．PPS を使用した MISt を最大限に導入することで，脊柱の再建・安定化を救命処置と同時あるいは処置後の比較的早期に行える可能性が高まったといえる．疼痛や麻痺の改善効果だけでなく，骨盤の創外固定と同様，血行動態の安定や呼吸不全の改善を促し，肺炎，褥瘡などの合併症を予防する damage control orthopaedics の手段として期待される（症例 1，図 1, 2）．

2 可動区分の温存

　脱臼骨折の整復固定を維持するため，損傷形態や程度によっては，損傷椎間の上下 3 椎以上の安定化が必要となる場合があり（症例 1，図 1, 2），下位腰椎や骨盤（仙骨）の不安定型骨折では腸骨までの固定が必要となることがある（症例 2，図 3）．若年者や脊髄損傷患者では脊椎固定範囲がその後の ADL（activities of daily living），QOL（quality of life）に大きく影響することが予想される．PPS を使用した MISt により，腰背筋損傷を最小限とし，2 期的に抜釘を計画し，可動区分（motion segment）をより多く残すことが可能となる．

使用する PPS の特徴

　使用する PPS は，脱臼局所，PPS の刺入が困難と予想される頸椎や上位胸椎などを展開し，開放手術での器械とハイブリッドで使用可能なものがよく，強力な整復機能を有する器種が前方変位や後方変位を矯正する際などに使用しやすい．また，Schanz スクリューで整復するような，てこの原理を利用した操作を行う場合には，外傷用に開発された装置を有する PPS を使用する必要があるが，脱臼骨折では，コネクターの強度が十分でないと脱転するおそれがある．その場合には，迷わず局所を展開し，従来の開放手術による矯正を行ったほうが手術時間の短縮となる．これらの必要条件から，Xia® 3 SUK® Direct Vertebral Rotation（DVR）System を MISt に応用した矯正固定（図 2）は，比較的自由度や矯正力などが高く，その保持が簡便である．しかし，刺入スクリュー自体に，てこの原理を使用することができないので，矯正には必要に応じて上下 2～3 椎程度の PPS の仮固定が必要となる．

手術手技・固定範囲の選択

　一概に脱臼骨折といっても，ほかの脊椎骨折と同様に骨折病態と損傷形態・程度を把握する必要があり，それらをもとに手術方法を選択しなくて

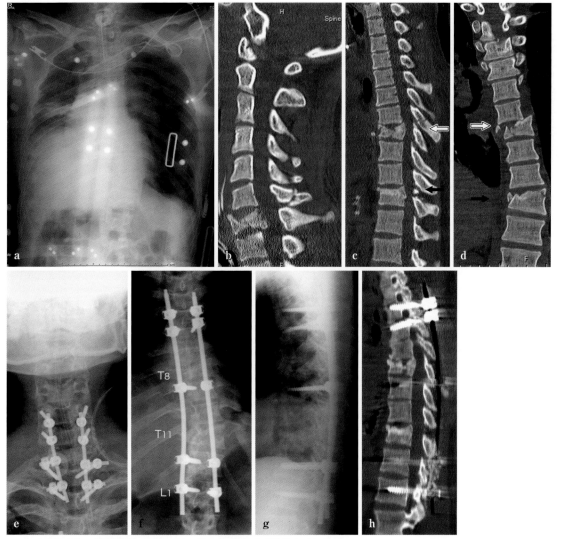

図1 呼吸不全,頸髄損傷を伴う頸・胸・腰椎多発骨折例（症例1）
30歳,男性.交通多発外傷に対し,気胸などの加療をされたのちに,人工呼吸器装着状態で転院となった.来院時には,T2脊髄損傷,Frankel分類Aの四肢麻痺を呈していた.
血胸・無気肺・多発肋骨骨折（a）,およびC7破裂骨折（b）,T8脱臼骨折（c, d, 白矢印）・T11破裂骨折（c, d, 黒矢印）と診断した.
観血的C5〜T2後方除圧固定術（e）とPPSを使用したT5〜L1後方安定化術（f, g）を施行した.総出血量は486 mlであった.脊椎安定化による呼吸状態の改善が得られ,人工呼吸器から早期に離脱し,座位が可能となった（h,術後3カ月）.

はならない.手術方法を選択するために有用な分類としてはAO分類[1]やVaccaroらの胸腰椎損傷分類[6]があり,重症度を評価するものとしてはMcComackらのload sharing classification[5]やLeeらの胸腰椎損傷重症度スコア[4]などが参考となる.

上中位胸椎の高度脱臼で前後方の骨性連結が破綻して整復力が働かないと予想される症例や,椎体破壊が高度で前方支持組織の欠如している症例,もしくは前方脊髄圧迫が高度な症例では,最初から前方アプローチを同時に計画するか,後方除圧固定を可及的に行い,2期的に前方再建を計

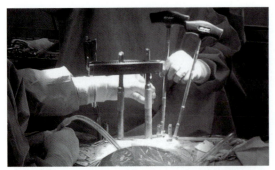

図2 Xia® 3 SUK® DVR System を MISt の PPS に応用した胸腰椎矯正固定の術中写真

Open PS には Xia® 3 SUK® DVR System などのエクステンダーを装着し，整復後に専用のコネクターで仮固定している．ほかの PPS と連結し，1本の PPS のみにストレスを掛けずに整復を行うことが可能である．

画する．胸腰椎の前方除圧固定のための MIS 用に新たに開発されている Lateral approach システムなど，MIS 器械・手技を駆使することが可能となってきている．

特徴的な胸・腰・仙椎脱臼骨折の手術手技

1 上中位胸椎における前後方の骨性連結が破綻した椎体間脱臼骨折

受傷機序は背部の直達外力による剪断損傷・屈曲損傷・回旋損傷であり，整復・保持が困難な症例が多い．不全麻痺例では，神経モニタリング下に脊髄損傷高位，脱臼高位を後方から愛護的に展開し，除圧と上下椎で可能な PS を刺入し，片側の仮ロッド固定を行う．その後，X 線透視下に上下2～3椎の PPS を刺入し，損傷高位の椎間を除いて上下椎の PPS にそれぞれ仮ロッドを挿入して仮固定する．Open PS には Xia® 3 SUK® DVR System などのエクステンダーを装着して整復を行う（図2）．状況により，片側の脱臼椎間を挟んだ仮ロッドにスプレッダーを使用して distraction を掛けつつ整復を行う．可及的な整復が得られれば仮固定を行い，対側に理想的なベンディングを行った本ロッドをスイッチバック法で開窓部から挿入し，さらに distraction を掛けて矯正固定を行う．脱臼椎間には骨移植をし，後側方固定を行う．前述のように前方支持組織が破綻している場合には，側方アプローチによる前方固定を即日あるいは2期的に追加する．

2 下位胸椎・腰椎に多い椎間関節嵌頓を伴う脱臼骨折

受傷機序は回旋を伴った屈曲伸展損傷が多い．嵌頓した椎間関節を含めて上下の肋横突起まで展開する．嵌頓した上関節突起の一部を切除し，棘突起・椎弓間にスプレッダーを使用して distraction を掛けつつ，整復を行う．その後，1椎間の骨移植により後方・後側方固定を行う．通常，前方椎体破壊が軽度なことが多く，その場合には，同一の皮膚切開から PS 刺入を行い，最後に PS 間に圧迫力を加えることで，さらに整復・安定化する．また，通常，PPS の出番は少ないが，前方椎体・椎間板破綻があり，後弯が残ると予想される場合には，骨移植・固定を1椎間としつつも PPS を上下に追加して矯正・安定化を図ることで，術後の後療法を容易にし，脊柱後弯の残存を最小限にできる．その場合には，後日に抜釘が必要となる．

3 下位腰椎・仙椎に多い脊柱骨盤間不安定型脱臼骨折（症例2，図3）

骨盤輪を含めた下位腰椎は強力な靱帯で支持されて通常では安定性が高いが，脱臼骨折に至ると，不安定型骨盤輪骨折と同様に大きな整復力を要し，整復の保持に難渋しやすい．特に注意を要するのは仙椎を含めた脱臼骨折であり，骨盤輪骨折の治療戦略だけでは安定性を保持することは困難で，脊柱再建の知識，技術が必要となる．不安定型仙骨骨折は suicide jumper 骨折とも呼ばれ，高エネルギー外傷によって受傷する．骨盤輪と脊椎の連続性が断たれるため，保存的療法では骨癒合が得られるまで安静臥床を要し，骨癒合が得られずに偽関節や変形癒合となる可能性がある．Denis ら[3]は仙骨骨折を部位により3つの Zone に分類しており，いずれかの Zone の両側で骨折するタイプは仙骨骨折が前述の不安定型骨折とな

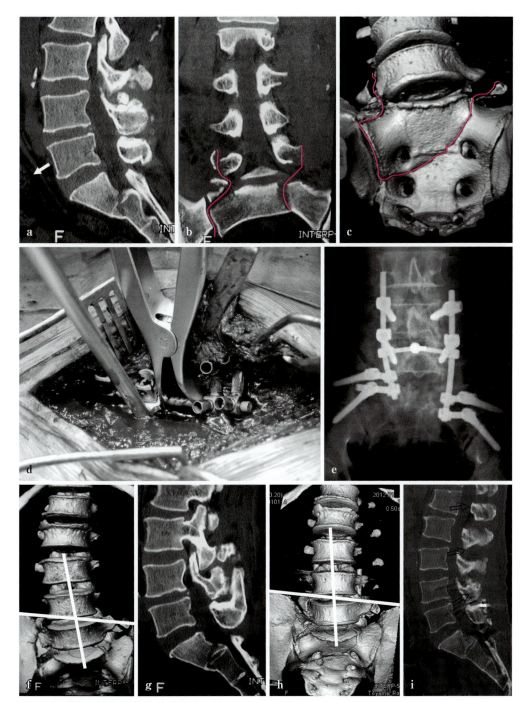

図3 不安定型仙骨骨折例（症例2）

53歳, 男性. 7mの高さから転落して受傷し, 救急車で搬送された. 腰痛を呈していたが, 四肢麻痺がなく全身状態は良好であった.

腰仙椎 CT の矢状断像（a）では, 脊柱の前方変位（矢印）を認める. 冠状断像（b）では腰椎横突起を含めた縦骨折を認める. 3D-CT（c）正面像ではU字型骨折で, 不連続な脊椎と骨盤を認める. 術中写真（d）および術後X線正面像（e）. 腸骨に4本の腸骨スクリューを刺入し, 矯正・後方安定化術を行った.

術前の 3D-CT 正面像（f）, CT 矢状断像（g）では骨盤に対して脊柱が右側へ前方変位し, 側弯を呈していたが, 術後の 3D-CT 正面像（h）, CT 矢状断像（i）では脊柱の前方変位と脊柱傾斜による側弯が改善している（矢印）.

り，麻痺を伴う場合がある．手術方法はGalveston手術[2]に準じる．仙骨下端に及ぶ正中切開や横切開は創感染や皮膚壊死などのリスクが高い．下位腰椎のPPSを応用した外側小切開と後方腸骨稜内側の小切開で，骨切除，腸骨スクリュー（iliac screw：IS）の刺入を行うことで整復固定を低侵襲化する意義は大きい．ISに使用するPPSは7〜8mm径以上で，できるだけ長いタイプを左右におのおの2本刺入する必要がある．また，腰椎に使用するPPSは前後面の脱臼を整復するため，エクステンダーに整復機能が備わったものが有効である．

文献

1) Aebi M, Arlet V, Webb JK：*AO Spine Manual*. Thieme, New York, 2007
2) Allen BL Jr, Ferguson RL：The Galveston technique of pelvic fixation with L-rod instrumentation of the spine. *Spine（Phila Pa 1976）* **9**：388-394, 1984
3) Denis F, Davis S, Comfort T：Sacral fractures：an important problem. Retrospective analysis of 236 cases. *Clin Orthop Relat Res* **227**：67-81, 1988
4) Lee JY, Vaccaro AR, Lim MR, et al：Thoracolumbar injury classification and severity score：a new paradigm for the treatment of thoracolumbar spine trauma. *J Orthop Sci* **10**：671-675, 2005
5) McComack T, Karaikovic E, Gaines RW：The load sharing classification of spine fractures. *Spine（Phila Pa 1976）* **19**：1741-1744, 1994
6) Vaccaro AR, Lehman RA Jr, Hurlbert RJ, et al：A new classification of thoracolumbar injuries：the importance of injury morphology, the integrity of the posterior ligamentous complex, and neurologic status. *Spine（Phila Pa 1976）* **30**：2325-2333, 2005

3 びまん性特発性骨増殖症に対するMIS-long fixation

岡田英次朗

適応

近年，強直性脊椎炎およびびまん性特発性骨増殖症により強直をきたした脊椎をankylosing spinal disorderとして同様に扱うことが提唱されている[1,5,6,9]．2つはまったく違う病因により生じる疾患であるものの，高齢者においては近い病態となるため，外傷時に特殊な骨折型となり，治療に難渋することが知られている．

現在まで手術の適応に関してはいまだ見解が一致していない．本損傷は高齢者に多く，周術期合併症も多いことが報告されており[5,9]，神経症状を伴わない症例に関しては手術を勧めないとの報告もある[10]．しかし，神経症状の改善は保存的療法では期待できないことから[5]，不安定性により偽関節および遅発麻痺の可能性がある症例に対しては早期手術による固定術が適応となる．筆者はCTによる骨折型の評価を行い，3-columnすべてに損傷がある場合には遅発麻痺の発生が高かったとの結果から[4]，特にposterior columnの損傷を認める場合には早期固定術を行うこととしている．また，posterior column損傷があるにもかかわらず，超高齢や重篤な術前合併症により保存的療法を行わざるを得ない場合には，少なくとも3～4週間のベッド上安静と腰椎硬性装具による強固な外固定が必要であると考えている．1～2週ほどの安静期間で，腰椎軟性装具を使用して起立歩行訓練を開始した症例では，遅発麻痺が発症した症例が多く報告されている．

本損傷に対する固定術は現在までは従来の開放手術によるものが報告されてきたが，近年ではPPSを用いたMIS-long fixationにより最小侵襲固定術の施行が可能となってきており，いくつかの手術成績が報告がされてきている[2,3,8]．

本損傷に対してPPSを使用する利点としては，①低侵襲であること，②すでに強直性脊椎をきたしているために将来抜釘の必要がないこと，③骨移植の必要がないこと，④欧米では頸椎での損傷が多いが，日本では胸腰椎が多いことなどが挙げられ，MIS-long fixationの最もよい適応の一つであると考えられる．

PPSの種類・特徴

本損傷は高齢者に多く発生する．特に80歳以上では骨質が悪く，スクリューの固定性が悪いことを念頭に置いて手術計画を立てる．フレームの形により矯正がいくらか可能であるものの腹臥位でのin situ fixationとなり，スクリューとロッドの適合性が問題となることが多い．手術時のスクリューのルースニングの回避と強固な固定性を考慮し，スクリューは固定性がよいものを選択する．骨質の悪い高齢者にも使用可能なcortical fix typeで，ガイドおよびタップが一体化しているものが，多くのスクリューを刺入する際に時間短縮が可能で，ガイドワイヤー逸脱のリスクが少ないと考える．

手技の工夫

本損傷の多くは受傷早期には神経症状がないため，早期手術が選択できた場合には除圧が必要ないことが多い．椎弓骨折による圧迫や硬膜外血腫[7]で麻痺をきたしている場合には直接除圧が必要となる．

(1) X線透視正面像にて骨折椎体を確認したうえで，皮膚にマジックペンにて固定範囲のスクリューの刺入点をマーキングしていく．骨質が悪いことを念頭に置いて外側から角度を付けて刺入するイメージで行う．
(2) 神経除圧が必要な場合には，当該椎間を確認したうえで正中切開を加えて展開していく．硬膜管は骨折椎弓にて後方から圧迫されている場合があり，除圧は慎重に行う．硬膜の幅までの椎弓切除を行い，十分な除圧ができたことを確認する．除圧の際に使用した正中切開は一時的に0サージロンにて皮下を寄せておく．
(3) X線透視をみながらスクリューを刺入していく．骨折部に負担を掛けないように骨折部に近い椎体では慎重なJamshidi®針（PAK針），ガイドワイヤーの操作を行う．骨折部よりも頭側のスクリュー刺入後，尾側のスクリュー刺入へと移る．
(4) 椎弓根にスクリューを刺入したら，術中X線像のalignmentを考慮してロッドのベンディング操作を行う．この際に作製したロッドの弯曲が実際のalignmentに合わないと，術中にスクリューのルースニングを生じる可能性がある．そのために丁寧な弯曲の形成が必要となる．作製したロッドを挿入側の体外で保持し，スクリューヘッドの位置がロッドの弯曲と合っているかどうかをX線透視側面像で確認することが一つの目安になる．
(5) 作製したロッドを挿入する．セットスクリューは1本ずつ固定するのではなく，全体的に設置し，頭側および尾側だけに力が集中しないように徐々に締結していく．ルースニングが生じないように時間をかけてロッドとスクリューを締結する．
(6) 最後にX線透視にてスクリューのルースニングが生じていないこと，両側のスクリューが至適な位置であるかどうかを確認のうえ，筋膜・皮下を吸収糸にて縫合する．皮膚は縫合テープにて固定を行う．硬膜管の除圧操作を行った場合には硬膜外にドレーンを設置するが，スクリューによる固定のみの場合には設置していない．
(7) 術後翌日から離床を開始する．

固定範囲

海外からの報告では，骨折椎体から上3椎体，下3椎体の計6椎体固定が推奨されていることが多い．しかし，日本では強直性脊椎の下端に近い胸腰椎移行部での損傷が多いため，可動性のある椎間まで固定することとなる．このような場合には，将来的な抜釘が必要となり，MIS-long fixationの利点が失われる可能性がある．筆者は，スクリュー刺入時に十分な固定性が得られた症例であれば，下3椎体の固定が絶対に必要というわけではないと考えている．術前CTにて強直部をよく検討してから固定範囲を判断する必要がある．

注意点など

術前からの全身合併症を伴っていることが多く，周術期合併症には注意が必要である．術前に合併症併発のリスクが通常の症例よりも高いことを説明しておく．MISを使用した報告では，手術による直接の合併症は認めなかったものの，30%で輸血が必要であり，20%で経過観察時に死亡していたとされている[2]．従来の開放手術を含めた筆者ら[5]の調査では，周術期合併症を30.7%に認め，表層・深部感染，誤嚥性肺炎，術後心不全により死亡した症例も認められている．

症例提示

76歳，男性．
主訴：背部痛，歩行障害．
現病歴：歩行中に段差で転倒して受傷した．背部痛で起立困難となったために救急要請し，搬送されて救急外来を受診した．
既往歴：脳梗塞（頸動脈ステント留置術後），脳

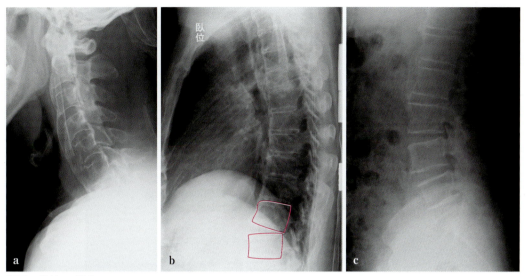

図1 単純X線像
a：頚椎側面像．C2〜C7の脊椎性強直および頚動脈ステントを認める．
b：胸椎側面像．広範な脊椎性強直とT11/T12椎間の前方解離を認める．
c：腰椎側面像．L3まで連続する脊椎性強直を認める．

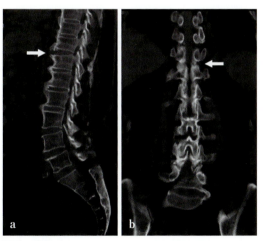

図2 CT
a：矢状断像．T11/T12間の強直部の椎間板レベルでの骨折（矢印）を認める．
b：冠状断像．T11左下関節突起の骨折（矢印）を認める．

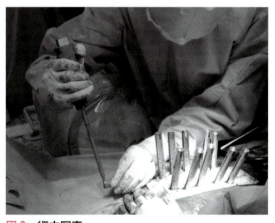

図3 術中写真
PPSを刺入し，頭側からロッドを刺入する．X線透視にて確認し，無理な力が入らないように十分に気を付ける．

出血，前立腺癌，糖尿病．

入院時現症：背部痛により体動困難であり，胸腰椎移行部に叩打痛を認めた．下肢の筋力低下および下肢の知覚障害は認めず，膀胱直腸障害も認めなかった．単純X線像では頚椎および胸椎に連続する強直性脊椎を認め，T11/T12椎間板レベルでの骨折を認めた（図1）．CTでは前方強直部と椎間関節の骨折を認めた（図2）．MRIでは脊髄後方から硬膜管の狭窄を認めたものの脊髄圧迫の所見は認めなかった．

入院後経過：びまん性特発性骨増殖症による強直性脊椎の脊椎損傷と診断し，手術を選択した．X線透視下にPPSを刺入した（図3）．固定範囲は術前には上3椎体，下3椎体を予定していたも

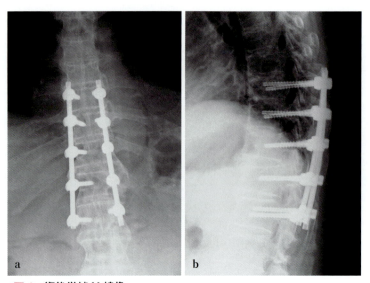

図4　術後単純 X 線像
a：正面像，b：側面像．

のの，術中の固定性が良好であったために上 3 椎体，下 2 椎体とし，腹臥位の in situ での MIS-long fixation を施行した（図4）．手術時間は 150 分，術中出血量は 50 g であった．術後翌日から車椅子移乗を開始し，装具の完成後からリハビリテーション室での起立・歩行を許可した．術後 1 年の CT にて骨折部での骨癒合を認めた．現在は神経症状がなく，日常生活に復帰している．

文 献

1) Caron T, Bransford R, Nguyen Q, et al：Spine fractures in patients with ankylosing spinal disorders. Spine（Phila Pa 1976）**35**：E458-E464, 2010
2) Krüger A, Frink M, Oberkircher L, et al：Percutaneous dorsal instrumentation for thoracolumbar extension-distraction fractures in patients with ankylosing spinal disorders：a case series. Spine J **14**：2897-2904, 2014
3) 森下　緑，岡田英次朗，伊藤修平，et al：Diffuse idiopathic skeletal hyperostosis に伴った脊椎損傷に対する MIS-Long fixation. 第 3 回関東 MISt 研究会，東京，2014
4) Okada E, Watanabe K, Yagi M, et al：Spinal fractures in patients with diffuse idiopathic skeletal hyperostosis：Posterior element injury causes late neurological deterioration. Proceedings of The 21st International Meeting on Advanced Spine Techniques, Valencia, 2014, p114
5) 岡田英次朗，手塚正樹，高橋勇一朗，他：Ankylosing spinal disorders に伴った脊椎損傷．臨整外 **48**：855-861, 2013
6) Robinson Y, Robinson AL, Olerud C：Complications and survival after long posterior instrumentation of cervical and cervicothoracic fractures related to ankylosing spondylitis or diffuse idiopathic skeletal hyperostosis. Spine（Phila Pa 1976）**40**：E227-E233, 2015
7) Tauchi R, Imagama S, Satake K, et al：Epidural hematoma associated with spinal fracture in diffuse idiopathic skeletal hyperostosis. Turk Neurosurg **24**：98-101, 2014
8) Yeoh D, Moffatt T, Karmani S：Good outcomes of percutaneous fixation of spinal fractures in ankylosing spinal disorders. Injury **45**：1534-1538, 2014
9) Westerveld LA, Verlaan JJ, Oner FC：Spinal fractures in patients with ankylosing spinal disorders：a systematic review of the literature on treatment, neurological status and complications. Eur Spine J **18**：145-156, 2009
10) Whang PG, Goldberg G, Lawrence JP, et al：The management of spinal injuries in patients with ankylosing spondylitis or diffuse idiopathic skeletal hyperostosis：a comparison of treatment methods and clinical outcomes. J Spinal Disord Tech **22**：77-85, 2009

3 脊椎骨盤外傷─骨盤輪骨折に対するMISt手技を使用した手術

伊藤康夫・菊地 剛・尾崎修平

手術方法─低侵襲spino-pelvic法

最も不安定性が高度である骨盤輪骨折AO分類[6]Type Cに対しては，脊椎インストゥルメンテーションを使用したspino-pelvic固定が最も固定力に優れる再建術式である[1]．しかし，従来の本法は，広範な軟部組織の展開を要し，感染や，軟部組織への多大な侵襲が危惧される[2,5]．われわれは，本法を低侵襲に遂行可能である低侵襲術式（低侵襲spino-pelvic法）を考案し，その有用性を報告してきた[3,4]．小皮切あるいは経皮的な展開のみで行う本手術方法は，軟部組織の展開が最小限となり，手術時間の短縮と出血量の減少が達成できる．

使用インプラント

PPSはDepuy Synthes製X-tab，腸骨スクリューは同社製のUSS-II Polyaxialを使用している．本システムは，ロッド，オフセットコネクターとの連結が簡便であり，整復が容易となる．

手術体位の設定

手術は，全身麻酔下に腹臥位とし，カーボン製Mayfield®型頭蓋3点固定器，カーボン製4点フレームを使用し，体位を設定する．神戸赤十字病院ではナビゲーション下にPPS刺入を行っているが，ナビゲーションの併用は必須ではない．しかし，ナビゲーション下でのPPS刺入は，術者の意図する刺入経路（trajectory）を再現可能であり，より太く長いPPSを選択可能な点で有用である．

まず，皮膚にマーキングを行い，PPS刺入のための皮膚切開の位置，腸骨スクリュー刺入のための皮膚切開の位置をマーキングする．

展開とPPS刺入

L5棘突起直上に小皮切を加え，棘突起を一部展開し，リファレンスフレームを設置する．PPSは通常ではL3, L4に刺入する（図1a, b）．まず，ナビゲーション下に椎弓根の位置を確認し，約1.5 cmの皮膚，筋膜の切開を行い，傍脊柱筋を鈍的に指で剥離する．そして，ナビゲーション下にオールならびにプローブを使用し，スクリューの刺入孔，刺入経路を作製する．スクリューの径と長さをナビゲーション下で計測し，ガイドワイヤーを刺入する．これをガイドとし，PSを刺入する．ナビゲーションを使用することで，可能な限り長く太いPSを刺入可能であり，固定性の向上に役立つ．L5へのPPSは腸骨スクリューとの連結が困難な症例があるため，頭尾側への転位が高度な症例では，L3, L4をアンカーとして使用する．

腸骨スクリューの刺入

次に，上後腸骨棘上に約5〜6 cmの小皮切を加えて直達下に展開する．腸骨翼を深さ約2〜3 cm，長さ約4〜5 cmで骨切除する．腸骨スクリューの

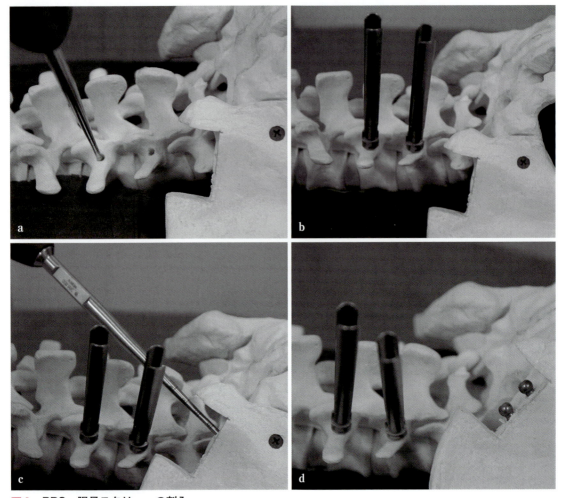

図1 PPS・腸骨スクリューの刺入
a：L3のPPS刺入経路の作製（プロービング）．
b：L3，L4へのPPS刺入．
c：尾側の腸骨スクリュー刺入経路の作製（プロービング）．
d：2本の腸骨スクリュー刺入．

ヘッドが体表から触れやすいので，確実に軟部組織で被覆できるだけの深さが必要である．同部からプロービングを行い，2本の腸骨スクリューを刺入する（図1c，d）．切除部の頭側端，尾側端から，プローブを使用してスクリューの刺入経路を作製する．刺入経路は，尾側は大腿骨大転子の方向へ作製する．頭側は同様に大転子方向へ作製するか，やや頭側へ向けて，2本のスクリューが捻れの方向となるように作製する．ナビゲーション下においては，可及的太く長い腸骨スクリューの刺入が可能となる．通常7.5 mm径以上で，50〜80 mm長のスクリューを使用する．

ロッドの挿入・設置

腰仙部のカーブに沿ったベンディングしたロッドを筋層下に腸骨側から挿入し，L4，L3とタブ内

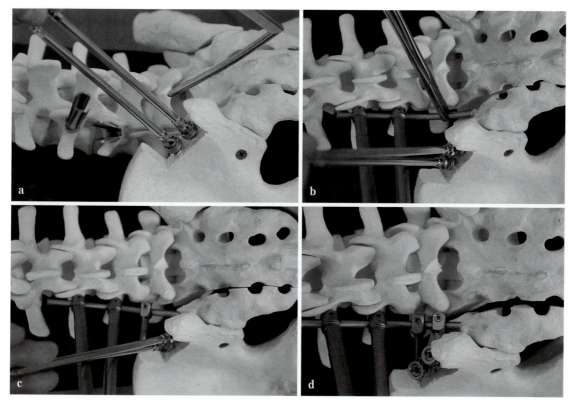

図2　ロッドの挿入とオフセットコネクターの設置
a：腸骨側の小皮切からのPPSへの挿入．
b：L4，L3へのロッド通過．
c：オフセットコネクターを使用しての腸骨スクリューとの連結．
d：オフセットコネクターの装着．

に挿入する．タブ内は肉眼視可能であり，容易にロッドを通過させ得る（図2a，b）．

　腸骨スクリュー・ロッド間の連結にはオフセットコネクターを使用する．オープン型オフセットコネクターをロッドに設置し，腸骨スクリューと連結する．2本の腸骨スクリューは，それぞれオフセットコネクターを介してロッドと連結する（図2c，d）．オフセットコネクターを使用して腸骨スクリューと連結することで，頭尾側方向ならびに内外側方向への整復が可能となる．

整復

　オフセットコネクターと，PPSあるいはロッドを把持したパワーグリップ間でdistractionを行い，頭尾側方向の整復を行う（図3a）．続いて，オフセットコネクターのロッド端・腸骨スクリュー間で圧迫を行い，転位した腸骨を内側へ整復する（図3b）．

クロスリンクの設置

　リファレンスフレームの皮膚切開を利用して経皮的にクロスリンクを設置し，両側のインストゥルメンテーションを完成する（図3c，d）．筋膜，軟部組織を縫合し，埋没縫合として手術を終了する．

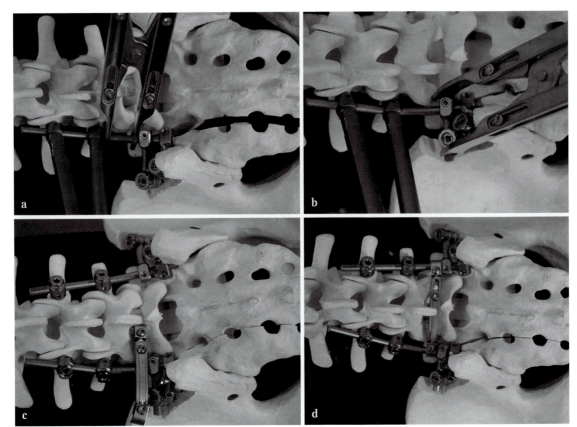

図3 整復とクロスリンクの設置
a：Distraction（頭尾側方向の整復）．
b：圧迫（内外側転位の整復）．
c：クロスリンクの挿入．
d：インストゥルメンテーションの完成．

症例提示

43歳，男性．
　トンネル内での作業中に崩落事故で受傷し，救急搬送された．血胸，横隔膜損傷，大動脈損傷を認めた．骨盤輪骨折はAO分類Type Cであった（図4a, b）．まず，救命処置に引き続いて低侵襲spino-pelvic法を行った．頭尾側，内外側の方向へは本手術方法で良好に整復された（図4c～f）．残存した恥骨結合離開に対しては，2期的にプレート固定を施行した．低侵襲spino-pelvic法の時間は190分，術中出血量250mlであった．

文献

1) Allen BL Jr, Ferguson RL：The Galveston technique of L rod instrumentation of the scoliotic spine. *Spine*（*Phila Pa 1976*）**7**：276-284, 1982
2) Ballabarba C, Schildhauer TA, Vaccaro AR, et al：Complications associated with surgical stabilization of high-grade sacral fracture dislocations with spino-pelvic instability. *Spine*（*Phila Pa 1976*）**31**：S80-S88, 2006
3) Koshimune K, Ito Y, Sugimoto Y, et al：Minimally invasive spino-pelvic fixation for unstable bilateral sacral fractures. *J Spinal Disord Tech* 2014 Aug 4 [Epub ahead of print]
4) 越宗幸一郎，伊藤康夫，瀧川朋亨，他：仙骨不安定骨折に対する小皮切Galveston法による治療経験．*J Spine Res* **2**：947-950, 2011
5) Mouhsine E, Wettstein M, Shizas C, et al：Modified

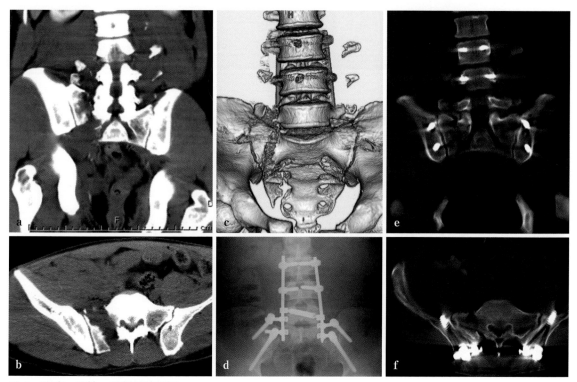

図4 43歳,男性.骨盤輪骨折例
受傷時CTの冠状断像(a),水平断像(b).
低侵襲spino-pelvic法後の3D再構成画像(c),X線正面像(d),CT冠状断像(e),CT水平断像(f).

triangular posterior osteosynthesis of unstable sacrum fracture. *Eur Spine J* **15**:857-863, 2006
6) Orthopaedic Trauma Association Committee for Coding and Classification: Fracture and dislocation compendium. *J Orthop Trauma* **10**(Suppl 1):v-ix, 1-154, 1996

4 脊椎感染症

1 感染性脊椎炎に対する MISt

石原昌幸・齋藤貴徳

手術手技

1 手術手順[4]（図1）

われわれは，感染性脊椎炎に対して internal splint の考えに従い，①脊椎の安定化による感染の鎮静化，②手術侵襲の低減，③早期離床を目的とした新たな治療法として，PPS を使用した後方除圧固定術を開発した．本稿では，その最小侵襲手術方法について述べる．

1) 罹患椎体を挟み，正常椎体に 2～3 above 2～3 below で PPS を刺入し（図1a, b），腹臥位で得られる alignment でロッド固定を行う（関西医科大学附属滝井病院では放射線被曝量を減らすために LICAP 法[6]を使用している）．そして，いったん手術創は閉鎖する（図1c）．
2) 神経圧迫があり除圧が必要な場合には，正中部に別の皮膚切開を加え，正中部で椎弓切除できる程度で，かつインプラントに触れない最低限の傍脊柱筋剝離を行い，椎弓切除を行う（図1d）．必要に応じて椎間板腔の搔爬も行う．術後は骨癒合の促進を図るため，適応患者には副甲状腺ホルモン（PTH）製剤を投与する（図1e）．
3) 骨欠損が大きい場合には 1 期的に，また感染の鎮静化が得られない場合もしくは骨癒合が得られない場合には 2 期的に前方骨移植を行う（XLIF®/OLIF のアプローチで）．

2 固定範囲

通常の 1 椎間病変であれば 2 above 2 below で十分であるが，2 椎間病変以上であれば 3 above 3 below が望ましい．L4/L5 の症例であれば尾側が S1 と骨盤となるが，頭側スクリューと in line でロッドを設置できる点，強度に優れる点，皮膚へのスクリューヘッドの突出による褥瘡のリスクがない点から腸骨スクリュー（iliac screw）より S2AI スクリュー（S2AIS）がより有用と考えている．また，L5/S1 の症例であれば尾側アンカーが骨盤のみとなるが，1 本であると捻れの観点から強度に問題があり，デュアル腸骨スクリューもしくはデュアル S2AIS がよいと思われる．

3 前方骨移植の適応

大多数の症例は骨欠損の大きい場合であっても，椎体の側面，前後面の骨皮質が残存し，ここで骨性架橋が形成傾向にあり（図2），骨癒合も得られるため，特に動きの少ない胸椎例は骨移植が不要と考えている．一方，骨欠損が大きく X 線機能撮影で不安定性が著明な，特に中下位腰椎例では，前方骨移植なしでは PS のルースニング，脱

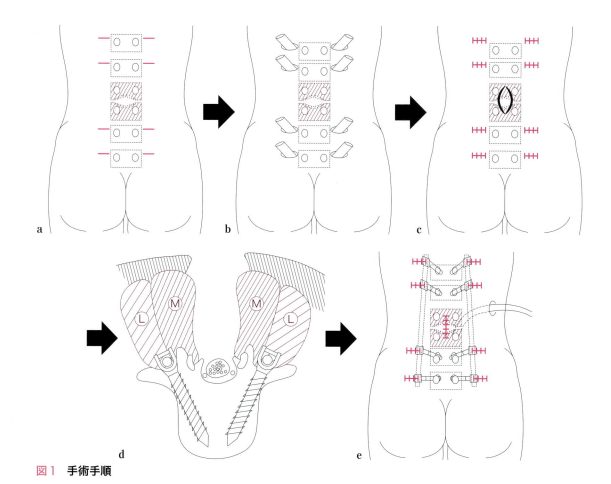

図1 手術手順

図2 骨移植の不要例のCT
椎体の側壁（a）や前後壁（b）の骨性架橋が形成傾向にある．

転をきたす症例があり，1期的に前方支柱再建が必要な症例もあると考えられる（図3）．

4 注意点

　当院ではLICAP法を使用して横突起の基部からPPSを刺入している．これにより，通常のPPSより強斜位での刺入となり，正中の病巣部とインプラントの距離をより確保できる．さらに，スクリューヘッドを外側に傾けて固定することで，病巣部とロッドを隔離することができるため，このことを意識してロッドの設置を行うことも大切である．また，ロッドの挿入では，一部筋膜の上を通ってしまうと術後に顕著な腰痛をきたす原因となるため，ロッドの設置や閉創などの際には十分な注意が必要である．正中部の別の皮膚切開で除圧が必要な場合には，腰椎では強斜位でPPSを刺入するために問題とならないが，胸椎では両側ともロッドを設置してしまうと，ロッド間の距離が近くて正中部の展開の際にロッドが露出してしまうことが危惧される．この対応策としては，

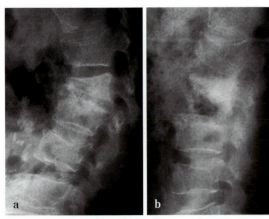

図3　前方不安定性の強い症例のX線側面像
前方骨欠損が著明で，立位（**a**）で局所後弯が強く，後屈位（**b**）で前方が著しく開大している．

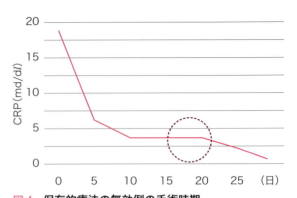

図4　保存的療法の無効例の手術時期
抗生物質療法である程度の鎮静化後も完全な鎮静化が得られない時期に手術を行い，感染巣を安定化して鎮静化を図る．破線円：temporary stabilization．

PPSのみを両側に刺入しておき，除圧操作に影響の少ない片側のみのロッドを設置していったん閉創し，先に椎弓切除などの除圧操作を行い，最後に対側のロッドを設置するようにしている．

適応

本手術方法の適応は感染性脊椎炎の一般的手術適応と同様であり，難治性疼痛を有する離床困難例，麻痺を呈する症例，変形が高度な症例，特に抗生物質療法でCRPが改善するも1〜2 mg/dl辺りで完全に下がり切らない，もしくはリハビリテーション開始に伴いCRPが再上昇するような症例は最もよい適応である．この時期にPPSを使用して後方固定することにより，感染巣がtemporaryに安定化（stabilization）され，感染の鎮静化が獲得できる（図4）．

手術成績

当院では2011年3月〜2014年10月の間に化膿性脊椎炎をはじめとした感染性脊椎炎の患者12例に本手術方法を施行し，比較的良好な結果が得られた．手術方法は1例がPPS固定のみであり，その他の全例がPPS＋除圧術で，骨欠損が大きい1例に1期的に前方骨移植を行い，固定後も不安定性が顕著で前方支柱が必要と判断した1例に2期的にXLIF®アプローチで前方骨移植を行った．Frankel分類は最低1ランク以上の改善が得られ，骨癒合率は経過観察期間が最も短い1例を除いては全例で骨癒合が得られた．

症例提示

68歳，男性．
既往歴：基礎疾患に肝細胞癌があった．約1年前に前医で化膿性脊椎炎の診断のもと，麻痺の改善を目的に後方から開窓術（fenestration）が施行されていた．
入院時現症：炎症反応の再燃（CRP 2 mg/dl）と不安定性の進行による下肢痛の増悪と下垂足を認めた．L3/L4の化膿性脊椎炎（*Streptococcus mutans*）であり，X線撮影にてL3/L4レベルで骨融解像を認め（図5a），またX線機能撮影にて不安定性を認めた（図5b〜d）．また，CTでも同レベルで骨融解像を認め（図5e），MRIではT2強調像で低輝度と高輝度が混在し，炎症の持続，液体貯留が推測された（図5f，g）．
入院後経過：本法を施行した（図6）．術後，速やかにCRPは陰性化し，Frankel分類はBから

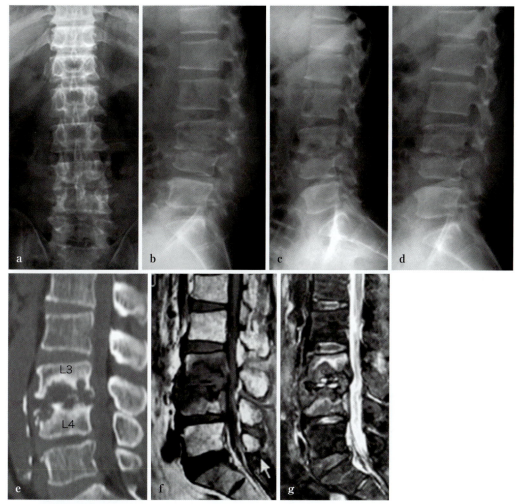

図5 症例の術前画像所見
a：単純X線正面像．L3/L4レベルで骨融解像を認める．
b〜d：単純X線側面機能撮影像．不安定性を認める．
e：CT矢状断像．L3/L4レベルで骨融解像を認める．
f：MRI T1強調矢状断像．
g：MRI T2強調矢状断像．低輝度と高輝度が混在し，炎症の持続，液体貯留が推測される．

Eへ改善した．L1 PSのルースニングを認めるものの，骨癒合が得られ，術後18ヵ月で抜釘した（図7）．

考察

感染性脊椎炎に対して従来から行われてきた手術方法は，前方アプローチによる病巣掻爬，骨移植もしくはこれに加えて後方固定を行うといったものであった．しかし，侵襲の大きさが問題となることもあり，internal splintの考え方に従い，後方固定のみで対応しようという報告も散見され，いずれも局所を安定化することにより感染の鎮静化が得られ，良好な成績が報告されている[2,3,5]．PPSを使用した報告は非常に少ないが，Deiningerら[1]は罹患椎体も含めてPPSを刺入し，感染を鎮静化させたと報告している．後方要素に感染が及んでいる場合には，後方固定によるインプラントの汚染が懸念され，従来は前方骨移植のみで後

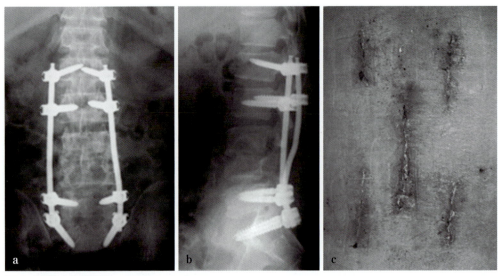

図6 症例の術後所見
単純X線の正面像（a），側面像（b）．罹患椎体を挟み，2 above 2 below でPPS，ロッドによる固定を行った．
c：創部写真．いったん手術創は閉鎖した．その後，正中部の別の皮膚切開にて除圧，椎間板腔の掻爬を行い，ドレーンを留置した．

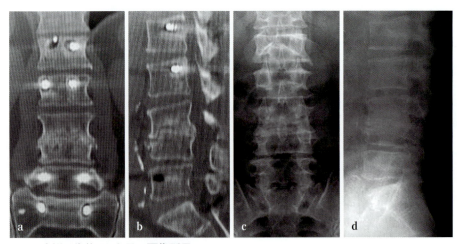

図7 症例の術後18カ月の画像所見
抜釘前のCTの冠状断像（a），矢状断像（b）．
抜釘後のX線の正面像（c），側面像（d）．

方固定を行わず，長期臥床を余儀なくされていた．しかし，本法では後方要素に感染が及んでいる場合，もしくは後方除圧が必要な場合であっても，PPSを使用することにより筋肉の隔壁があり，PPSおよびこれらをつなぐロッドとは別区画での操作となるため，インプラントが汚染することなくインストゥルメンテーションと除圧を行うことができ，その結果として早期離床が可能となる．

本法の課題は，①long fixation による motion preservation の問題，②前方手術ほど十分な骨移植が不可能なことの2点である．①のデメリットに関しては，基本的に正常椎間を固定しているた

めに2期的に抜釘が必要であり，抜釘後に正常な椎間の機能が再獲得できる可能性が高く，さらに抜釘そのものがPPS刺入と同一の皮膚切開で非常に容易に行え，最終的には問題とならないと考えている．あくまでもtemporary fixationであり，このデメリットよりも，術後に即座に疼痛の軽減が得られ，翌日から術前の疼痛から解放されて歩行が可能となるメリットのほうが遥かに大きいと考えられる．一方，Deiningerら[1]の報告にもあるようにMRIにて十分に評価したうえで罹患椎体も含めたshort segmentでの固定も場合によっては可能かと考えており固定範囲に罹患椎体を含めるか否かは今後のさらなる検討が必要である．また，②の問題に関しては，PTH製剤の登場が問題解決に欠かせないものであった．実際に感染の鎮静化が得られた椎間板周囲は，感染制御のために周囲から活発な血管新生がもたらされていると考えられる．この時期にPTH製剤を投与することにより，通常のTLIF施行時にPTH製剤を投与して骨形成が得られて骨癒合が促進されるよりも，明らかに活発な骨新生作用が本法では認められることが明らかとなっている．前方骨移植に関しては，前述したように胸椎例では大半が不要であるが，可動性の大きい中下位腰椎例では必要な場合もあることを忘れてはならない．また，当施設では神経症状が出現している症例に対しては，全例で正中部の別の皮膚切開で除圧を行っているが，不安定性が原因の麻痺については，固定による局所の安定化により直接除圧なしでも回復する可能性が高く，今後のさらなる検討が必要である．

まとめ

感染性脊椎炎に対する本法は，従来法と比較して低侵襲で早期離床も可能であり，非常に有用な手術方法といえる．しかし，あくまでもtemporary fixationであり，motion preservationの観点から2期的な抜釘を前提としている．

文献

1) Deininger MH, Unfried MI, Vougioukas VI, et al：Minimally invasive dorsal percutaneous spondylodesis for the treatment of adult pyogenic spondylodiscitis. *Acta Neurochir*（Wien） **151**：1451-1457, 2009
2) 伏見一成，宮本 敬，高澤 真，他：インストゥルメントを用いた脊椎固定のみにて鎮静化した化膿性脊椎炎の5例．中部整災誌 **53**：255, 2010
3) 伏見一成，佐々木智浩，近藤祐一，他：インストゥルメントを用いた後方固定のみにて鎮静化した化膿性脊椎炎の3例．滋賀医学 **32**：146, 2010
4) 石原昌幸，齋藤貴徳：脊椎感染症に対する経皮的椎弓根スクリューを用いた新しい治療法．*J MIOS*（68）：49-59, 2013
5) 三代卓哉，時岡孝光，土井秀之，他：胸椎化膿性脊椎炎に対する固定術の検討．中部整災誌 **50**：95-96, 2007
6) 齋藤貴徳：MIS-TLIFにおける新しいペディクルスクリュー刺入法—X線被曝の減少をめざして．in 馬場久敏（編）：腰椎の手術—ベーシックからアドバンストまで必須テクニック．OS Now Instruction No18, 2011, pp85-93

2 脊椎感染症に対するPPS法

石原慎一・石井 賢

化膿性脊椎炎の治療方針

　化膿性脊椎炎や脊椎カリエスなどの脊椎感染症の治療は，安静・抗菌薬療法・局所ドレナージなどの保存的療法が原則である[7,8,14]．しかし，時に抗菌薬に反応せずに骨破壊が進行し，長期臥床を強いられて治療に難渋することも少なくない．

　保存的療法に抵抗し，敗血症の前段階，不安定性，あるいは進行性神経麻痺を伴った難治性脊椎感染症に対しては，除圧と病巣搔爬・骨移植が適応となり，時にインプラントが併用される．近年では，PPS固定法の普及により，高齢者や易感染性宿主（compromised host）などの従来の手術困難例に対しても，より低侵襲にMIStを行うことが可能となってきている．本稿では脊椎感染症，特に化膿性脊椎炎に対するPPSを使用したMIStの実際について述べる．

化膿性脊椎炎の手術適応

　化膿性脊椎炎の治療の原則は保存的療法である．すなわち，抗菌薬療法と外固定を含む安静である[1]．化膿性脊椎炎の手術適応となるのは，①進行性の神経症状，②著明な骨欠損や骨破壊，③不安定性，④腸腰筋膿瘍もしくは硬膜外膿瘍の著明な貯留，⑤敗血症の前段階などを有する症例である．

　手術方法の選択については，前方アプローチによる病巣搔爬と骨移植を第一に検討する必要があるが，後方からのインストゥルメンテーションによる制動が有効であるという報告も散見される[4,6,9,11,15]．

　後方からのPPSによるMIStの最もよい適応は，抗菌薬療法に反応して炎症反応の改善傾向を認めるものの，陰性化せずに遷延化している症例である．多くは病巣部の局所不安定性の関与が疑われるため，PPSは創内固定的に使用される．高齢者や全身状態が悪く，侵襲の点から前方手術のリスクが高いと考えられる症例も，よい手術適応である．

　十分な保存的療法なしにPPSによるMIStを安易に行ってはならず，その適応は慎重でなければならない．

手技・PPS固定範囲の選択

　PPS設置は多椎間固定になることが多いため，それに対応しているインプラントを使用する．

　PPS固定範囲については，罹患椎体には刺入せずに2 above 2 belowで固定するのが一般的であるが，単椎間固定で治癒している報告もある[2]．また，骨破壊の程度が大きい場合などでは，固定範囲を延ばすことも検討しなければならない．

　罹患椎体にPPSを刺入することは，避けたほうが安全であるが，罹患椎体にPPSを刺入しても治癒している症例や罹患椎体にPSを刺入することが感染の再燃に関与しないとする報告もあり[3,10]，今後の更なる検証を要する．罹患椎体に刺入する場合には，できるだけ炎症が波及していない部位への刺入経路（trajectory）を工夫することが重要である．

　硬膜外膿瘍が存在し，後方からの除圧を必要とする症例では，除圧と別の皮膚切開でPPSを設置するため，手術野を分けることが可能となり，汚染（contamination）を回避することができて有

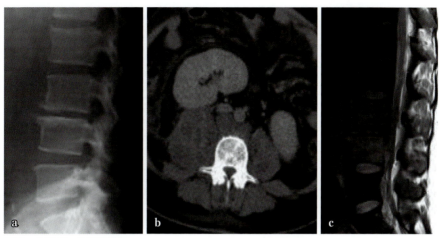

図1 入院時の画像所見
a:単純X線側面像
b:単純CT水平断像．両側腸腰筋膿瘍を認める．
c:単純MRI T2強調矢状断像．第3・4腰椎に高輝度を示す炎症を認める．

用である．

前方掻爬・骨移植の併用

後方からのPPSによるMIStにて，感染が鎮静化されない場合には，前方掻爬と自家骨移植を実施すべきである．また，前方の骨欠損が著明な場合にも同様に検討する．しかし，自験例では，椎体中央に骨欠損が存在しても，隣接椎体辺縁が接している場合には骨癒合が得られることもあるため，CT再構築画像を詳細に検証する必要がある[9]．

前方掻爬・骨移植術の実施を決定している場合にも，まずは後方からPPSによる安定化を図ってから，2期的に前方手術を追加する方法も有効であると考える．

テリパラチド（副甲状腺ホルモン製剤）の併用

化膿性脊椎炎に対してPPSによる安定術を施行後，テリパラチドを投与することにより骨癒合が促進され，治療期間が短縮されたという報告[9,13]があるが，当然のことながら，骨粗鬆症例に適応が限られる．

症例提示

50歳，男性．

現病歴:3週前から腰背部痛を自覚した．徐々に増悪し，体動困難になったため，救急車で搬送された．

既往歴:未治療の糖尿病と肝硬変を認めた．

入院時現症:身体所見では，下肢の筋力低下や感覚障害など，膀胱直腸障害は認めなかった．血液検査では，白血球 $14,900 \times 10^3/\mu l$，CRP 15.5 mg/dl と著明な炎症反応を認めた．画像検査では，両側腸腰筋膿瘍を伴う第3・4腰椎を主病巣とする化膿性脊椎炎を認めた（図1）．

入院後経過:X線透視下に両側腸腰筋膿瘍にドレーンを留置し，抗生物質療法を開始した．ドレーン排液の培養結果では，*Streptococcus Intermedius* が陽性であった．その後，炎症反応は改善傾向を認めたものの陰性化せず，CRPは1～2 mg/dlを推移した．徐々に骨破壊の進行を認めたため（図2），入院後65日目にPPSによるMIStを施

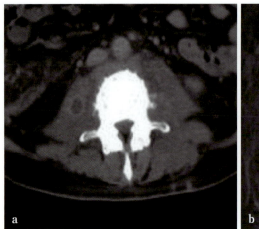
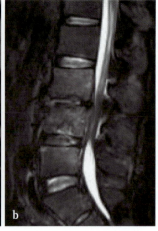

図2 保存的療法後の画像所見
a：造影CT水平断像．腸腰筋膿瘍は縮小傾向を認めるが，残存している．
b：単純MRI T2強調矢状断像．第5腰椎に広がっている炎症を認める．

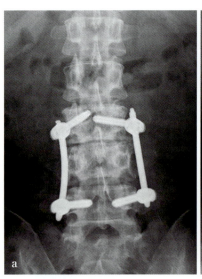
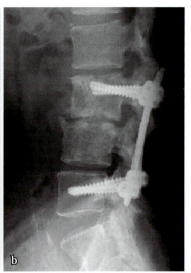

図3 術後単純X線像
a：正面像，b：側面像．

行した（図3）．この際，除圧と前方骨移植は行わなかった．術後から離床を許可し，CRP値は術直後から改善傾向を認め，術後22日目で陰性化した（図4）．

術後6カ月の時点で，visual analog scale（VAS）は90 mmから10 mmに改善し，JOAスコア（29点満点）は4点から23点に改善を認めた．

まとめ

化膿性脊椎炎における炎症の鎮静化には，局所の制動や安定が必須であると考えるが，後方手術では従来の開放手術が実施されてきた．しかし，PPSの登場により，低侵襲に後方からの安定術を行うことが可能となった[5,12]．さらに，高齢者や易感染性宿主など，従来の開放手術での手術困難例

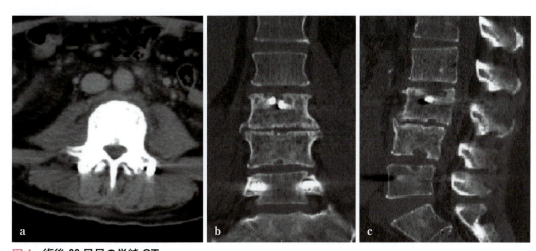

図4 術後 22 日目の単純 CT
水平断像（a）では腸腰筋膿瘍は消失している．冠状断像（b），矢状断像（c）では骨形成を認める．

に対しても，その適応が広がっている．一方，脊椎感染症に十分な保存的療法なしに安易にインプラントを使用した MISt を適応してはならず，その適応は慎重でなければならない．

文 献

1) Bettini N, Girardo M, Dema E, et al：Evaluation of conservative treatment of non specific spondylodiscitis. *Eur Spine J* **18**（Suppl 1）：S143-S150, 2009
2) Blondel B, Fuentes S, Metellus P, et al：Percutaneous internal fixation in the management of lumbar spondylitis：Report of two cases. *Orthop Traumatol Surg Res* **95**：220-223, 2009
3) Carragee E, Lezza A：Does acute placement of instrumentation in the treatment of osteomyelitis predispose to recurrent infection：long-term follow-up in immune-suppressed patients. *Spine*（*Phila Pa 1976*）**33**：2089-2093, 2008
4) Chen WH, Jiang LS, Dai LY：Surgical treatment of pyogenic vertebral osteomyelitis with spinal instrumentation. *Eur Spine J* **16**：1307-1316, 2007
5) Deininger MH, Unfried MI, Vougioukas VI, et al：Minimally invasive dorsal percutaneous spondylodesis for the treatment of adult pyogenic spondylodiscitis. *Acta Neurochir* **151**：1451-1457, 2009
6) Fushimi K, Miyamoto K, Fukuta S, et al：The surgical treatment of pyogenic spondylitis using posterior instrumentation without anterior debridement. *J Bone Joint Surg Br* **94**：821-824, 2012
7) 石井　賢：Pathogen 同定にはどのような方策をとれば最短であるか？ 脊椎感染症 Q ＆ A ⑤．脊椎脊髄 **21**：1107-1108, 2008
8) 石井　賢：画像診断の diagnostic tree はどのように考えるか？ 脊椎感染症 Q ＆ A ⑥．脊椎脊髄 **21**：1108-1109, 2008
9) 石井　賢，船尾陽生，金子康仁，他：胸椎・胸腰椎移行部病変に対する最小侵襲脊椎制動術（MISt）の経験．第 13 回日本内視鏡低侵襲脊椎外科学会抄録集，2010, p70
10) 石原慎一，石井　賢，船尾陽生，他：脊椎感染症に対する経皮的挿入椎弓根スクリューを用いた最小侵襲脊椎安定術の治療成績．*J Spine Res* **4**：760, 2013
11) Lin CP, Ma HL, Wang ST, et al：Surgical results of long posterior fixation with short fusion in the treatment of pyogenic spondylodiscitis of the thoracic and lumbar spine：a retrospective study. *Spine*（*Phila Pa 1976*）**37**：E1572-E1579, 2012
12) Lin TY, Tsai TT, Lu ML, et al：Comparison of two-stage open versus percutaneous pedicle screw fixation in treating pyogenic spondylodiscitis. *BMC Musculoskelet Disord* **15**：443, 2014
13) Shinohara A, Ueno Y, Marumo K：Weekly teriparatide therapy rapidly accelerates bone healing in pyogenic spondylitis with severe osteoporosis. *Asian Spine J* **8**：498-501, 2014
14) 篠崎義雄，石井　賢：化膿性脊椎炎の病態と画像診断，臨床所見．脊椎脊髄 **21**：1096-1102, 2008
15) 篠崎義雄，石井　賢，戸山芳昭，他：創外固定と大網移植を併用した前方固定術にて根治し得た難治性化膿性脊椎炎の 1 例．東日本整災会誌 **17**：403, 2005

C 各種疾患への応用

5 転移性脊椎腫瘍

1 転移性脊椎腫瘍に対するMIStの応用

中西一夫・長谷川 徹

適応

　患者の全身状態がよく，ほかに転移がなく，椎体に限局している脊椎腫瘍であれば，脊椎全摘出術（TES）のような根治手術が望ましい[14]．しかし，転移性脊椎腫瘍は，顕在性あるいは潜在性に癌が全身転移した生命予後の限られた状態であり[6]，患者の全身状態や生命予後などによっては，最小侵襲手術を選択しなければならないことのほうが多い．生命予後予測においては，徳橋スコア[14]，富田分類[16]，片桐スコア[5]などが使用される．転移性脊椎腫瘍の治療は，生命予後予測を参考に症例ごとに原発巣主治医と相談し，治療戦略を立てていくことが大前提である．

　川崎医科大学附属病院でのこれまでの脊椎腫瘍に対する手術適応は，ほかの報告[6,16,17]とほぼ共通するもので，①手術に耐え得る全身状態が原則で，②神経圧迫による急速な麻痺や痛み（神経根痛：radicular pain），③脊椎不安定性による痛み（mechanical pain）やADL（activities of daily living）の低下，④原発不明で診断を兼ねたものとしており，生命予後の限られた転移性脊椎腫瘍例に対しては妥当であると判断していた．

　しかし，当院では，2013年から転移性脊椎腫瘍患者の健康寿命の延長に重点を置き，整形外科（脊椎外科），放射線科や原発腫瘍科などによる転移性脊椎腫瘍リエゾンチームを結成し，各科の専門的な知識のもとで，早期に適切な時期に適切な治療を行うようにしている[9,11,12]．毎月，放射線診断部からその月に転移性脊椎腫瘍の病名が付いた新旧の患者をピックアップしてもらい，その中でspinal instability neoplastic score（SINS）[2]で7点以上の切迫不安定と診断された患者を中心にカンファレンスで治療法を検討している．当院では麻痺がなく，疼痛がメインの患者に対しては放射線治療を第一選択としている．しかし，SINSで13点以上の不安定例，7〜12点の切迫不安定例では，溶骨型で椎体後壁や椎弓根が溶けているもの，椎体がすでに圧潰してきているもの，そして放射線治療の効果が認められるまで（約1〜2カ月間）安静療法が必要なものに関しては，手術を選択している．当院では全身状態がよければ，生命予後が3カ月未満でも手術を選択する場合がある．

手術手技

　基本的にはMISt手技に準じる．本稿では，転移性脊椎腫瘍に対する手術のポイントのみ記述する．

1) 術前評価および術前計画

多発脊椎転移例が必然的に対象となり，long fixation になることが多いので，術前の評価および計画が非常に重要である．これによって手術時間や X 線透視の被曝時間の短縮につながる．まず，MRI で椎体への腫瘍の広がりの評価を，骨シンチグラフィーで全身への骨転移の評価を行う．続いて CT で固定する椎体の椎弓根径，スクリュー長，刺入角度などを測定する．このときには，ロッドをスムーズに挿入して固定するため，あらかじめスクリューの並びがなるべく一直線になるように刺入位置や角度を計画しておくことが重要である（図1a）[9]．椎体への腫瘍の広がりなどによっては片側のみのスクリュー刺入になったり，固定椎体を延長しなければならないこともある．頸椎および上位胸椎は合併症や側面 X 線透視が困難な場合が多いので，われわれは安全に Mini-Open 法で行うように計画している．

2) マーキング

手術時間短縮のためにはマーキングも重要である．手術直前に X 線透視下で椎弓根や皮膚切開の位置をマーキングし（図1b），それぞれの椎体への X 線透視の角度も決めておく．このときに X 線透視装置にも椎体ごとの角度をマーキングしておけば（図1c），診療放射線技師の術中操作が容易になる．

3) Jamshidi®針刺入

X 線透視像や finger navigation テクニックなどにて刺入点を探り，X 線透視の正面像および側面像で確認しながら Jamshidi®針（椎弓根アクセス針：PAK 針）を刺入する．

4) ガイドワイヤー刺入

多発性骨髄腫例や抗癌薬などの使用例では，骨粗鬆例と同様，ガイドワイヤーが椎体前壁を貫かないように注意する．当院では S-ワイヤー[3]を使用しているが，S-ワイヤーでも注意は必要である．

5) タップ

ガイドワイヤー先端に注意を払う．ガイドワイヤーがタップと一緒に入らないよう，助手がワイヤーを鉗子で挟んで保持しておくとよい（図1d～f）．

6) PS 刺入

このときに X 線透視でスクリューヘッドの高さの調整も行っておく．

7) ロッド挿入

あらかじめスクリューエクステンダーの並びや X 線透視像でのスクリューヘッドの並びに沿ってロッドを曲げて挿入する．頭側もしくは尾側からエクステンダー越しに，中にロッドが通っているのを確認しながら，時にロッドを途中で回転させながら 1 つずつ通していく．ただし，頸椎と胸腰椎に 1 本のロッドを曲げて挿入するのは非常に難しいので，われわれは術前からタンデムロッドの使用も考慮している．

8) 除圧が必要な場合

腰椎では正中切開で展開して除圧が可能であるが，胸椎の場合には椎弓根幅が狭いので，展開時にロッドやスクリューヘッドが露出する可能性があるために注意を要する．最小限の除圧にとどめたり，片側のみを先にロッドで固定したりするなどの工夫が必要である[13]．転移の早期発見・治療を行うことができれば，除圧は不要になってくる．

9) 骨移植

現在の手技では基本的に骨移植はほぼ不可能である．

10) PPS の種類と特徴

さまざまな MISt 器械があり，タブ型やスクリューがロープロファイルのものなども出てきている．使い慣れた器械で安全に早く手術を終えることが重要である．

手術成績

当院で転移性脊椎腫瘍に対して MISt 手技にて手術を行った 26 例を対象とした．男性 15 例，女性 11 例，手術時平均年齢 65 歳（41～80 歳）であった．原発巣は乳癌 8 例，前立腺癌 6 例，甲状腺癌 3 例，肺癌 3 例，原発不明がん 2 例，その他 4 例であった．

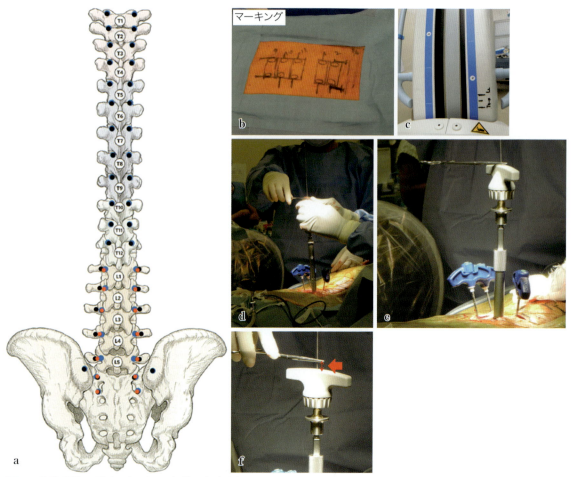

図1　手術手技のポイント（aは文献9を改変）
a：スクリュー刺入位置．スクリューの並びがなるべく一直線になるように術前から計画する．特に胸腰椎の連結の際には，腰椎の刺入位置は開放手術の刺入位置に近くなる．黒丸：最小侵襲手術．赤丸：最小侵襲手術［sacro alar iliac（SAI）との連結時］，青丸：開放手術．
b：皮膚へのマーキング．
c：X線透視装置へのマーキング．
d～f：タップ時のポイント．ワイヤーを鉗子で挟んで保持しておく．順調にタップできていれば，矢印（↔）の分だけタップが進んでおり（f），X線透視での確認を減らすことができる．

　術後平均経過観察期間6.8カ月（1～24カ月）で，術後経過中に9例が亡くなっていた．固定椎間数は平均5.9椎間（2～19椎間）で，8例に除圧術を追加した．手術時間は平均175分（50～390分），出血量は平均150 g（10～810 g）であった．離床までの期間は，2例を除き，平均3.4日（1～14日）であった．また，14例に術後平均13.9日目（6～30日）に放射線治療を開始したが，特に創合併症を認めなかった．

　さらに，リエゾンによって早期発見して手術を行った9例（リエゾン群），従来のように骨関連事象（SRE）発生後に緊急手術を行った17例（従来群）を比較した．詳細を表1に示す．除圧術を必要とした8例は全例が従来群であり，リエゾン群は全例で除圧術が必要なかった．リエゾン群は，有意差がなかったが，手術時間が短く，離床期間も短かった．術前の日常生活活動度（performance status）がよい状態で，さらに神経症状の出

表1 手術成績

	従来群（リエゾン未介入）	リエゾン群	
症例数	17例	9例	
性別	男性9例，女性8例	男性6例，女性3例	$P>0.05$
年齢	63歳（41〜79歳）	67歳（55〜80歳）	$P>0.05$
経過観察期間	7.1カ月（1〜24カ月）	4.7カ月（2〜9カ月）	$P>0.05$
徳橋スコア	8.4点	9.8点	$P>0.05$
富田分類	5.9点	5.6点	$P>0.05$
片桐スコア	3.9点	3.8点	$P>0.05$
SINS	10.5点	10.8点	$P>0.05$
術前Frankel分類E	6例	8例	
除圧症例数	8例	0例	
固定椎間数	6.3	5.1	$P>0.05$
手術時間	平均195分	平均137分	$P>0.05$
出血量	平均138g	平均173g	$P>0.05$
離床までの期間	4.1日	2.3日	$P>0.05$
死亡例	8例	1例	
日常生活活動度（術前）	3.4	2.2	$P<0.01$
日常生活活動度（術後）	2.6	1.7	$P<0.05$

現前に手術ができており，患者のADL維持が可能であった．

症例提示

73歳，女性．

乳癌術後の再発で，T11への骨転移による背部痛・体動時痛で紹介されて来院した（図2a, b）．CTではT11のほかにT8〜骨盤にも多発転移を認めた（図2c, d）．SINS 10点の切迫不安定，徳橋スコア13点，富田分類3点，片桐スコア2点，術前Frankel分類Eであった．T9〜L1をMISt手技で固定した（図2e, f）．手術時間は1時間20分，出血量は40gであった．術後2日目から離床を開始し，術後12日目から放射線治療を施行したが，創合併症は認めなかった．

考察

癌治療の進歩によって予後がよくなってきている一方で，骨転移をきたす患者も増加してきている[7]．今後，われわれ脊椎外科医はますます転移性脊椎腫瘍に関与することが多くなってくることが予測され，いかに転移性脊椎腫瘍患者のADLを維持し，QOL（quality of life）を高めて健康寿命の延伸を図るかが求められてくる．転移性脊椎腫瘍の場合には，麻痺が起こってから対応しても回復が悪く，麻痺の予防的治療が大切である．そのためには，転移性脊椎腫瘍が全身疾患であることから，治療においては脊椎外科医だけでなく，各科専門家との連携が必要となる．

また，2005年から日本でもMIStが普及し，現在，変性疾患だけでなく，さまざまな疾患にも応用されてきている．その中で転移性脊椎腫瘍は，患者のADL維持，QOLの向上が期待でき，MIStの最もよい適応だと考える[9〜11]．

MIStの転移性脊椎腫瘍に対する利点としては，以下の3つがある．

①侵襲が少ない：従来の開放手術では侵襲が大きく手術ができなかった患者にも適応が拡大するが，症例ごとに原発巣主治医と相談し，慎重に治療戦略を立てていく必要がある．

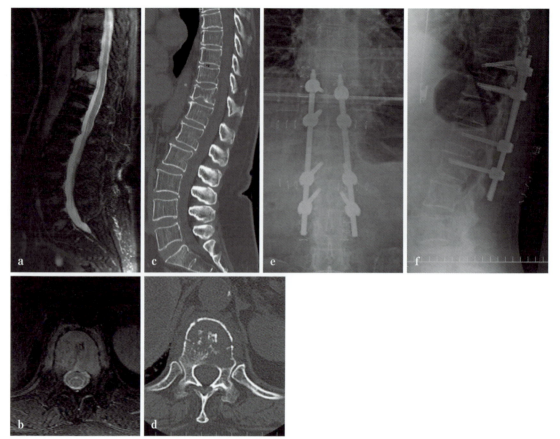

図2 73歳，女性．乳癌例
術前MRI T2強調の矢状断像（a），水平断像（b）．
術前CTの矢状断像（c），水平断像（d）．
術後単純X線の正面像（e），側面像（f）．

②早期離床が可能：早期に離床や退院が可能である．これは生命予後が限られた本疾患には非常によいメリットの一つである．

③早期にほかの治療に移れる：術後の早い段階で放射線治療や化学療法に移ることができ，全身疾患である本疾患において非常に重要なメリットであると考える．

一方，転移性脊椎腫瘍に対するMIStには欠点もある．

①ラーニングカーブ

②骨移植ができない：Atanasiuら[1]や織田ら[12]などは，2年以上の生命予後が見込まれる場合には骨移植が必要であると述べている．予後予測に反して長期生存した場合には，追加で骨移植など

をするかの検討が必要である．当院では，最長2年経過した患者も含まれているが，今のところスクリューのルースニングも起こさず，良好な経過をたどっている．

このようにMIStは，転移性脊椎腫瘍に対する手術の選択肢を増やし，低侵襲で早期離床が可能で，生命予後の限られた本疾患に対して有用な治療法の一つと成り得る．あとは各施設において，いかに他科と連携を行い，適切な時期に，適切な治療法の選択を行うかが問題となってくる[4,6]．これまでのように姑息的・緊急的に対応するのではなく[7]，早期発見し，支持機構の破綻前ならびに神経症状の出現前に適切な治療を効率的に行うことは，究極の低侵襲治療であると考える．そのた

めには，転移性脊椎腫瘍を早期発見できる治療体系の構築は急務である．

そこで，当院では，2013年から整形外科をナビゲーターとして，臨床腫瘍科，泌尿器科，乳腺甲状腺外科，呼吸器外科，消化器外科，放射線診断部，放射線治療部，血液内科，理学療法士，看護部，地域連携室でworking groupを結成し，リエゾン治療を行っている[8,9,11]．これにより，診療科や職種の垣根を越え，各種専門家によるチーム医療が可能となった．さらに，リエゾン治療は，転移性脊椎腫瘍の早期発見・治療を可能とし，MIStの利点を最大限に引き出せると考える．

癌治療の発展とMIStおよびリエゾン治療によって転移性脊椎腫瘍の治療は，新たな局面を迎えている．

文献

1) Atanasiu JP, Badatcheff F, Pidhorz L：Metastatic lesions of the cervical spine. A retrospective analysis of 20 cases. Spine（Phila Pa 1976） **18**：1279-1282, 1993
2) Fisher CG, DiPaola CP, Ryken TC, et al：A novel classification system for spinal instability in neoplastic disease. Spine（Phila Pa 1976） **35**：1221-1229, 2010
3) Ishii K, Kaneko Y, Funao H, et al：A novel percutaneous guide wire (S-wire) for percutaneous pedicle screw insertion：its development, efficacy, and safety. Surg Innov **22**：469-473, 2015
4) 金村徳相, 松本明之, 佐竹宏太郎, 他：転移性脊椎腫瘍による脊髄麻痺に対する姑息的手術の意義. 整・災外 **55**：1103-1112, 2012
5) 片桐浩久, 高橋 満, 高木辰哉：転移性骨腫瘍に対する治療体系―原発巣検索手順と予後予測に対する戦略. 関節外科 **22**：46-54, 2003
6) 川井 章, 原田良昭, 杉原進介, 他：転移性脊椎腫瘍に対する手術的治療とその成績. 臨整外 **36**：577-583, 2001
7) 眞鍋 淳：骨転移難民を防ぐために―骨転移cancer boardと早期診断, 早期治療の意義. 整・災外 **55**：1119-1123, 2012
8) 宮地禎幸：前立腺癌骨転移に対する新しい治療戦略. 西日本泌尿器科 **76**：79-87, 2014
9) 中西一夫：転移性脊椎腫瘍に対する最小侵襲脊椎安定術の展望. MISS VOiCE **4**：2-9, 2014
10) 中西一夫, 長谷川 徹, 田中雅人, 他：転移性脊椎腫瘍に対する最小侵襲脊椎安定術（Minimally invasive spine stabilization：MISt）の応用. J MIOS（68）：61-67, 2013
11) 中西一夫, 射場英明, 加納健司, 他：転移性脊椎腫瘍に対する最小侵襲脊椎安定術（MISt）を用いたリエゾン治療. 整・災外 **57**：1557-1563, 2014
12) 織田 格, 鐙 邦芳：頚椎椎弓根スクリューを用いた転移性脊椎腫瘍に対する姑息的脊柱再建術. 北海道整形災害外科学会雑誌 **50**：8-12, 2008
13) 篠原 光, 曽雌 茂, 藤井英紀, 他：転移性脊椎腫瘍に対する最小侵襲脊椎制動固定術（MISt）の治療経験. 東日本整災会誌 **24**：136-141, 2012
14) Tokuhashi Y, Matsuzaki H, Oda H, et al：A revised scoring system for preoperative evaluation of metastatic spine tumor prognosis. Spine（Phila Pa 1976） **30**：2186-2191, 2005
15) Tomita K, Kawahara N, Baba H, et al：Total en bloc spondylectomy for solitary spinal metastases. Int Orthop **18**：291-298, 1994
16) 富田勝郎, 川原範夫, 土屋弘行, 他：転移性脊椎腫瘍の手術治療方針. 日脊会誌 **6**：25-33, 1996
17) 上井 浩, 徳橋泰明：生命予後と獲得ADLからみた治療戦略. 整・災外 **55**：1059-1065, 2009

2 転移性脊椎腫瘍に対する MISt 手技の実際

日方智宏・石井 賢

背景

PPS を使用した MISt の普及は目覚ましく，変性疾患のみならず腫瘍・感染・外傷などに応用され，その低侵襲性から今後ますます発展していくことが期待されている．転移性脊椎腫瘍に対する手術は，腫瘍脊椎全摘出術（total en bloc spondylectomy：TES）にて根治的治療を目指す場合もあるが，その対象症例の多くは長期の生命予後が期待できない末期癌例や多発骨転移を有して根治手術が施行できない症例であり，結果的に姑息的手術を選択せざるを得ない場合が大部分である．そのため，手術は患者の体力的負担かつ精神的負担のできるだけ少ない低侵襲な手術方法で対応すべきである．したがって，現在のところ PPS を使用した MISt は，転移性脊椎腫瘍に対する姑息的手術として最も有用な治療の一つと考えられている[3,7,12]．

手術適応

転移性脊椎腫瘍に対する手術適応は，各患者の病状を詳細に検討したうえで決定されるべきである．転移性脊椎腫瘍の患者が生存している間に脊椎転移巣をコントロールし，疼痛や神経麻痺による ADL 障害を改善し，QOL を向上・維持するための最良の治療法を考えなければならない．MISt の実施に際しては，各患者の病態と生命予後を考慮し，原発巣を含めた腫瘍の性質と脊椎転移巣の十分な画像評価を行い，手術適応を決定する．脊椎転移例の生命予後は，徳橋スコア[10]，片桐スコア[6]，富田分類[11]などを使用して予想し，脊椎転移巣の不安定性は spinal instability neoplastic score（SINS）[2]を使用して評価する．実際には，これらの予測値のみによる手術適応の決定は，困難を極めるため，原発巣専門科の医師と十分に協議を重ねたうえで行う．さらに，骨転移の判明後，可及的早期の緩和医療チームによる疼痛管理と精神的サポートを術前から導入することは重要である．現時点で局所根治の期待できない症例に対する姑息的手術としての MISt の手術適応をわれわれは以下のように取り決めている．

①生命予後が 3 カ月以上期待できる．
②全身麻酔が可能な全身状態である．
③進行性の脊髄麻痺を呈している，あるいは，脊椎不安定性による疼痛のために体動困難である（座位不能，寝返り困難など）．
④胸腰仙椎転移例である（頸椎転移例は現状では適応外）．

手術計画（固定範囲とスクリュー刺入の計画）

画像評価として PET-CT による骨を含めた全身転移の検索は，手術適応を決定するうえで必須である．麻痺や疼痛の原因となっている部位の MRI は必ず撮影し，転移椎体高位と脊柱管内への浸潤の程度を確認する．また，単純 CT を撮影し，腫瘍による骨破壊の程度も十分に確認する．これらの情報をもとに，MISt による姑息的手術の術前計画においては，①固定範囲，②除圧の有無と範囲，③腫瘍切除範囲，④前方支柱再建の有無などを決定する．固定範囲は基本的に 2 above 2 below としているが，連続した複数椎体転移による脊髄圧迫が認められる場合やスクリュー刺入予定の椎体に転移があり刺入困難な場合には，適宜，

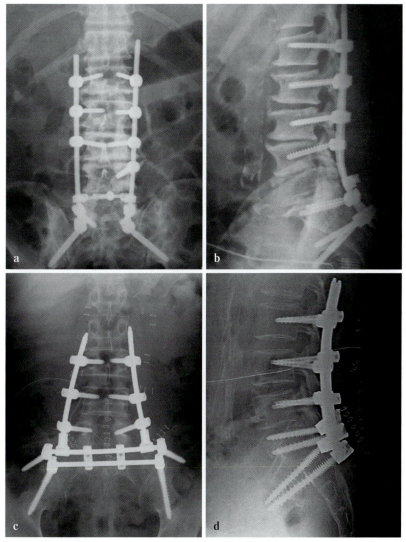

図1 腰仙椎 MISt
S2AIS を使用した術後 X 線の正面像（**a**），側面像（**b**）．
マルチプル腸骨スクリューを使用した術後 X 線の正面像（**c**），側面像（**d**）．

固定範囲を頭尾側に延長して対応する．さらに，MISt ではクロスリンクの設置が困難であるため，骨質が悪い場合においても，アンカーを頭尾側に延長する必要がある．PPS 設置は基本的には T3 以下としており，脊椎転移巣が中位胸椎（T5）以下であれば MISt を選択する．上位胸椎（T1～T4）転移例で，T3 より頭側に固定範囲が及ぶ場合には，通常の開放手術手技にて PS や外側塊スクリューを刺入し，尾側アンカーのみを PPS とするハイブリッド MISt として対応する．また，中下位腰椎転移例で骨盤までの固定が必要な場合には，ほかの PPS とロッド連結が容易な S2 alar iliac スクリュー（S2AIS）を使用している（図1a, b）．仙骨転移例に対しても，Mini-Open 法で腸骨スクリューを刺入し，腰椎 PPS と連結することで十分に対応可能である（図1c, d）．現時点での転移性脊椎腫瘍における MISt の適応と限界を表1 にまとめた．

表1 転移性脊椎腫瘍に対する MISt の適応と限界

脊椎転移高位	手術方法
頚椎	従来の開放手術
上位胸椎（T1〜T4）	ハイブリッド MISt
中下位胸椎（T5〜T12），上中位腰椎（L1〜L3）	MISt
下位腰椎（L4〜L5）	MISt（S2AIS の使用）
仙椎	MISt（Mini-Open 法で腸骨スクリューの使用）

手術手技

1) 手術体位

　全身麻酔導入のうえ，X 線透視可能なスライドベッドに腹臥位とする．Jackson テーブル以外でのホールフレーム型の 4 点フレームの使用は PPS 刺入時の working space が狭くなるために使用を控え，薄めのクッションなどを使用して腹部の圧迫を解除する．

2) 術前マーキング

　X 線透視にて，PPS 刺入予定の椎体の正確な正面像が得られるように体位を微調整する．続いて，PPS 刺入点と除圧に必要な最小限の切開部をマーキングする．ロッド挿入を行いやすくするため，最頭側の PPS 刺入のための皮膚切開は縦切開とし，その他の PPS 刺入のための皮膚切開は横切開とする（図 2a）．

3) PPS 刺入

　マーキングに沿って 0.5％キシロカイン（20 万倍希釈ボスミン含有）を局注してから，約 15〜20 mm の皮膚切開を加える．筋膜切開は針の自由度を獲得するために縦切開を使用する．腰椎 PPS 設置は，finger navigation と X 線透視正面像にて椎間関節外側の横突起基部を確認し，そこを Jamshidi®針の刺入点とする．胸椎 PPS 設置は，横突起基部上縁とその頭側に位置する肋骨頚部を Jamshidi®針の刺入点とする groove entry technique を使用するのが安全である[5,9]（図 2b）．X 線透視正面像にて椎弓根内壁まで，術前 CT の椎弓根の傾きに合わせて椎体内へ刺入を慎重に進める．X 線透視側面像にて針先端が椎体後壁を越えているようであれば，そのまま椎体後方 1/3〜1/4 まで針を進める．内筒を抜いた後，S-ワイヤーをガイドとして刺入する（図 2c）．S-ワイヤーは先端がより線構造になっており，椎体前壁穿破のリスクがなく，椎体内海綿骨にしっかり食い込ませることができるので，非常に有用である[4]．次に X 線透視下にタップを行う．この際に，タップ先端が椎弓根を越えて椎体後壁に達すれば十分であるが，先端が S-ワイヤー先端のより線部まで進まないように注意する．その後，術前 CT で計測しておいたサイズの PPS を刺入する（図 2d）．一連の PPS 刺入に伴う X 線透視では放射線被曝を最小限に控えるため，one-shot イメージングを基本とし[1]，可能であれば術者と助手が左右の PPS を同時に刺入する．

4) ロッドの設置

　ロッドの挿入は MIS-long fixation で最も重要なポイントである．固定範囲の alignment が前弯である腰仙椎の固定では，ロッドは alignment に合わせるように形成し，前弯の向きのまま挿入できる．一方，胸椎・胸腰椎移行部の後弯の固定では，ロッドを逆向きの前弯で頂椎を越えるところまで挿入後に 180 度回転させ，ロッドを後弯に戻して最後まで挿入する rod rotation technique を使用して行う．除圧操作の邪魔にならないよう，最初に片側のみを挿入して固定する（図 2e〜g）．

5) 除圧

　最後に責任病巣の除圧を迅速に行う．除圧は従来の開放手術よりも外側の展開に多少難渋するが，慣れれば十分に可能である．腫瘍切除は可及的に後方から脊髄側方の神経根分岐が露出する範囲まで行い，余裕があれば脊髄を前方から圧迫している硬膜管前方の腫瘍や椎体腫瘍を可及的に切除する（図 2h）．脊髄の除圧終了後，準備しておいた片側のロッドを最後に設置し，後方インストゥルメンテーションを完成させる（図 2i）．

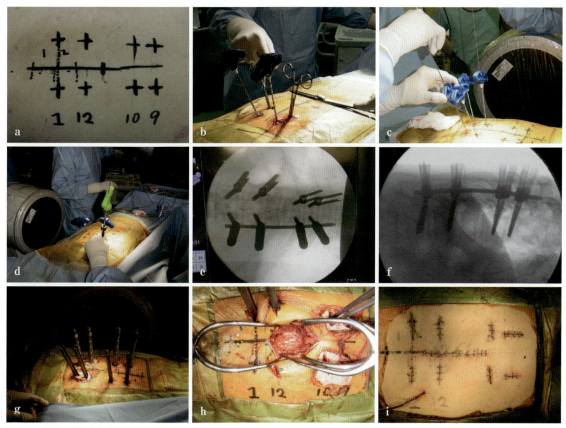

図2 手術手技（肺癌の T11 転移例．手術時間1時間28分，出血量45 g）
a：皮膚切開のマーキング．
b：X線透視下での Jamshidi® 針の刺入．
c：S-ワイヤーの刺入．
d：タップ後の PPS 刺入．
ロッド挿入時のX線透視の正面像（e），側面像（f）．
g：ロッド挿入後の外観．
h：正中切開での脊髄の除圧．
i：閉創．

術後管理

　術後1日以降は創痛の程度に応じて安静度を自由とする．術後ドレーン量は従来の開放手術に比較して有意に少ないため，術後に輸血を必要とするリスクは低い[3]．ただし，MISt手技にて除圧を行った場合には，除圧部の死腔が小さいために術後血腫による麻痺発生に注意が必要である．MIStは軟部組織侵襲が少なく，感染・離開などの創合併症も少なく，患者の全身状態の回復も早い．したがって，放射線治療や化学療法などを含めた集学的治療が術後早期に開始できるメリットもある[8,12]．当然のことながら，放射線治療，化学療法，ホルモン療法，分子標的薬治療，骨修飾薬投与などの集学的治療は，原発巣専門科の担当医師と相談しながら進め，脊椎転移巣のコントロールに努めなければならない．

まとめ

転移性脊椎腫瘍に対する姑息的手術は，患者の生存期間中の ADL 改善と QOL 向上を目指した疼痛と神経麻痺の改善，ならびに脊椎支持性の獲得を目的とする．特に MISt 手技は，従来の開放手術と比較し，創部痛の軽減，軟部組織侵襲の低減，少出血量などの低侵襲性により，早期離床と早期リハビリテーションの開始を可能とし，入院日数も短縮させることが期待できる．したがって，PPS 手技を使用した MISt は，生命予後の限られた転移性脊椎腫瘍例に対する姑息的手術として現時点で最適な手術方法と考えられる．一方，胸椎 PPS 設置は特異なラーニングカーブがあるため，安易な導入は重大な合併症を引き起こすリスクがある．導入前には，キャダバートレーニングなどで十分な手技の習得が必須である．

文 献

1) Funao H, Ishii K, Momoshima S, et al：Surgeons' exposure to radiation in single- and multi-level minimally invasive transforaminal lumbar interbody fusion；a prospective study. *PLoS One* **9**：e95233, 2014
2) Fourney DR, Frangou EM, Ryken TC, et al：Spinal instability neoplastic score：an analysis of reliability and validity from the spine oncology study group. *J Clin Oncol* **29**：3072-3077, 2011
3) 日方智宏, 石井 賢, 磯貝宜広, 他：転移性脊椎腫瘍に対する最小侵襲脊椎安定術（MISt）. 別冊整形外科 **66**：213-216, 2014
4) Ishii K, Kaneko Y, Funao H, et al：A novel percutaneous guide wire (S-wire) for percutaneous pedicle screw insertion：its development, efficacy, and safety. *Surg Innov* **22**：469-473, 2015
5) Ishii K, Shiono Y, Funao H, et al：A new groove-entry technique for inserting thoracic percutaneous pedicle screws. *J Spine Res*, submitted
6) Katagiri H, Okada R, Takagi T, et al：New prognostic factors and scoring system for patients with skeletal metastasis. *Cancer Med* **3**：1359-1367, 2014
7) Miscusi M, Polli FM, Forcato S, et al：Comparison of minimally invasive surgery with standard open surgery for vertebral thoracic metastases causing acute myelopathy in patients with short- or mid-term life expectancy：surgical technique and early clinical results. *J Neurosurg Spine* **22**：518-525, 2015
8) 中西一夫, 長谷川 徹, 田中雅人, 他：転移性脊椎腫瘍に対する最小侵襲脊椎安定術（Minimally Invasive spine Stabilization：MISt）の応用. *J MIOS* **(68)**：61-68, 2014
9) 塩野雄太, 石井 賢, 日方智宏, 他：MISt 手技における新たな胸椎 PPS 刺入法（Groove entry technique）―その精度と安全性についての検証. 第 17 回日本低侵襲脊椎外科学会学術集会抄録集, 2014, p53
10) Tokuhashi Y, Matsuzaki H, Oda H, et al：A revised scoring system for preoperative evaluation of metastatic spine tumor prognosis. *Spine*（Phila Pa 1976）**30**：2186-2191, 2005
11) Tomita K, Kawahara N, Kobayashi T, et al：Surgical strategy for spinal metastases. *Spine*（Phila Pa 1976）**26**：298-306, 2001
12) Zairi F, Arikat A, Allaoui M, et al：Minimally invasive decompression and stabilization for the management of thoracolumbar spine metastasis. *J Neurosurg Spine* **17**：19-23, 2012

C 各種疾患への応用

6 骨粗鬆症性椎体骨折に対するPPS法の応用

星野雅洋

背景

骨粗鬆症性椎体骨折やその後の椎体偽関節，遅発性神経障害に対し，椎体形成術とPSによる脊柱再建術が広く行われている．比較的低侵襲な手術とされているが，更なる低侵襲化として，これにPPS法を応用した手術方法を行っている．本稿ではこの方法について述べる．

適応

① 発症直後，または早期から神経症状を伴う症例．
② 早期から進行する椎体変形でballoon kyphoplasty（BKP）などの経皮的椎体形成術が適応外と判断した症例（高度な後壁損傷を伴う症例など）．
③ 偽関節による遷延する疼痛例．
④ 遅発性神経障害（馬尾障害，神経根障害）例．
⑤ その他．

通常，神経障害例では正中への小皮切による後方除圧を併用している．また，経皮的椎体形成術単独（HAブロック単独やBKPなど）との使い分けについては，術者の考え方や技量によっても異なると思われる．

手術方法

1 椎体形成術

日本において椎体形成術のマテリアルには，ハイドロキシアパタイト（HA）ブロック，リン酸カルシウムセメント（CPC），ポリメタクリル酸メチル（PMMA）などが使用されているが，筆者はPPS法との併用ではHAブロックの経皮的充填法を行っている．経皮的充填法のツールは，HAブロック発売元のHOYAにより提供されている経皮的充填ツールを使用している（図1）．以下に手術方法について述べる．

1）手術体位

Hall 4点フレームを使用して手術体位による椎体の整復を行う．

2）椎体形成術手技

① C-arm透視下にPPS刺入と同様に1cm弱の皮膚切開から中空プローブを椎弓根内に刺入し，1.2mm径のK-ワイヤーを椎体内に刺入する．
② K-ワイヤーをガイドワイヤーとし，通常のHAブロック充填手技と同様に中空のガイドバー（4, 5, 6mm径）を使用して椎弓根内を拡大する．
③ 次にガイドワイヤーを使用して中空インパクターを椎体内まで挿入する．いったんガイドワイヤーを抜去し，インパクターにて椎体内の瘢痕や残存海綿骨を椎体前方に押しやり，椎体内骨正面の新鮮化やHAブロックを充填する空隙の作製を行う．
④ 空隙の作製後，インパクターの抜去前に中空部を使用してガイドワイヤーを椎体内に再刺入する．
⑤ ガイドワイヤーを使用して中空のHAブロックインサーターを椎体内に刺入する．ガイドワイヤーとインサーター中空内筒を抜去し，通常（非中空）のインサーター内筒に交換する．

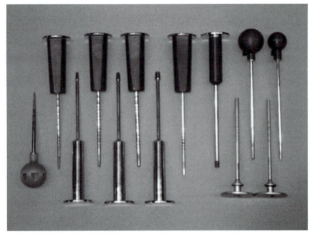

図1　HAブロック経皮的椎体形成術ツール（HOYA）
すべてのツールでガイドワイヤーが使用できるように中空になっている.

⑥通常のインサーター内筒を使用し，通常の充填手技と同様の方法でHAブロックを充填していく．

⑦片側からの充填が十分となったらインサーター中空内筒に変え，再度ガイドワイヤーを椎弓根内に刺入する．その後，インサーターを抜去する．

⑧残したガイドワイヤーから中空HAプラグトライアルを使用してHAプラグのサイズを決定する．

⑨決定したサイズのHAプラグをガイドワイヤーから椎弓根内に刺入する．HAプラグインパクターも中空であり，これを使用して完全に椎弓根内に打ち込む．

⑩HAプラグの代わりに短いPPSを刺入することもある．長いPPSでは椎体内でスクリューのマイクロムーブメントにより充填したHAブロックを破壊する可能性がある．

⑪対側の椎弓根から同様の手技を行う．症例や骨折椎体高位によっては，片側のみで十分なHAブロック充填が得られることもある．

2　PPS固定

椎体形成術後にPPSによる後方固定を行う．通常の開放手術手技と異なり，フックの設置が難しいシステムも多く，またトランスバースコネクターが使用できないため，固定範囲は上2椎体，下2椎体の合計5椎体固定を原則としている．しかし，術前の椎体不安定性や椎体形成術時の充填の感触によっては，固定範囲の延長または短縮も考慮する．また，最尾側においては，PPS刺入の皮膚切開を延長または拡大することで，最尾側の椎弓にフックを設置できることもある（通常ではオフセットフックを使用）．フックが設置できる場合には，固定範囲の短縮も考慮する．

3　骨移植

当然のことながら，PPSによる固定であるため，通常では後方骨移植は行っていない．後方除圧の施行例では，局所骨による椎間関節固定術などを行うこともある．

骨移植を行っていないが，骨折椎体自体の骨癒合や上下椎体への骨架橋により局所の安定化が得られている．時間とともにPPSのルースニングを認めることもあるが，経験的には臨床で問題になることはないと考える．

4　外固定

通常の開放手術に比べて固定性が弱い場合もあり，外固定は十分に行ったほうが安全である．通

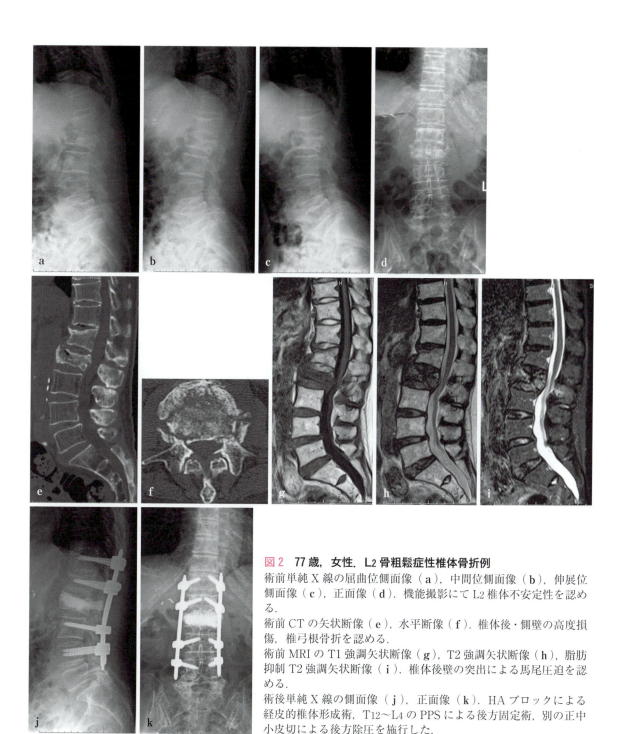

図2 77歳,女性.L2骨粗鬆症性椎体骨折例

術前単純X線の屈曲位側面像(a),中間位側面像(b),伸展位側面像(c),正面像(d).機能撮影にてL2椎体不安定性を認める.
術前CTの矢状断像(e),水平断像(f).椎体後・側壁の高度損傷,椎弓根骨折を認める.
術前MRIのT1強調矢状断像(g),T2強調矢状断像(h),脂肪抑制T2強調矢状断像(i).椎体後壁の突出による馬尾圧迫を認める.
術後単純X線の側面像(j),正面像(k).HAブロックによる経皮的椎体形成術,T12〜L4のPPSによる後方固定術,別の正中小皮切による後方除圧を施行した.

常では3カ月以上の硬性コルセットの装着を指導している.年齢,寝たきり度,認知症の有無などを考慮する必要がある.

症例提示

症例1

77歳,女性.L2骨粗鬆症性椎体骨折例.

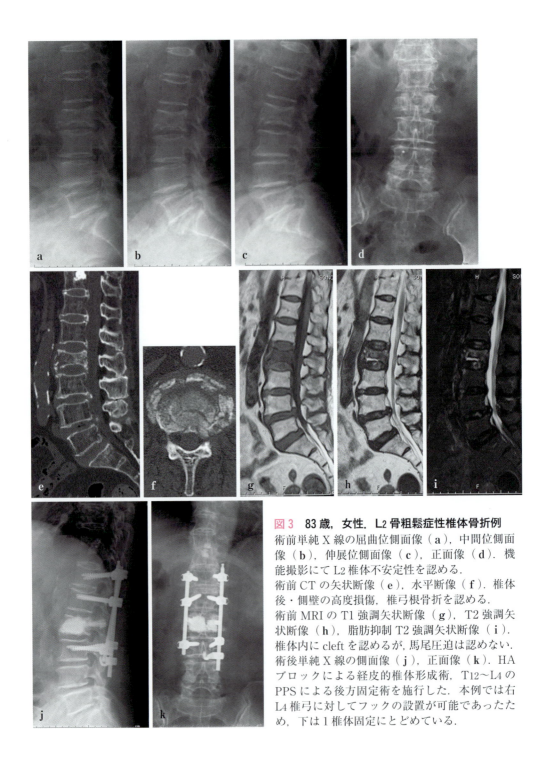

図3 83歳，女性．L2骨粗鬆症性椎体骨折例
術前単純X線の屈曲位側面像（a），中間位側面像（b），伸展位側面像（c），正面像（d）．機能撮影にてL2椎体不安定性を認める．
術前CTの矢状断像（e），水平断像（f）．椎体後・側壁の高度損傷，椎弓根骨折を認める．
術前MRIのT1強調矢状断像（g），T2強調矢状断像（h），脂肪抑制T2強調矢状断像（i）．椎体内にcleftを認めるが，馬尾圧迫は認めない．
術後単純X線の側面像（j），正面像（k）．HAブロックによる経皮的椎体形成術，T12～L4のPPSによる後方固定術を施行した．本例では右L4椎弓に対してフックの設置が可能であったため，下は1椎体固定にとどめている．

疼痛を発症し（明らかな外傷の既往なし），約3カ月にて両下肢不全麻痺が出現した．L2骨粗鬆症性椎体骨折後の遅発性神経障害と診断した（図2a～i）．L2椎体に対し，HAブロックによる経皮的椎体形成術，T12～L4のPPSによる後方固定術，別の正中小皮切による後方除圧を施行した（図2j，k）．

症例 2

83歳，女性，L2骨粗鬆症性椎体骨折例．

転倒受傷後約2カ月の保存的療法にて疼痛が持続するために来院した．L2骨粗鬆症性椎体骨折後偽関節 (図3a〜i) に対し，HAブロックによる経皮的椎体形成術，T12〜L4のPPSによる後方固定術を施行した (図3j, k)．本例では右L4椎弓に対してフックの設置が可能であったため，下は1椎体固定にとどめている．

7 腰椎変性後側弯症のPPS法による矯正固定術

齋藤貴徳・谷口愼一郎・石原昌幸・
谷 陽一・朴 正旭

背景

近年，PPS刺入法の普及に伴い，単椎間PLIFの低侵襲化から始まった最小侵襲脊椎安定術と名付けられたMIStも，徐々に多椎間固定へと適応範囲が拡大されつつある．一方，腰椎後側弯症の治療は，下肢症状が主体であっても体幹バランスが悪化している症例が多く，除圧とともに矯正と固定が必要となる．しかし，現在のPPSを基本とするMIS用の手術器具では，変形矯正に必要な基本的な手技が十分に行えない場合が多い．特にderotationや強力な圧迫，in situベンディングなどは，ロッドが直視できないというMISシステムの特性上，十分には行えないことが多い．このため，変形矯正については，特に側弯症を扱ってきた専門医を中心に，従来からMIS化に否定的な意見が多かった．一方，MIS用機器の開発スピードは近年ではさらに飛躍的に増しており，前述したderotationなどについても徐々に可能となってきたのを実感している．筆者らは，2009年から腰椎変性側弯症を中心に変形矯正術に積極的にPPS法，すなわちMISt手技を導入してきた．その理由としては，1，2椎間のPLIFのMIS化に比べ，変形矯正術は多椎間固定が必要であることから侵襲が圧倒的に大きくなるため，この分野こそ最も低侵襲化が必要であると考えたからである．しかし，その道のりは困難を極めた．当時のMISt用機器では，両側にPPSを使用し，チューブレトラクターでケージの挿入を行うMIS-TLIF手技は，除圧固定には問題がないが，多椎

表1 腰椎変性側弯症に対するPPSを使用した手術方法の流れと要点

1. 皮膚切開：正中縦切開
2. 展開：片側傍脊柱筋展開
3. 除圧：片側進入両側除圧，片側椎間関節切除
4. PS：展開側は開放手術で刺入，非展開側はLICAP法で刺入
5. ケージ：展開側から正中部に斜位方向で1個挿入
6. 整復：展開側は開放手術でderotation，非展開側はMISで圧迫
7. 隣接椎：展開側のみ頭側にフックを設置

間で行うには手術時間が長くなり，その割りに変形矯正については中途半端な成績しか望めなかった．そこで，筆者らは低侵襲性についてはMIS-TLIFより若干劣るが，開放手術と同様な矯正が可能な方法にシフトしていった．以下，筆者らが施行してきた多椎間固定による矯正固定術の低侵襲化法を解説する．

手術方法の詳細（表1）

正中縦切開とし，傍脊柱筋を凹側のみ剥離し，まず展開側のみに開放手術でPSを刺入する．続いて，通常のTLIFと同様に開放手術側の椎間関節切除を行い，椎体間スペーサーを正中部に斜位方向で1個挿入後，狭窄部のみに片側進入両側除圧を行う．次に，凹側のロッドでderotationをし，側弯を前弯に変え，続いて非展開側（凸側）にPPSをLICAP法（B章1-4「X線透視を使用しな

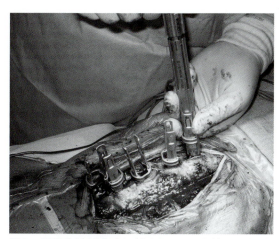

図1 腰椎変性側弯症に対する PPS を使用した手術方法の術中写真

い刺入法―X 線被曝の減少を目指して開発した LICAP 法」を参照）で刺入し，圧迫力を掛けて側弯矯正を行う方法である（図1）．

手術方法の特徴

　まず，最小侵襲を目指した手術方法であっても，開放手術（多椎間 PLIF）と同等な術後成績を得る必要が最低限ある．このためには，矯正不足は近位隣接椎間障害 {proximal junctional kyphosis（PJK）など} を招くことになり，多くの場合には固定範囲に胸腰椎移行部を含む必要が生じるので，かえって侵襲度が大きくなる．逆に，侵襲度低減のために脊柱側弯の一部を固定すると，30 度を超える変性側弯症では早期に隣接椎間障害を生じる可能性が考えられる．そこで，筆者らはどのような変性側弯症でも開放手術と同様の結果が得られ，そのうえで低侵襲化が得られる方法を考案した．多椎間にチューブレトラクターを使用して MIS-TLIF を行うのに比べると侵襲度は多少高いが，多椎間 PLIF を行うのに比べると低侵襲化は図れる．本法の特徴は，まず凹側は通常どおりに傍脊柱筋を剥離展開し，開放手術で PS を刺入する．これにより，傍脊柱筋の侵襲度は高くなるが，その代わりに derotation が可能となるうえに，除圧が迅速に施行可能となるため，麻酔時間

の短縮が得られるメリットがある．また，凸側は経筋膜的に PPS を刺入し，主として圧迫を行うことで脊柱側弯の矯正を行っている．これは現在の PPS システムの中で苦手とする derotation を避け，最近のシステムで改良著しい圧迫のみで凸側でも脊柱側弯の矯正を行おうとするものである．

脊柱側弯矯正原理

　本法の脊柱側弯矯正原理であるが，まず通常の脊柱側弯では凹側の椎間関節は閉じ，凸側の椎間関節は開いている（図2a, b）．このため，凹側ではいわゆる up-down stenosis が生じ，exiting root が障害を受ける．これに対し，凸側では椎体の回旋に伴う外側陥凹での障害や神経根の牽引障害が生じることになる．このため，椎間高は凹側では広げ，凸側では狭める必要があるが，この操作は PLIF では両側の椎間関節を切除して椎間板を郭清後，ケージを両側に挿入することにより達成している．一方，本法では，正中部の斜位方向に TLIF 用ケージを 1 個挿入することで椎間高を確保し，凹側で derotation を行うことで側弯を前弯に変えるとともに，椎間関節切除をしている凹側の椎間高が多少ながら自然に回復していく．このためには，片側からではあるが，ケージの挿入前に椎間板を徹底的に郭清し，十分に前方解離を行っておくことが重要である．特に凹側では椎体側壁で連続性を有している症例が認められるため，これを解離するのに有利であることも，凹側アプローチを行う理由の一つである．続いて行う凸側での圧迫であるが，近年，各社の PPS システムも進化してきており，特に圧迫は以前に比べてより強い圧を PS 間に掛けることが可能となってきている．この操作はケージを正中部に設置後に行うことが重要で，このケージが"てこ"の支点となることにより，凸側では開いた椎間関節（椎間板腔）が閉じ，凹側では開くことになる（図2c, d）．これにより，強力な側弯矯正が可能となる．片側を開放手術で展開しているもう一つのメリッ

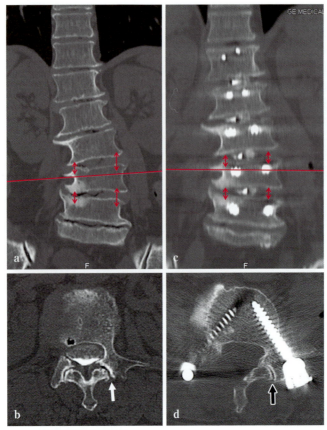

図2 脊柱側弯矯正原理
腰椎変性側弯のCTの冠状断像（a），水平断像（側弯のレベル，b）．凹側の椎間関節は閉じ，凸側の椎間関節は開いている（白矢印）．
矯正後のCTの冠状断像（c），水平断像（d）．矯正操作によりケージを"てこ"の支点にして凹側の椎間関節を開き，凸側の椎間関節を閉じている（黒矢印）．

表2 当院での腰椎変性後側弯症に対するPPSを使用した矯正固定術の手術適応

1. 腰椎の側弯症あるいは後側弯症で腰痛と下肢痛を有する症例（**後側弯を伴った腰部脊柱管狭窄症**）
2. 後弯が従来のPLIFで矯正可能な範囲（**後弯が30度以下**）
3. Global alignmentが悪い場合には腰椎のみで矯正可能な症例

表3 本法（PPSを使用したTLIF群）と従来法（PLIF群）の比較検討

	TLIF群	PLIF群
患者（例）	24	29
男女比（男性：女性）	1：3	12：17
年齢（歳）	73.2	65.8
		（$P<0.05$）
JOAスコア	14.2	12.8
術後経過観察期間（年）	2.1	6.8
		（$P<0.05$）
出血量（g）	428	1,168
手術時間（分）	287	356
入院期間（日）	22.5	42.9
平均側弯矯正率（％）	75.6	87.3
平均術後前弯角（度）	18.6	15.3

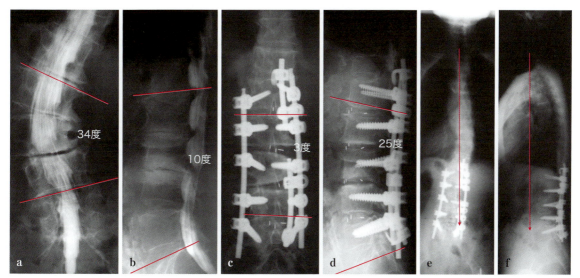

図3 症例1（65歳，女性）
術前脊髄造影の正面像（**a**），側面像（**b**）．Cobb角34度，前弯角10度の腰椎変性後側弯症例．L2/L3，L3/L4の凹側では椎体間に骨棘による連続性が認められる．
術後単純X線の正面像（**c**），側面像（**d**）．L1〜L5のTLIF後に開放手術側のT12にフックを設置した．Cobb角3度，前弯角25度に矯正された．ケージが正中部に設置されて椎間板腔は凹側が開き，凸側が閉じているが，ケージで椎間板腔を持ち上げているため，凸側も術前以上には椎体間が狭小化していない．これにより，矯正による凸側の新たなexiting rootのup-down stenosisが防げる．
術後全脊椎単純X線の正面像（**e**），側面像（**f**）．Central sacral vertical line（CSVL）は右側1 cm，sagittal vertical axis（SVA）は6 cmに改善した．

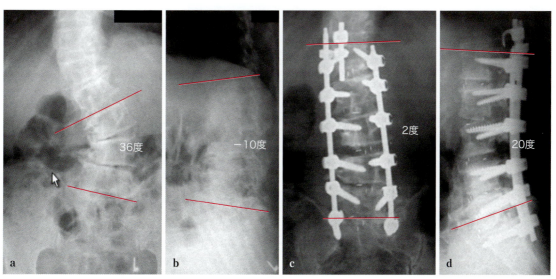

図4 症例2（75歳，女性）
術前単純X線の正面像（**a**），側面像（**b**）．Cobb角36度（矢印），前弯角−10度の腰椎変性後側弯症例．L1/L2，L2/L3の凹側では椎体間に骨棘による連続性が認められる．
術後単純X線の正面像（**c**），側面像（**d**）．L1〜S1のTLIF後に開放手術側のT12にフックを設置した．Cobb角2度，前弯角20度に矯正された．L3/L4レベルをみると凹側の椎体間距離は伸びているが，ケージを"てこ"の支点にしているため，凸側の椎体間距離は縮んでいない．
術前後の全脊椎単純X線像では，CSVLは7 cmから3 cmに，SVAは15 cmから6 cmに改善した．

7 腰椎変性後側弯症のPPS法による矯正固定術

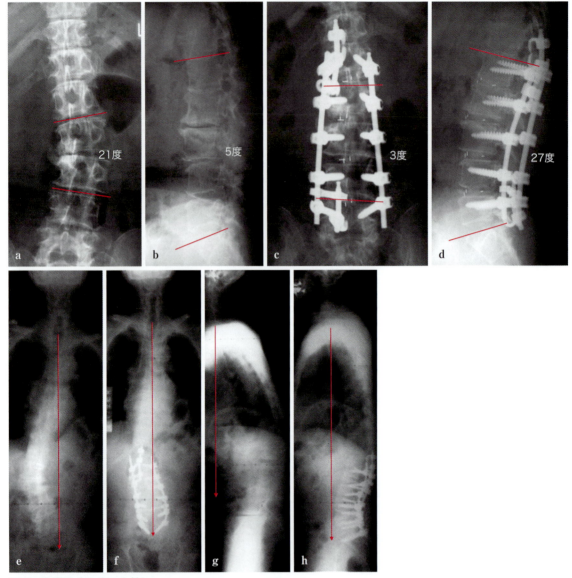

図5 症例3（71歳，女性）
術前単純X線の正面像（a），側面像（b）．Cobb角21度，前弯角5度の腰椎変性後側弯症例．L2/L3の凹側では椎体間に連続性が認められる．
術後単純X線の正面像（c），側面像（d）．L1〜L5のTLIFで矯正固定後にT12とL5にフックを設置した．Cobb角3度，前弯角27度に矯正された．
e〜h：術前後の全脊椎単純X線像．e：術前の正面像，f：術後の正面像，g：術前の側面像，h：術後の側面像．CSVLは3 cmから0 cmに，SVAは17 cmから7 cmに改善した．

トとしては，頭尾側端にフックが掛けられることが挙げられる(表1)．コネクターを挟んで間接的にフックを設置可能であるため，多椎間固定時に生じやすい隣接椎間障害，特にPJKを予防できる．

本法の術後成績 (表2, 3, 図3〜5)

関西医科大学滝井病院で2007年7月〜2012年3月に本法(PPSを使用したTLIF群．以下，TLIF群)を施行した下肢症状を有する腰椎変性後側弯症24例の術後成績を提示する．施行した固定椎間はL1〜L5が15例，L1〜S1が7例，L2〜L5が3例，L2〜S1が3例であった．いずれも最頭側の固定椎体の1つ頭側にフックを設置した．その内訳は，男性6例，女性18例，年齢58〜84歳，平均73.2歳であった．比較対象は従来法(PLIF．以下，PLIF群)により矯正小手術を施行した変性後側弯症の29例である．

TLIF群：PLIF群の術後成績は，出血量428 g：1,168 g，手術時間287分：356分，入院期間22.5日：42.9日であった．平均術前側弯角26.2度：21.7度，平均術前後弯角12.2度：14.1度であったが，平均側弯矯正率75.6％：87.3％，平均術後前弯角18.6度：15.3度であった．

年齢と経過観察期間以外は統計学的有意差がなかった．出血量は約1/3に，入院期間は約1/2になり，低侵襲化が達成されていた．矯正については，側弯矯正率が若干劣るものの有意差がなく，側弯，前弯ともにほぼ同等で，PLIF群に比べて遜色ない矯正力が得られた．したがって，TLIF群は低侵襲であることが明らかとなった．

まとめ

①より低侵襲化を目指し，腰椎変性後側弯症に対するPPS法を使用した矯正固定術を詳述した．
②下肢症状を伴う腰椎変性後側弯症に対しPPS法を使用したTLIFを行い，その術後成績を従来法によるPLIFでの矯正固定術と比較検討した．
③本法を使用すれば高齢者であっても少ない負担で矯正固定が可能であり，30度以下の後弯であれば，増加傾向にある高齢者の腰椎変性側弯症に広く対応可能と考えられた．

C 各種疾患への応用

8　脊柱変形（PSOへの応用）

富田 卓

背景

　C章7の脊柱変形に関連してMIStにおけるPPSのpedicle subtraction osteotomy（PSO）をはじめとした骨切り術への応用について述べる．

　脊柱変形例は，腰痛や神経症状，姿勢異常，また逆流性食道炎をはじめとする消化器疾患などのさまざまな症状を呈する．その病態を解決する手術方法が変形矯正の場合には，手術侵襲は決して少なくない．インストゥルメンテーションを使用した矯正固定術が基本となるが，骨切り術も重要な選択肢の一つとなる[1]．Ponte骨切り術，PSO，脊柱切除術（vertebral column resection：VCR）が代表的な骨切り術として挙げられ[4,7]，ほかにも椎体への部分的な骨切り術にTLIFを加えた手術方法など，その選択肢は多岐にわたる[5,10]．

　一方，A章2でも述べたように，今日の超高齢社会では，内科的既存疾患によるハイリスク患者の急増に伴い，脊椎手術における低侵襲化の流れも不可避なものとなりつつあり[2]，インストゥルメンテーションの手技，器械も低侵襲性を求められている．これは骨切り術の場合も例外ではない．

　本稿の要点は，すべての骨切り術にMIStを応用することには限界があるものの，骨切り術自体の展開とは別に，MIStにより固定範囲に応じたPPSを使用することの提案である[9]（図1, 2）．

　以下，その詳細について述べる．

適応

　PPSの脊柱変形への応用は，その一歩を刻み始めた段階にある．これはPPSの骨切り術への応用も同様である．一般的な骨切り術の適応は，脊柱変形の後弯症・後側弯症，骨粗鬆症性椎体圧壊，強直性脊椎炎などである[1]．腰椎変性後側弯症の中で，硬い脊柱後弯で冠状面変形が軽度なものがPSOのよい適応とされている[8]．PPSが適応される骨切り術，特にPSOに限定した場合も，脊柱変形の冠状面変形が軽度で可撓性の乏しい脊柱後弯がよい適応と思われる．

　また，椎体への部分的な骨切り術にTLIF/PLIFを加えた手術方法は，corrective TLIF/PLIF，modified TLIF/PLIFとして知られている[5,10]．これらの手術方法は，神経組織の除圧も含めた脊柱変形の矯正，ならびに三次元的な矯正が必要な症例によい適応があり，これらもPPSの併用に比較的相性がよい．つまり，骨切り術は，局所で病態を低侵襲に解決することが可能であるため，PPSを使用したMIStがよい適応と考えている[9]（図3）．

PPSの種類・特徴と手技の工夫

　PPSの種類には特に制約がないが，骨切り部の矯正の際にPPSに掛かる力を考慮すると，可能であればエクステンダー型のほうがタブ型よりも望ましいかもしれない．

　PSOの場合には，テンポラリーロッドを使用し

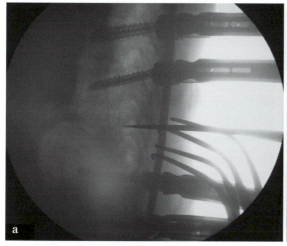

図1 MISt-PSO―展開を分けた PSO と PPS
a：X線透視側面像，b：術中写真．

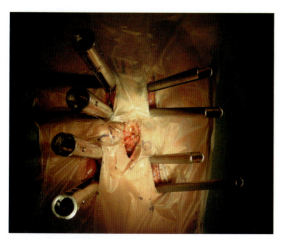

図2 MISt-PSO の全景

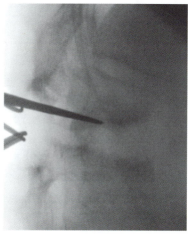

図3 Modified TLIF のための部分的な骨切り術

たほうが安全であるが，ロッドを入れ替えずに矯正したまま固定するときには，ロッドの曲げ具合に工夫を要し，さらに矯正後の PPS とロッドの相対的位置関係から，PPS はポリアキシャルスクリューの使用が好ましい．

さらに，両側同時に骨切り部の矯正を行うべく圧迫力を加えることが肝要であるが，この際には PPS に多大な力が加わることから，PPS 自体とエクステンダーの連結がしっかりしたもの（タブ型の場合には，その部分の構造がしっかりしたもの）を選択する必要がある．コンプレッサー自体も機種により特徴があることから，数椎体間で圧迫力を確実に加えることが可能な機種を選ぶことが肝要である（図4，5）．

固定範囲

PSO の場合の固定範囲は，PPS を最低でも 2 above 2 below で刺入する．可能であれば，3 above 3 below の PPS 刺入が適切と思われる．

また，modified PLIF/TLIF[10] の場合には，PPS による 1 椎間の固定で済ませることも可能である

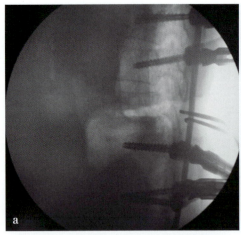

図4 PSO 後の矯正の術中 X 線透視側面像
a：PSO 後，b：PSO 後の矯正．

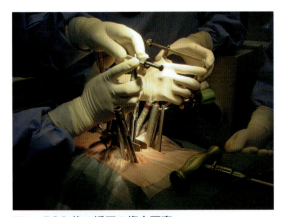

図5 PSO 後の矯正の術中写真

が，2 above 2 below による固定を考慮してもよい．

注意点

脊柱変形に MISt として骨切り術を適応する場合には，展開を抑えている分，視野の問題があり，分節動脈には十分に注意をする必要がある．また，限られた視野では X 線透視下に骨切り術の方向や深さなどを確認する必要があることから，放射線被曝もできるだけ最小限に抑えるように心掛けることも必要である．

また，従来の開放手術で展開した場合の骨切り術と比較して PPS を使用した場合には，危惧されるのは骨移植の問題であろう．骨切り椎体の上下椎間関節を含めた範囲でしか骨移植の母床が得られないため，PSO であれば骨切り面が確実に一致するような配慮や，頭側椎間板を切除する PSO[3]にて可動区分を少なくする手術方法の採用などの検討が必要である．

最後に，脊柱変形に対する骨切り術の適応は，従来の開放手術であれ，MISt であれ，本質的に変わるものではない．PPS を応用した骨切り術にも，やはりグローバルバランスの評価は欠かせない[6]．本稿の適応でも述べたとおり，PPS 併用の骨切り術が適応となる症例も考えられるが，不良 alignment とグローバルバランスの改善が必要な高度変形例には，その適応はいまだ慎重とならざるを得ず，今後の課題といえる．

文 献

1) 細金直文，戸山芳昭，松本守雄：変性後側弯症に対する手術適応と術式選択．整・災外 **56**：865-875, 2013
2) 石井 賢，戸山芳昭：最小侵襲脊椎安定術（MISt）の現状と将来．整・災外 **57**：1521-1527, 2014
3) Lehmer S, Keppler L, Biscup R, et al：Posterior transvertebral osteotomy for adult thoracolumbar kyphosis. *Spine*（*Phila Pa 1976*）**19**：2060-2067, 1994
4) Saita K, Hoshino Y, Kikkawa I, et al：Posterior spinal

shortening for paraplegia after vertebral collapse caused by osteoporosis. *Spine*（*Phila Pa 1976*）**25**：2832-2835, 2000
5) 佐野茂夫, 中尾祐介, 森井次郎：変性後側弯症の術式選択—矢状面アライメントの考え方と三楽フォーミュラによる矯正目標算出. 整・災外 **56**：853-863, 2013
6) Schwab F, Lafage V, Patel A, et al：Sagittal plane considerations and the pelvis in the adult patient. *Spine*（*Phila Pa 1976*）**34**：1828-1833, 2009
7) Smith-Petersen M, Larson C, Aufranc O：Osteotomy of the spine for correction of flexion deformity in rheumatoid arthritis. *J Bone Joint Surg Am* **27**：1-11, 1945
8) 種市 洋, 稲見 聡, 森平 泰, 他：腰椎変性後側弯症の病態別治療戦略. 整・災外 **56**：845-851, 2013
9) 富田 卓：骨粗鬆症性椎体骨折に対する椎体骨切りを併用した MISt による治療経験. *J Spine Res* **5**：1012-1015, 2014
10) 富田 卓, 植山和正, 三戸明夫, 他：骨切りを併用した modified PLIF による脊柱再建術. 日本脊椎インストゥルメンテーション学会誌 **5**：7-10, 2006

9 XLIF®との併用（変形，変性疾患など）

1 変形に対するXLIF®の手術手技の実際と合併症予防のコツ

齋藤貴徳・谷口愼一郎・石原昌幸・谷 陽一・朴 正旭

変形矯正におけるXLIF®の役割

1 変形矯正におけるXLIF®のメリット

2008年にPimentaら[2]が初めて報告したXLIF®（extreme lateral interbody fusion）は，direct lateral approachにより側方から前方の椎体間に大きなケージを挿入できる手術手技である．このケージは従来のPLIF用ケージやALIF（anterior lumbar interbody fusion：前方経路腰椎椎体間固定術）用ケージと異なり，側方から挿入するため，その挿入経路にまったく障害物がないメリットがある．すなわち，後方からのアプローチ時の硬膜管・神経や前方からのアプローチ時の大血管などのような本来絶対に損傷してはいけない組織にまったく触れることなくケージを挿入可能なため，比較的強度の高い側方の縁（rim）にケージの両端を安全に挟み込ませることができるアプローチである．このため，椎体終板を損傷したり，これによる沈み込みを心配したりすることなく大きなケージで椎体間を持ち上げることができる．これにより，2つのメリットが生まれる．一つは，椎体間腔を回復させることにより黄色靱帯や後縦靱帯のバックリングを解除でき，これにより間接的に脊柱管が拡大する間接除圧効果である[1]．もう

一つは，徹底的な椎間板郭清による前方解離後の挿入による変形矯正効果である．特に腰椎変性側弯症の手術においては，椎間板腔で生じた変形にはXLIF®用ケージを打ち込んでいくだけで自然に矯正が得られていく．従来，後方から硬膜外腔と椎間板腔にアプローチして除圧と固定を行うPLIFやMIS-TLIFでの多椎間固定による成人脊柱変形の矯正を行ってきた．しかし，本法を応用した場合には，顕著な出血量の低減が期待でき，手術の低侵襲化が達成される．

2 XLIF®を使用したPPS法による変形矯正

筆者らは，2013年4月からXLIF®を使用して成人脊柱変形の矯正を行ってきた．成人脊柱変形にPPS法を導入することの問題点は，後方を展開しないために生じるもので，①後方に骨移植ができない，②除圧ができない，③Ponte骨切り術などの骨切り術ができないという3点が挙げられる．しかし，XLIF®の登場で，これらがほぼすべて解消されることになった．すなわち，XLIF®では，側方から10度の前弯位に固定する楔状ケージを打ち込むことにより，椎間板腔を持ち上げて間接除圧を行い，同時に前方解離と椎間板腔での変形矯正が可能となり，後方については展開せず

ともPLIFと同様の効果が得られることとなった．ただし，変形矯正に関しては，冠状面の矯正は十分に得られるものの，矢状面の矯正は後方の椎間関節をPonte骨切り術で切除しない場合にはSchwabら[4]が提唱する「PI（pelvic incidence）－LL（lumbar lordosis：腰椎前弯角）」のformulaでの目標角度に達しない場合がある．

XLIF®を使用した矢状面の矯正

1 矢状面の矯正の考え方

具体的に矢状面の矯正を考えると，まずL1/L2～L4/L5にXLIF®を施行し，脊柱管の除圧と前方解離，および10度の前弯位に固定するケージの使用による矯正を行う．これまでの経験では，10度のケージを使用すると各椎間で平均7～8度の前弯を獲得できる．このため，PIが40度前後と小さい場合には，XLIF®による矯正のみで30度前後の矯正が得られるため，後方はL5/SのPLIFとL1/L2～L4/L5のXLIF®で開大した各椎間関節を圧迫して締めることにより，約10～20度の追加を獲得でき，PPS法のみで終了することができる．一方，PIが60～70度と大きい場合には，PPSを使用すると60度以上の前弯を作ることが困難であるため，後方は開放手術としてPonte骨切り術を加え，cantilever techniqueを使用し，全体で60～70度の前弯を獲得する必要がある．ただし，一部の症例では，術前X線機能撮影で腰椎がフレキシブルなことがあり，PIが大きくても後方はPPS法のみで矯正可能な場合も存在している．

2 日本人における変形矯正の目標

米国と違い，75歳以上の高齢者が治療対象となることが多い日本では，そもそも60歳台の解析から作成されたSchwabらのformulaを目標数値としてよいかどうかも，議論の必要がある．関西医科大学附属滝井病院整形外科でも，75歳以上の腰痛がまったくなく歩行可能な人を対象としてPI，PT（pelvic tilt），LL，SVA（sagittal vertical axis）を計測すると，Schwabらのformulaを満たさない，すなわちPI－LLが10度以上，PTが20度以上の人が約20％認められる．この結果から，場合によっては，PIが60度以上でもPPSを使用し得る症例が存在すると考えられるが，その選別手段のデータがなく，現時点では目標を変更することはできていない．

3 XLIF®とPPS法による矢状面の矯正の工夫

当科では片側を開放手術とし，対側をtransfacialでPPS刺入する後方semiopenの手術方法を選択することがある．これは，後方をPPS法とした場合のデメリットである①cantilever操作ができないこと，②Ponte骨切り術ができないことのうち，cantilever techniqueを片側で可能とするための手術方法である．また，両側開放手術と比較し，片側のみの展開で出血量の低減を狙ったものである．3つの手術方法，すなわち後方を①両側PPS法で行う，②片側PPS法と対側開放手術で行う，③両側開放手術で行うという各選択は，以下のように行っている．まず，前方のXLIF®後の腹臥位でのPI－LLが20度未満の場合には後方をPPS法のみで対応し，20度以上30度未満の場合には後方を片側PPS法と対側開放手術を選択し，30度以上の場合には後方を開放手術としている（図1）．これらのいずれの手術方法を施行しても，後方から全腰椎PLIFを施行する従来の手術方法と比較し，大幅な出血量の低減が得られる．しかし，やはり長時間の手術になればなるほど，傍脊柱筋を展開しないPPSはoozingを防げるメリットが大きくなるため，可能な限り後方はPPSを使用して行いたいと考えている．このため，最近施行している工夫としては，cantilever techniqueが使用できないことを補うため，in situ bending techniqueを考案している．これはS2 alar iliacスクリュー（S2AIS）を使用した強力な骨盤固定によるアンカーを利用したもので，図2に示すようにS1のPS部のロッドをわざとスクリューヘッドの上方を通るようにベンディングしておき，in situベンダーを使用してロッドをS1

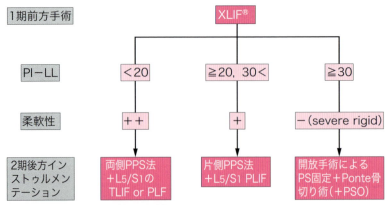

図1　腰椎変性後弯に対する手術ストラテジー

前方のXLIF®後の腹臥位でのPI-LLが20度未満の場合には後方を両側PPS法+L5/S1のTLIFまたはPLIF、20度以上30度未満の場合には後方を片側PPS法+L5/S1 PLIF、30度以上の場合には後方を開放手術によるPS固定+Ponte骨切り術（+PSO）の方針としている．

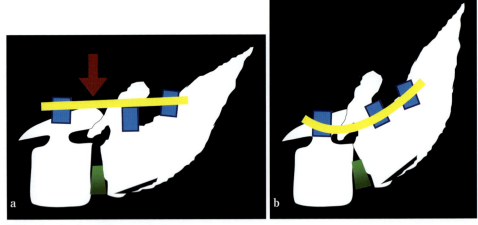

図2　*In situ* bending technique

S2 alar iliacスクリュー（S2AIS）を使用した強力な骨盤固定によるアンカーを利用したもので、S1のPS部のロッドをわざとスクリューヘッドの上方を通るようにベンディングしておき（a）、*in situ*ベンダーを使用してS1スクリューヘッドにロッドを押し込み（b）、L5/S1間で前弯を獲得する方法である．

スクリューヘッドに押し込むことにより、L5/S1間で前弯を獲得する方法である．

XLIF®を使用した冠状面の矯正

冠状面の矯正に関しては、XLIF®利用のメリットが十分に生かせる．もともと冠状面の矯正は、CSVLなどの冠状面でのグローバルバランスが良好であれば、こだわる必要がないとの意見が多いが、実際には術中にC7棘突起からのplumb lineがS1の正中部を通過していることを確認するのは非常に難しい（阿部らは、この対策のためにクロス棒を作製しており、現時点では最も有用である）．したがって、筆者らは腰椎側弯を可能な限り矯正することを目標としているが、このためには2つの要点がある．

一つは、PPS刺入法に関することである．後弯

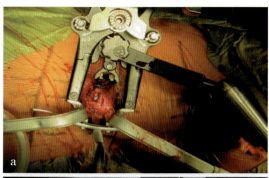

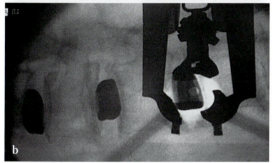

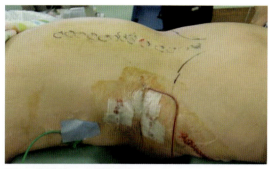

図4 腹臥位への体位変換
腹臥位に体位変換し，X線像を2方向で撮影し，前弯の矯正を術前後のLLで比較する．

図3 XLIF®
a：前方をXLIF®を使用して前方解離とケージによる矯正および骨移植を行う．
b：XLIF®後に側臥位のままで術中脊髄造影を施行し，間接除圧が有効であったことを確認する．

変形のみの矯正固定術時には，PPS刺入は胸椎からS2AIまでの配列を考えて極力スムーズに一直線上に並べるとロッドの挿入が容易に可能となる．しかし，側弯の矯正も必要な場合には，ロッドの強制的な挿入により矯正が得られるため，椎体の極力同じ部位を挿入点にする必要がある．すなわち，PPSの刺入点である横突起と椎間関節の変曲点に正確に刺入する．これにより，三次元的に位置関係が変化した椎体でも，スクリューヘッドが椎体内の同じ位置に設置され，理想的な形にベンディングしたロッドを強制的にスクリューヘッドに押し込むことにより，自然と矯正されていく．これにはXLIF®による徹底的な前方解離による柔軟性の獲得が必須で，後方の椎間関節が癒合していなければ予想以上に矯正が得られる．

もう一つは，rod rotation techniqueのPPS法での利用である．これはロッドをスクリューヘッドに設置したうえで，セットスクリューを緩めておき，ロッドの回転で腰椎の側弯を前弯に変える手技である．開放手術での腰椎変性側弯の矯正においてはよく行われる手技であるが，PPS法での手術時に実施しようとすると手技の難度が一気に高くなる．PPS法の場合には，スクリューヘッドが直視できず，側弯に合わせてロッドを正確にベンディングすることが難しい．特に刺入点が各椎体で異なっている場合には，ロッドをスムーズな弯曲にすると挿入が困難となる．ある程度はスクリューの刺入深度による調整でロッドの挿入が可能となるが，やはり前述した刺入点の均一化はこの手技をPPSで導入するのに重要な要点となる．また，PPSを使用して胸椎から骨盤までを固定する場合には，腰椎側弯があると慣れと習熟が必要となる．この中でrod rotationを導入するには，その手順が重要である．すなわち，まずrod rotation用のL1からL5あるいはS1のロッドを用意し，PPSのエクステンダーの上端で弯曲を合わせてベンディングを行う．このロッドを使用して凸側のスクリューヘッドに挿入し，セットスクリューで固定後に少し緩めておき，パワーグリッパーを使用してrod rotationで側弯を前弯に変える．この状態で，凹側のロッドを胸椎から骨盤まで可能な限り矯正位となるようにベンディングを行い，凸側のセットスクリューを一度緩めたうえで固定していく．最後に凸側のテンポラリーロッドを抜去し，最終固定を胸椎から骨盤の凸側でも行う．この方法で行うと，変性側弯のlong fixationの際，比較的容易に冠状面の矯正とロッド固定が行える．

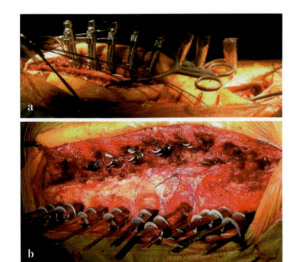

図5　後方手術
a：片側PPS法と対側開放手術，b：両側開放手術．

XLIF®の後方をPPS法を使用して変形矯正を行った臨床成績

1 対象と方法

対象は当科で施行したXLIF®のうち成人脊柱変形42例である．年齢は68〜88歳，平均73.1歳で，男性18例，女性24例であった．手術方法は，まず前方をXLIF®を使用して前方解離とケージによる矯正および骨移植を行い（図3a），XLIF®後に側臥位のままで全例に術中脊髄造影を施行し（図3b），間接除圧が有効であったことを確認する．その後，腹臥位に体位変換し（図4），X線像を2方向で撮影し，前弯の矯正を術前後のLLで比較する．これにより，獲得した前弯をSchwabらのformulaであるPI-LLで計算し，原則的に後方を，20度未満はPPS法で，20度以上30度未満は片側PPS法で，30度以上は開放手術で行った（図5）．後方手術は症例により同日に行ったもの（1 stage OP）と，7〜10日後に行ったもの（2 stage OP）の2群に分けた．原則的に全体の侵襲度を考慮し，後方をPPSで矯正固定した群（PPS群）は1 stage OPで，後方を開放手術で矯正固定した群（open群）と，片側を開放手術で対側をPPSで矯正固定した群（片側PPS群）は2 stage OPで行った．

1) PPS群

まず，後方はL1〜S1にPPSを刺入する．続いて，L5椎弓からS2を小皮切で展開し，S2AISを使用する場合には，まずこれをガイドワイヤー法で刺入する．次に，L5/S1の椎間関節を全切除してPLIFを行う．その後，胸椎をT12から固定上位端まで通常どおり開放手術で展開し，必要に応じて胸椎のPonte骨切り術や骨移植を行う．最後に，L5〜S2の小切開部から至適角度にベンディングした5.5 mm径のコバルトクロムロッドまたは6.0 mm径のチタン合金ロッドを挿入し，可能な限りのcantilever操作にてS2AIから順にPPSにロッドを押し込んでいく．そして，固定上位端にフックを掛けて終了する．

2) 片側PPS群

PPS法のみでは皮膚と筋膜が障害となり，十分なcantilever操作が困難なため，まず片側を開放手術としてPonte骨切り術を施行する．続いて，対側はPPSを刺入し，L5/S1にTLIFを行い，S2AISを刺入する．次に，開放手術側のみ胸椎を展開し，フック設置と骨移植を行った後，十分にベンディングしたロッドを開放手術と同様の強力なcantilever操作にて整復固定する．対側はほぼ in situ でPPSにロッドを通して固定する．

3) open群

多椎間PLIFで矯正固定する方法を低侵襲化するため，まず前方をXLIF®で解離と骨移植による矯正を行う．その後，通常どおりに開放手術でL5/S1にPLIFを行い，S2AISと胸椎へのPS，フックを設置する．次に，胸椎からS1の両側の全椎間にPonte骨切り術を行い，強力なcantilever操作で腰椎の十分な前弯を得る．

2 結果

手術時間は，PPS群が前方168分，後方452分，片側PPS群が151分，411分，open群が162分，380分で，全体ではPPS群が620分，片側PPS群が562分，open群が542分で，PPS群が最も長かった．出血量は，PPS群が前方82 g，後方580 g，片側PPS群が前方104 g，後方777 g，open群が前方123 g，後方1,280 gで，全体では各々662

表1 結果

	年齢(歳)	固定範囲	XLIF®(椎間数)	出血量(前方, g)	出血量(後方, g)	出血量(全体, g)	時間(前方, 分)	時間(後方, 分)	時間(全体, 分)	離床期間(日)
PPS群	74.5	T10〜腸骨	3.7	82	580	662	168	452	620	3.2
片側PPS群	75.9	T10〜腸骨	2.7	104	777	881	151	411	562	6.4
open群	70.8	T5〜腸骨	3.2	123	1,280	1,403	162	380	542	7.8
平均	73.1		3.3	107	821	1,032	157	426	562	6.8

表2 X線学的検討

		SVA(cm)	PI(度)	LL(度)	PT(度)	SS(度)	PI−LL(度)
PPS群	術前	12.3	53.9	12.5	39.7	12.5	36.1
	術後	6.4		43.8	24.5	30.1	10.1
片側PPS群	術前	13.5	53.3	12.8	32.1	16.7	40.5
	術後	3.7		49.7	20.4	33.1	3.7
open群	術前	18.2	59.2	−9.2	41.0	18.5	66.4
	術後	3.1		58.8	19.2	39.1	0.4

g, 881 g, 1,403 g であった. XLIF®の平均固定椎間数は, PPS群で3.7椎間, 片側PPS群で2.7椎間, open群で3.2椎間で, PPS群が多かった. 離床期間は症例により差があるが, 平均ではPPS群が3.2日, 片側PPS群が6.4日, open群が7.8日で, PPS群が有意に短かった (表1).

X線学的検討では, 各群間で術前後のSVA, PI, LL, PT, SS (sacral slope), PI−LLを比較検討した (表2). SVAはPPS群では術前12.3 cmが術後6.4 cmに, 片側PPS群では13.5 cmが3.7 cmに, open群では18.2 cmが3.1 cmに改善した. LLはPPS群では12.5度が43.8度に, 片側PPS群では12.8度が49.7度に, open群では−9.2度が58.8度に改善した. PTはPPS群では39.7度が24.5度に, 片側PPS群では32.1度が20.4度に, open群では41.0度が19.2度に改善した. PI−LLは術後にPPS群が10.1度に, 片側PPS群が3.7度に, open群が0.4度になった. 各群間の比較では, Schwabらのformulaに従うと, SVA, PT, PI−LLともにopen群が最も良好に改善しており, 次いで片側PPS群, PPS群の順であった. このように手術方法を選択すれば, X線学的矯正結果は有意差を生じるほどの差を認めず, ほぼ全例でSchwabらのformulaの達成が可能である.

XLIF®を使用した変形矯正の展望

成人脊柱変形手術はMISt手技が最も適応困難な疾患であると考えられてきたが[5], XLIF®の登場でMISt手技の適応疾患となり, さらに後方もPPSで矯正固定することにより, 従来の1/2以下の出血量で手術が可能となった. 現時点では, 前述のように, 一部のrigidな変形の症例には後方に関しては開放手術を余儀なくされることもある. しかし, 今後, 前縦靱帯を切離してのAnterior Column Realignment (ACR) 用の20, 30度のケージが発売を控えており, これらが日本市場に供されるようになると, 成人脊柱変形手術において, pedicle subtraction osteotomy (PSO) や脊柱切除術 (VCR) などの高侵襲な骨切り術を施行する必要がなくなる. つまり, ほぼ全例でXLIF®+PPSの組み合わせで, 成人脊柱変形手術が可能となる可能性が高い. Phillipsら[3]はXLIF®を使用すると成人脊柱変形の約45%をPPS法で手術

可能であったと最近報告しており，各種 formula を十分に満たした手術計画で行っても PPS 法で手術可能な症例は増加している．脊椎手術の低侵襲化は従来の開放手術と同等か，それ以上の成績を得ることが前提であることはいうまでもない．

もしこれが得られるならば，努力をいとわず，またストレスを克服して手術を待つ患者のために MISt 化を進めていきたい．固定術（安定術）の低侵襲化は，特に高齢者が対象である成人脊柱変形手術を受ける患者にとって間違いなく正義である．これを目指すわれわれ MISt 推進派は，今後，成人脊柱変形の全例を XLIF® ＋腰椎 PPS 法で治療できるようになる日を目指し，一層の努力をしたいと考えている．

文 献

1) Elowitz EH, Yanni DS, Chwajol M, et al：Evaluation of indirect decompression of the lumbar spinal canal following minimally invasive lateral transpsoas interbody fusion：radiographic and outcome analysis. *Minim Invasive Neurosurg* **54**：201-206, 2011
2) Ozgur BM, Aryan HE, Pimenta L, et al：Extreme Lateral Interbody Fusion (XLIF)：a novel surgical technique for anterior lumbar interbody fusion. *Spine (Phila Pa 1976)* **6**：435-443, 2006
3) Phillips FM, Isaacs RE, Rodgers WB, et al：Adult degenerative scoliosis treated with XLIF：clinical and radiographical results of a prospective multicenter study with 24-month follow-up. *Spine (Phila Pa 1976)* **38**：1853-1861, 2013
4) Schwab F, Ungar B, Blondel B, et al：Scoliosos research society-Schwab adult spine deformity classification：a validation study. *Spine (Phila Pa 1976)* **37**：1077-1082, 2012
5) 種市 洋，稲見 聡，森平 泰，他：変性後側弯―分類と治療原則．整形外科 **64**：880-886, 2013

2 腰椎変性すべりに対する XLIF®

蜂谷裕道

診断・手術適応

腰椎変性すべりは40～60代の女性に多く発症し，L4/L5が好発部位である．腰部脊柱管狭窄の状態を呈し，多くが馬尾症状を有しており，場合によっては神経根症状の発症例も存在する．間欠跛行や神経根痛で受診する場合がほとんどであり，単純X線側面像で脊椎すべりを確認できる．MRIや脊髄造影で脊柱管狭窄が確認できれば診断は比較的容易である．手術適応となる腰椎変性すべり症の多くは脊髄造影で完全ブロック（complete block）を呈している．手術適応の基準で腰椎不安定性の存在は重要で，不安定な脊椎すべりは手術適応となりやすい．神経脱落症状を有すれば，手術の絶対的適応となる場合も少なくない．不安定性の診断は単純X線側面機能写が有用である．不安定性を最も評価できるのは立位前屈位と腹臥位牽引位であるとの報告[6]もあるが，筆者は前屈位撮影は座位側面像が最も不安定性を証明すると考えている．不安定性を有する脊椎すべりは手術適応となる可能性が高く，脊椎すべりと不安定性の程度により手術方法が選択される．XLIF®の手術適応はMeyerding分類[8]（図1）のⅡ度までである．Ⅲ度以上はPLIF，TLIFや前方固定など，ほかの手術方法を考慮する必要がある．

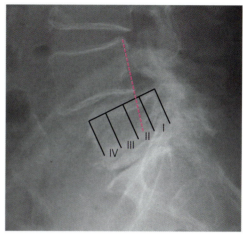

図1 Meyerding分類

手術方法

XLIF®は側臥位をとり，後腹膜外アプローチで椎体に到達し，椎体間固定を行う方法である．利点としては，出血が極めて少なく，腸腰筋以外の筋組織をほとんど損傷しないことである．つまり，背筋（back muscle），特にその腱付着部（enthesis）を完全に温存できる．後方アプローチのほとんどの手術方法では，背筋や，その腱付着部を損傷してしまう[1,2,4,5,7,9～13]．一方，XLIF®ではPPSを使用するため，PPSの操作の際に背筋を損傷する可能性が極めて低いことが知られ[3]，その腱付着部に関してはまったく損傷しない．したがって，XLIF®は背筋に対して極めて優しい手術方法といえる．腰椎固定術が後方アプローチで行われた多くの症例で認められる術後の腰部の重だるさなどの症状は，XLIF®の症例ではほとんど認められない．

手術体位は側臥位で，変性側弯の矯正などで右側アプローチを選択したほうがよい症例以外，筆者は左側アプローチを選択している．右側アプローチの場合には，近傍に大静脈（vena cava）が存在し，不測の事態が生じたときにレスキューが困難となる可能性があるからである．

手術体位はできるかぎり垂直になるように心掛

ける．X線透視装置（C-arm）を使用し，true lateral view（椎体の骨性終板が一直線上にみえる正確な側面像）となっていることを確認し，皮膚切開のデザインを行う．皮膚ペンを使用してターゲットとなる椎間の傾きに皮膚上で線を引き，椎体の前縁と後縁，そして中央にマーキングしておく．椎体の中央が手術操作の主たる皮膚切開であり，その後方約5cm前後にfinger navigation（FN）用の皮膚切開を加える．

後腹膜外アプローチには2種類あり，直接アプローチする方法とFNを使用する方法である．前者はFN用の皮膚切開を必要としない．しかし，筆者は後者を選択している．理由は安全性を考慮してのことである．FN用の皮膚切開を使用すると3cm程度の皮膚切開が必要となるが，すべての操作をFNが安全に誘導してくれる．腹膜・腸管損傷や腎損傷など，重篤な合併症を3cmの皮膚切開が防いでくれるのである．

まず，FN用の皮膚切開から，メッツェンバウムで外腹斜筋の筋膜を縦切開する．次いで，メッツェンバウムと示指を使用し，示指でメッツェンバウムの先端を保護するような状態で筋群を貫く．そして，メッツェンバウムの先端を開いた状態で引き抜き，FN用の進入路を確保して後腹膜腔に到達する．その際に腸骨内板を触知し，大腰筋を確認し，できれば腎臓も確認しておく．

FN用の皮膚切開から示指を使用し，腹壁から腹膜を剥離して前方へ押しやっておく．主たる皮膚切開を加え，C-armで確認したターゲットの椎間に拡張器（dilator）を挿入する．挿入の際にもFN用の皮膚切開から示指を挿入し，拡張器の先端を示指で守りながら挿入する．拡張器は3本存在し，各拡張器にモニタリング機能が付いている．拡張器を挿入したら電気刺激を行い，拡張器を360度回転し，周囲に神経組織が存在しないことを確認する．大腰筋内には大腿神経と陰部大腿神経が存在するため，神経合併症を回避するためにはモニタリング機能が欠かせない．最終的にレトラクターでも全周性にモニタリングを行って安全性を確保する．かつ，C-armで前後像，側面像ともに良好な位置にレトラクターが設置されている

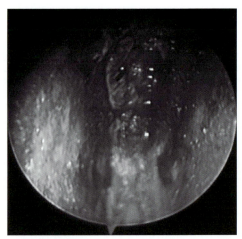

図2　骨母床

ことを確認し，レトラクターを固定する．レトラクターを前後・上下方向に開大し，手術野を確保して椎間操作に取り掛かる．レトラクターで大腰筋を後方から前方へ圧排すると線維輪が確認できる．この段階でC-armを使用して前後像，側面像ともにレトラクターが適切な位置にあることを再確認しておく．前方に設置しすぎると前縦靱帯を損傷するリスクがあるため，注意が必要である．前縦靱帯を損傷してしまうと，この手技が極めて困難となるため，前縦靱帯を絶対に損傷しないような厳重注意が必要である．

椎間操作は通常のPLIFやTLIFなどと同様である．線維輪をナイフで一筆書きに切離し，Kerrisonパンチにて摘出する．残った軟骨終板は，椎体骨膜剥離子（Raspatorium）やCobbレトラクターを使用して骨性終板を損傷しないように剥離，摘出する．骨性終板の損傷はケージの沈み込みにつながるので絶対に避けるべきであり，図2のような骨母床を作製することが望ましい．母床が整ったら適切な高さと長さのケージを選択し，ケージ内に骨性組織を詰めて椎体間に打ち込んでいく．ケージに詰める骨性組織は人工骨が使われている場合が多いと思うが，骨癒合の観点からは自家骨や同種骨が推奨される．自家骨にはdonor sight morbidityがあるため，筆者は同種骨を選択している．ケージの長さはC-armの正面像で確認できる．適切なゲージの高さの選択は難しい．

XLIF®の除圧効果は間接除圧（indirect decompression）であるため，椎間高位を高めたほうが効果的である．しかし，椎間高を上げすぎると神経損傷につながる可能性が高くなる．今後，適切な椎間高の選択は多くの議論を呼ぶと推測されるが，術前の椎間高にもよるものの，筆者は術前の椎間高を2mm程度上げるのが望ましいのではないかと考えている．今後の議論に期待したい．通常のケージは10度の前方開角が付けてあり，腰椎の前弯を確保できる．ケージは大きく，骨性組織を詰めるスペースも十分に確保されているため，骨癒合の観点からも有利である．

XLIF®による脊柱管の除圧効果は間接除圧であるため，その効果に不安を抱く人も少なくないと思う．しかし，XLIF®の間接除圧の効果は良好であり，図3に示すように，腰椎変性すべり症例に対して行ったXLIF®では，間接除圧の効果が確認できる．特に術後MRI水平断像では馬尾の1本1本が確認できる．これはXLIF®の間接除圧の効果の賜物である．筆者の百数十例の経験で後方除圧を施行したのは2例だけで，その2例ともヘルニアの症例であった．腰椎変性すべり症や腰部脊柱管狭窄症で後方除圧を施行した症例は1例もない．また，腰椎変性すべり症例に対してのXLIF®は，多椎間に及んでも手技は変わらない．脊椎すべりを整復しようとして椎体間操作をするのではなく，椎体間解離（release）をしっかり行えば，次いで行う椎弓根スクリューの操作により，脊椎すべりはある程度自然に整復されていくものである．間接除圧の効果も良好で，臨床経過も極めて良好である．

椎間操作が終了したら閉創し，手術体位を側臥位から腹臥位へ変換する．筆者は1つのベッドで側臥位と腹臥位の手術を可能とする Allen® Spine System を使用している．XLIF®には最も適した手術台と考えている．

腹臥位にしたら，後は通常の椎弓根スクリューの操作である．背筋の損傷を少しでも軽減するため，筆者は開放手術ではなく，PPS法を愛用している．昨今のPPSは各社とも優良なシステムを開発しているため，どの機種を選択するかは読者の判断に任せたい．

症例提示

78歳，男性．L4/L5変性すべり症（図3a～g）．主訴は両下肢痛．Meyerding分類Ⅱ度．XLIF®の適応限界の症例と考えている．間接除圧により硬膜間の拡大が確認できる（図3h～l）．

術後療法

術後療法は翌日に離床し，原則としてADL（activities of daily living）が自立できれば退院としている．はちや整形外科病院のプロトコールでは，術後14日間の入院を許可しているが，実際には7日前後で退院する患者が多い．最短は3日で退院した．退院の基準は400mを1本杖か，独歩で安定して歩行可能で，かつ階段昇降を手すりなしか，手すりを使用してもよいので安定して行えることを条件としている．

まとめ

XLIF®は手術野周囲に重要臓器や大血管などが存在し，手技に習熟する必要性は否めない．手術手技に習熟するにはトレーニングシステムが不可欠で，現在もキャダバートレーニングがXLIF®を施行する必須条件となっている．残念ながら，今まではキャダバートレーニングは海外でしか行われていなかった．しかし，日本でも施行できる環境が整いつつあり，今後は日本におけるXLIF®のキャダバートレーニングを施行していく予定である．

XLIF®の技術をいったん習熟すれば，後方アプローチに比べて出血量，手術時間を大幅に減少，短縮でき，さらに骨癒合率も良好となる．本稿を終えるにあたり，XLIF®の普及によって，腰椎固定術を必要とする患者にとって大きな福音がもたらされることを期待する．

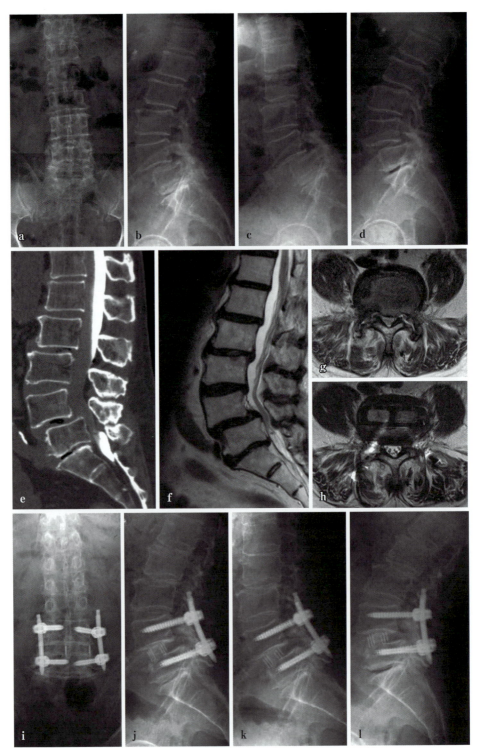

図3 78歳，男性．L4/L5変性すべり症例

術前の単純X線の正面像（a），側面像（b〜d），造影CT矢状断像（e），MRI T2強調の矢状断像（f），水平断像（g）．
術後8週のMRI T2強調水平断像（h）．
術後25週の単純X線の正面像（i），側面像（j〜l）．

文 献

1) Fleckenstein JL, Watumull D, Conner KE, et al：Denervated human skeletal muscle：MR imaging evaluation. *Radiology* **187**：213-218, 1993
2) Gejo R, Kawaguchi Y, Kondoh T, et al：Magnetic resonance imaging and histologic evidence of postoperative back muscle injury in rats. *Spine（Phila Pa 1976）* **25**：941-946, 2000
3) 蜂谷裕道, 村田英明, 村松孝一, 他. ：Sextant と X-tube を使用した MIS-TLIF の back muscle に与える影響. *J MIOS*（53）：27-34, 2009
4) Kawaguchi Y, Matsui H, Tsuji H：Back muscle injury after posterior lumbar spine surgery. A histologic and enzymatic analysis. *Spine（Phila Pa 1976）* **21**：941-944, 1996
5) Kikuchi Y, Nakamura T, Takayama S, et al：MR imaging in the diagnosis of denervated and reinnervated skeletal muscles：experimental study in rats. *Radiology* **229**：861-867, 2003
6) Luk KD, Chow DH, Holmes A：Vertical instability in spondylolisthesis：a traction radiographic assessment technique and the principle of management. *Spine（Phila Pa 1976）* **28**：819-827, 2003
7) Mattila KT, Lukka R, Hurme T, et al：Magnetic resonance imaging and magnetization transfer in experimental myonecrosis in the rat. *Magn Reson Med* **33**：185-192, 1995
8) Meyerding HW：Spondylolisthesis. *Surg Gynecol Obstet* **54**：371-377, 1932
9) Park JH, Vansant JP, Kumar NG, et al：Dermatomyositis：correlative MR imaging and P-31 MR spectroscopy for quantitative characterization of inflammatory disease. *Radiology* **177**：473-479, 1990
10) Park JH, Vital TL, Ryder NM, et al：Magnetic resonance imaging and P-31 magnetic resonance spectroscopy provide unique quantitative data useful in the longitudinal management of patients with dermatomyositis. *Arthritis Rheum* **37**：736-746, 1994
11) Polak JF, Jolesz FA, Adams DF：Magnetic resonance imaging of skeletal muscle. Prolongation of T1 and T2 subsequent to denervation. *Invest Radiol* **23**：365-369, 1988
12) Pradhan BB, Nassar JA, Delamarter RB, et al：Single-level lumbar spine fusion：a comparison of anterior and posterior approaches. *J Spinal Disord Tech* **15**：355-361, 2002
13) Stevens KJ, Spenciner DB, Griffiths KL, et al：Comparison of minimally invasive and conventional open posterolateral lumbar fusion using magnetic resonance imaging and retraction pressure studies. *J Spinal Disord Tech* **19**：77-86, 2006

3 脊椎感染，腫瘍，骨折に対するXLIF®およびXLIF® corpectomyの応用

篠原 光・小林俊介・曽雌 茂

手術適応

　前方アプローチおよび後方アプローチともに最小侵襲脊椎固定術であるMIStは急速に発展し，変性疾患に対して多く導入されてきた[1,3,7]．一方，脊柱不安定性を呈した感染性脊椎炎（化膿性脊椎炎/脊椎カリエス）や転移性脊椎腫瘍，椎体骨折などの非変性疾患に対しても，PPSシステムを使用するMIS-long fixationが応用されている[2,6,8]が，高度な椎体破壊を伴う場合には，インプラント破損や矯正損失などが危惧されるため，前方支柱再建を行うことが望ましい．また，非変性疾患では，高齢者や合併症を有する症例が多く，低侵襲に目的を達することが理想的である．その場合には，神経モニタリング下の経大腰筋的アプローチによる椎体間固定（XLIF®）や椎体置換（XLIF® corpectomy）などのlateral access surgeryによる低侵襲脊椎前方固定術が有効となる[4,9,10]．この手技により，手術時間や術中出血量などの低減化，入院期間の短縮を図れ，さらには側方アプローチを行うことにより，至適位置へのインプラントの設置が容易となる．

インプラントの種類・特徴

　不安定性を有する非変性疾患に対するわれわれの治療戦略は，原則としてPPSシステムを使用したMIS-long fixationにより後方安定化を図り，必要に応じて側方アプローチによる低侵襲前方固定術を追加している．その際，腰椎レベルであれば，神経モニタリング下に経大腰筋的アプローチにより椎間に到達する．低侵襲前方固定術として，感染性脊椎炎の場合には，主病巣が椎体間となるため，従来のXLIF®手技に準じて椎体間に達して病巣掻爬後，腸骨もしくは腓骨などの自家骨移植を行っている．一方，転移性脊椎腫瘍および椎体骨折については，拡張ケージ（expandable cage）を使用したXLIF® corpectomyによる前方支柱再建を行っている．以前から円形型拡張ケージ（circular-footprint expandable cage）を使用することが可能であったが，沈み込みに伴う矯正損失が懸念されていた．しかし，近年，日本で導入された長方形型拡張ケージ（wide-footprint expandable cage）により，インプラントの椎体接地面が広がり，硬い椎体辺縁を多く捉えることが可能となり，矯正損失の低減化を期待することができる[5]．

XLIF® corpectomy手技

1 手術体位とX線透視像の確認

　従来のXLIF®の手術体位とテーピングを行い，ベッドベンディングを行うが，胸椎および胸腰椎のレベルであれば，ベンディングは軽度でよい．X線透視装置は0，90度で固定し，該当する椎体の正確な正面像，側面像を得られるように，手術体位をセッティングする．

2 アプローチ

　該当椎体の頭尾側縁，前縦靱帯（ALL）と後縦靱帯（PLL）をマーキングし，PLLからALLまで約5 cmの斜皮切を加える（図1）．肋骨がある場合には，皮膚切開範囲の肋骨を切除し，T4～T11レベルは胸膜外アプローチもしくは経胸膜的アプローチ，T12～L1レベルは経横隔膜的アプローチ，

L2～L4 レベルは神経モニタリング下の経大腰筋的アプローチとなる．

3 椎体置換

該当椎体の尾側椎間板を XLIF®アプローチで対側まで郭清後，頭側椎間板も同様の操作を行う．次に拡張器（dilator）を使用し，大腰筋を愛護的に展開し，該当椎体を露出させる．その後，設置したレトラクターの位置を X 線透視の正面像および側面像で確認する（図 2a, b）．

露出させた椎体の分節動脈，分節静脈をバイポーラーで十分に処理する．その後，X 線透視側面像で骨切りのみの位置を確認してから（図 2c），椎体の前方と後方に切除範囲の切り込みを入れる．次に，X 線透視正面像で対側の椎弓根まで骨切りのみを入れた後，椎体を切除する（図 2d）．X 線透視像を確認しながら，拡張ケージを挿入し，適切な位置に設置する（図 2e, f）．その際，ケージのアプローチ側にも骨移植を行う（図 2g, h）．

症例提示

症例 1

61 歳，女性．

原因菌不明の化膿性脊椎炎．CT にて L2，L3 椎体での骨破壊性変化を認めた（図 3a, b）．約 1 カ月の保存的療法に抵抗性で，高度な腰痛を認めたために手術を選択した．まず，病巣を skip し，2 above 2 below にて MIS-long fixation（T12～L5）を施行した（図 3c～e）．出血量は 20 g，手術時間は 100 分であった．次に，2 期的に低侵襲前方固定術を行った．神経モニタリング下に経大腰筋的アプローチをし，病巣掻爬，腸骨移植による XLIF®を施行した（図 3f～h）．出血量は 150 g，手術時間は 130 分であり，感染は鎮静化した．術後約 1 年でインプラントを経皮的に抜去した．

症例 2

61 歳，男性．

形質細胞腫による T11 レベルの高度な骨破壊

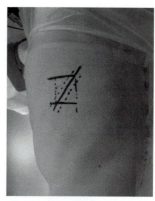

図 1 皮膚切開（XLIF® corpectomy）
椎体の頭尾側縁（横実線）および ALL（前方点線）と PLL（後方点線）をマーキングし，PLL から ALL まで約 5 cm の斜皮切を加える．

性変化を認めた（図 4a～d）．Modified Frankel 分類が B3，徳橋スコアが 9 点で，高度な背部痛により体動困難であった．転院初日に動脈塞栓術を施行後，翌日に PPS システムを使用して MIS-long fixation と腫瘍切除を行った．3 above 2 below の 5 椎間固定と 3 椎弓切除を行い，出血量は 10 g，手術時間は 155 分であった．体動時痛は術直後から軽減し，術後麻痺は modified Frankel 分類で C2 に改善した．さらに，全周性除圧と腫瘍減量術（debulking）および前方支柱再建を目的に 2 期的に前方腫瘍掻爬固定術を施行した（図 4e）．固定については，円形型拡張ケージを使用して XLIF® corpectomy を施行した．出血量は 150 g，手術時間は 245 分であった．術後に介助歩行まで可能となった（図 4f）．

注意点

Lateral access surgery では，上位胸椎（T1～T4）と腰仙椎移行部でのアプローチは解剖学的に困難となる．また，腰椎レベルでは，腰神経が大腰筋内を走行しているため，その走行の理解と神経モニタリング下の手技が重要となる．症例によっては，下位腰椎レベルにおいて腰神経叢が前方に位置することもあるため，XLIF®と同様に

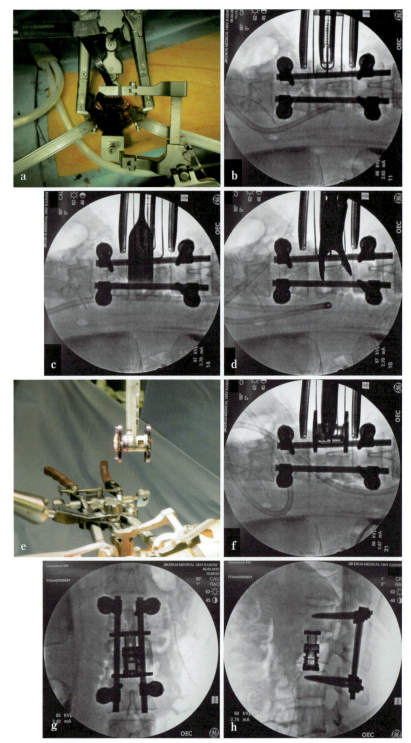

図2 椎体置換
レトラクターの設置の術中写真（a），X線透視正面像（b）．椎体切除（X線透視正面像）では，対側の椎弓根まで骨切りのみを入れ（c），専用の骨リュエルを使用して椎体を摘出する（d）．長方形型拡張ケージの挿入の術中写真（e），X線透視正面像（f）．術後X線透視の正面像（g），側面像（h）．

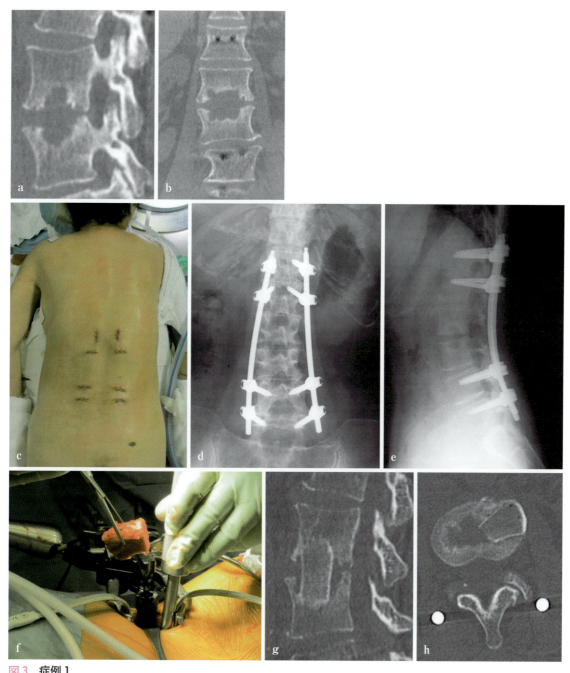

図3 症例1
術前CTの矢状断像（**a**），冠状断像（**b**）．L2，L3椎体の骨破壊性変化を認める．
MIS-long fixation（T12～L5）術後の背部写真（**c**），単純X線の正面像（**d**），側面像（**e**）．
腸骨を使用したXLIF®の術中写真（**f**），術後CTの矢状断像（**g**），水平断像（**h**）．

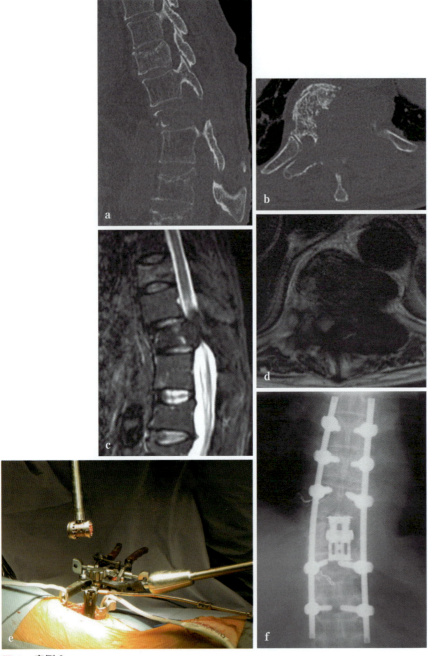

図4 症例2

術前CTの矢状断像（**a**），水平断像（**b**），術前MRIの矢状断像（**c**），水平断像（**d**）．T11レベルの高度な骨破壊性変化と腫瘍による脊髄圧迫を認める．
 e：術中写真．前方腫瘍掻爬（debulking from anterior）および円形型拡張ケージを使用してXLIF® corpectomyを施行した．
 f：術後単純X線正面像．

XLIF® corpectomy においても慎重なアプローチを心懸ける必要がある．

また，病的骨折椎体では，分節動脈，分節静脈が萎縮していることも少なくないが，椎体置換の際には，十分な分節動脈，分節静脈の処理が重要となる．

一方，従来の開放手術の広範な展開を要する前方固定術と異なり，直視できる手術野が限られ，手元からの距離も離れるため，習熟を必要とし，導入初期には注意を要する．また，原則として，すべての操作をX線透視下に行うため，正確な手術体位のセッティングと透視像の三次元的な把握が必要となる．

文　献

1) Anand N, Baron EM, Thaiyananthan G, et al：Minimally invasive multilevel percutaneous correction and fusion for adult lumbar degenerative scoliosis. *J Spinal Disord Tech* **21**：459-467, 2008
2) Deininger MH, Unfried MI, Vougioukas VI, et al：Minimally invasive dorsal percutaneous spondylodesis for the treatment of adult pyogenic spondylodiscitis. *Acta Neurochir* **151**：1451-1457, 2009
3) Foley KT, Holly LT, Schwender JD：Minimally invasive lumbar fusion. *Spine*（*Phila Pa 1976*）**28**：S26-S35, 2003
4) Ha KY, Kim YH, Seo JY, et al：Percutaneous posterior instrumentation followed by direct lateral interbody fusion for lumbar infectious spondylitis. *J Spinal Disord Tech* **26**：E95-E100, 2013
5) Pekmezci M, McDonald E, Kennedy A, et al：Can a novel rectangular footplate provide higher resistance to subsidence than circular footplates? *Spine*（*Phila Pa 1976*）**37**：1177-1181, 2012
6) Shinohara A, Ueno Y, Marumo K：Weekly teriparatide therapy rapidly accelerates bone healing in pyogenic spondylitis with severe osteoporosis. *Asian Spine J* **8**：498-501, 2014
7) 篠原　光：MIS-TLIF 手術手技. 整形外科 Surgical Technique **4**：562-569, 2014
8) 篠原　光, 上野　豊, 小林俊介, 他：感染性脊椎炎に対する最小侵襲脊椎安定術（MISt）の有用性. 整・災外 **57**：1577-1582, 2014
9) Smith WD, Dakwar E, Le TV, et al：Minimally invasive surgery for traumatic spinal pathologies：a mini-open, lateral approach in the thoracic and lumbar spine. *Spine*（*Phila Pa 1976*）**35**：338-346, 2010
10) Uribe JS, Dakwar E, Le TV, et al：Minimally invasive surgery treatment for thoracic spine tumor removal：a mini-open, lateral approach. *Spine*（*Phila Pa 1976*）**35**：S347-S354, 2010

C 各種疾患への応用

10 OLIFとの併用（変形，変性疾患）

1 成人脊柱変形に対するOLIFとPPS法の併用

金子慎二郎

成人脊柱変形に対する矯正手術

　本稿では，脊柱変形に対する手術の中で，腰椎前側方進入椎体間固定術（oblique lateral interbody fusion：OLIF）[2]とPPS法[6]をどのように活かしていくかという観点で述べていくが，臨床における頻度を鑑み，対象を成人脊柱変形（adult spinal deformity：ASD）として以下に概説していく．

　ASDで最も頻度が高いのは腰椎変性側弯，または腰椎変性後弯と呼ばれる病態である[4,7]．この2つの病態は合併していることが多いため，以降，本稿では「腰椎変性後側弯」として1つの疾患概念にまとめて述べていく．腰椎変性後側弯などの脊柱変形を伴う患者に手術を計画するうえで，脊柱管狭窄に由来する愁訴が主なのか，脊柱変形に由来する愁訴が主なのかによって適切な手術内容が異なってくる．実際の臨床では，両者が合併している患者が少なくないが，まずは，脊柱変形に由来する愁訴を伴う患者に矯正を主目的とする手術を行う際のOLIFとPPS法の併用という観点で概説していく．

　MISt手技[6]を脊柱変形に対する矯正を主目的とする手術に応用する際には，真の意味での最小侵襲手術（minimally invasive surgery：MIS）という概念を十分に理解したうえで，適切な形で応用していくことが重要である．結果として，たとえば，腰椎前弯を十分に形成することができずに再手術に至り，再手術ではPSO[1]や脊柱切除術（vertebral column resection：VCR）[1,9]などのmajorな骨切り術を追加するなどということになると，決して患者にとって小侵襲の手術を行ったことにはならない．

　MISt手技の普及とともに，従来は脊柱変形に対する手術をそれほど頻繁には行っていなかった脊椎外科医も手術を行う頻度が増している傾向にある．したがって，OLIFまたはXLIF®[10]が利用可能になる前，十分な腰椎前弯を形成するために従来どのような方法で，脊柱変形に対する矯正を目的とした手術が行われてきていて，そのどの部分に改善の余地があり，どのような形でOLIFやXLIF®を応用していくと有効性が得られるのかという観点で，まずは概説していく．

　ASDに対する手術の歴史の中では，腰椎変性側弯と主に呼ばれてきた病態に対し，冠状面での矯正に主眼が置かれていた時代もあった．一方，Glassmanら[4]は，患者のADL（activities of daily living）の低下に大きな影響を及ぼすのは，冠状面よりもむしろ矢状面における脊椎のmalalignmentであるとし，脊柱変形に対する矯正手術を行う際，矢状面の矯正を重視することの重要性を報告した．これ以降，矢状面の矯正の重要性が広く認識されるようになった．

また，spinopelvic harmonyと呼ばれる脊椎と骨盤の関係の重要性に関し，歴史的には主にフランスから幾つかの報告がなされてきたが，米国のSchwabらの報告により，その重要性が広く認識されるようになった[8]．すなわち，腰椎後弯を代償するメカニズムとして骨盤が後傾化し，これによるfatigue painが立位継続時の腰背部痛の主原因であり，代償機能を働かせなくても済むような形に十分に矯正することの重要性が広く認識されるようになった[4,7]．

腰椎後弯に対して矯正手術を行う際，目標とする腰椎前弯角（lumbar lordosis：LL）に関してSchwabら[11]は，矢状面におけるalignmentを患者の実際のADLと関連付けることなどによって検討を行い，患者固有の値であるpelvic incidence（PI）とLLの差（PI-LL）が10度未満となるようなLLを付けるべく，矯正固定術を行うことが望ましいと報告した．また，大和ら[12]は，日本人では骨盤の形態が欧米人と異なるとして日本人の至適目標LLに関して検討を行い，算出するための計算式を提唱している．したがって，腰椎後側弯に対する矯正固定術を行ううえでは，十分な腰椎前弯を形成することが非常に重要であり，OLIFやXLIF®を応用していく際にも大前提となる．

次に，ASDに対する矯正手術の実際の計画と手順について概要を述べる．前述したように，ASD，中でも腰椎後側弯に対して十分な矯正を行うためには，一連の矯正で腰椎前弯を十分に形成することが最も重要になってくる．十分な腰椎前弯を形成するためには，さまざまな矯正操作を組み合わせて行うことになる．施設や術者により，その方法には差異があると考えられるが，筆者らが通常行っている方法の概略を以下に紹介する．筆者らは，矯正で十分な腰椎前弯を形成するため，cantilever technique, translation, rod rotation techniqueなどを組み合わせて使用して矯正を行っている．その際，基本的にはPonte骨切り術[1]も併用するが，どこの椎間に行うかは，個々の患者のPIや，主にどこの椎間に前弯を追加したいかによって決めている．具体的には，下位腰椎で十分な腰椎前弯を形成することが特に重要であるため，L4/L5・L5/S1レベルではPonte骨切り術を行うことが多く，L2/L3・L3/L4レベルでは個々の患者のPIなどに応じてPonte骨切り術を行っている．すなわち，必要とする前弯角の大きさに応じてsegmentalに前弯を追加していき，生理的前弯に近い形の全体的な弯曲が形成できるようにしている．PSOに頼る方法は，前弯の形が「く」の字状になることが多く，また局所的にロッドに負担が掛かり，ロッド折損につながる一因ともなり得るため，固定術後の再手術例などで大きなfusion massがある症例以外では，必ずしも益の大きい方法ではないと考えている．

Cantilever techniqueを行う際や圧迫力を掛けていく際には後方を閉じていく形になるため，その操作のときのヒンジになるよう，椎体間固定で使用する椎体間ケージは，基本的には椎体間の前方寄りに設置する．それぞれのレベルでアンカーとしているスクリューやフックのヘッドに，尾側からロッドを順次設置していくことにより，cantilever techniqueによる腰椎前弯形成を行い，また，ロッドの設置の過程でtraslationによる矯正を同時に行うことになる．スクリューは，変形矯正の際にそれぞれのスクリューに対するpull-out forceを減らす意味もあり，最尾側端以外のものはリダクションスクリューを使用している[3]．また，その際，必要に応じて側弯を前弯に変換するrod rotation techniqueを組み合わせる．Ponte骨切り術を行った椎間と椎体間固定を行った椎間に適宜，尾側から圧迫力を掛けて前弯を追加し，個々の症例に応じた十分で適切な角度の腰椎前弯形成を行う（図1）．

ASDに対する矯正手術へのOLIFの応用とそのメリット

前述したように，ASDに対する矯正手術では，

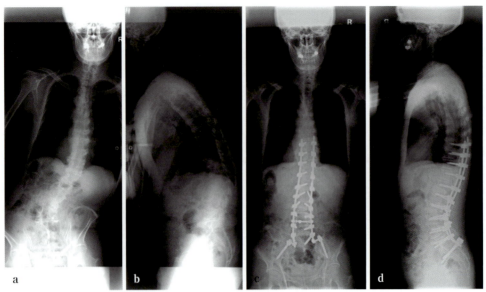

図1　78歳，男性．OLIF 導入前の従来の方法による後方矯正固定術例
術前立位脊椎全長単純 X 線正面像（**a**），側面像（**b**）．
術後立位脊椎全長単純 X 線正面像（**c**），側面像（**d**）．

通常，椎体間固定を腰椎の複数椎間に行うことになるが，従来，椎体間固定を行う手段に関しては，PLIF が主であった．PLIF を併用して十分な変形矯正を得るため，矯正の比較的前半で椎体間の解離（release）を行うことが重要である．また，cantilever technique を使用してロッドを設置する際，前方に設置した椎体間ケージをヒンジにすることも重要であるため，PLIF による椎体間固定は手術の比較的前半で行うことになる．PLIF を行う際には，硬膜外静脈叢からの出血をある程度伴うため，これが矯正手術を行うときの出血量の増加につながる一因にもなっていた．この部分を，硬膜外静脈叢などからの出血を伴うことなく，椎体間固定を行うことが可能な OLIF に置き換えることにより，矯正手術を行う際の出血量の減少につながる．また，椎体間の十分な解離，特に椎体側方部での骨棘による椎体間の架橋（bridging）部も含めた解離が可能になり，それに伴い，骨性終板を十分に温存したまま椎体間にケージを設置することが可能となる（図2）．さらには OLIF 用の大きなケージを椎体外縁の皮質に接する形で設置することが可能になるため，矯正損失や偽関節などにつながる可能性もあるケージの沈み込み（sinking）の予防というメリットも出てくる（図2, 3）．

筆者らは，ASD に対して矯正手術を行う際，OLIF を応用することによる前述したさまざまなメリットを鑑みて，OLIF を応用して手術を行っている．具体的には，従来は PLIF を L3/L4・L4/L5・L5/S1 に行うことが多かったが，現在は L3/L4・L4/L5 の PLIF を OLIF に置き換えて行っていることが多い（図2d）．したがって，椎体間固定の比較的標準的な手術計画としては，L3/L4・L4/L5 に先に OLIF を行っておき，後方矯正固定術を行う際，L5/S1 の PLIF を追加する形をとることが多い．

OLIF を変形矯正の手術に応用する際に重要な点は，OLIF を単に多椎間に行うだけでは十分な前弯形成に至らないため，前述したようなさまざまな操作を組み合わせて矯正を行って十分な前弯形成を行うということである．その意味では，固定最上位端（upper instrumented vertebra：UIV）が胸椎レベルに至るような global な malalignment が顕著な ASD に対する矯正手術で，PPS 法を広範囲に無理に併用することは，結果として，たとえば，腰椎前弯を十分に形成することができ

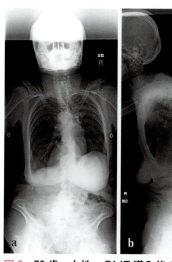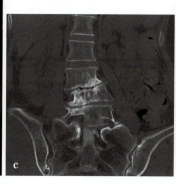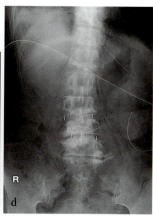

図2 70歳，女性．OLIF 導入後の症例
術前立位脊椎全長単純 X 線正面像（a），側面像（b），腰椎単純 CT 冠状断再構成像（c）．
d：OLIF（L3/L4・L4/L5）後腰椎単純 X 線正面像．OLIF では，本例のように椎間腔狭小の顕著な場合も，骨性終板の損傷を最小限にする形でのケージの設置が可能である．また，本例のように，OLIF は冠状面の矯正に優れている．この後，後方矯正固定術を2期的に追加した．

ずに再手術に至り，PSO[1] や VCR[1,9] などの major な骨切り術を追加するなどということになる可能性がある．そのような場合には，結果的に患者にとって小侵襲の手術を行ったことにはならないので，UIV が胸椎レベルに至るような ASD の矯正手術で PPS 法を併用する際には，前述したような矯正の主目的を十分に踏まえたうえで併用していくことが重要である．

脊柱変形例に対する OLIF と PPS 法を組み合わせた方法（OLIF＋PPS 法）の有用性

OLIF は冠状面での矯正に優れるというメリットをもつ．すなわち，椎体間での有効な解離が可能である．たとえば，椎体側方部での骨棘による架橋を認める症例では，アプローチ側（通常では左側）のみならず，対側の架橋に関しても X 線透視像をみながら解離を行うことが可能である．これは OLIF を応用する大きなメリットの一つである．また，XLIF® ではアプローチに制限があることもある L4/L5 レベルに関しても，OLIF を応用すれば，通常，問題なくアプローチが可能である．これは，L4/L5 レベルにおいても，椎体間での有効な解離を十分に行いたい場合が少なくない ASD に対する矯正手術を行う際，OLIF を応用するメリットの一つである．実際，椎体側方部での骨棘による架橋が顕著な症例に対し，後方アプローチ単独で椎体間を十分に解離するためには広範囲の展開が必要であり，骨棘による架橋を十分に解離するに至らないことも少なくない．しかし，OLIF では，このような症例に対しても，通常，広範囲な展開を加えることなく十分な解離を行うことが可能である．また，OLIF では，椎体外側縁の皮質骨に接触する形で，または接触面が大きい形でケージを設置することが可能であり，ケージのトライアルの挿入，あるいはケージの設置そのものが，冠状面の矯正にもつながる．さらに，ケージの沈み込みが少ないため，矯正損失も少ない．そして，接触面が大きく，沈み込みも少ないため，骨癒合にも有利である（図2d）．

ASD のうち腰椎変性側弯と呼ばれてきた病態では，L3/L4 を中心としたレベルに側方すべりを認める場合が少なくなく，このような症例に対して OLIF を行うことによって低侵襲に有効な矯正が行え，また，インストゥルメンテーションを後

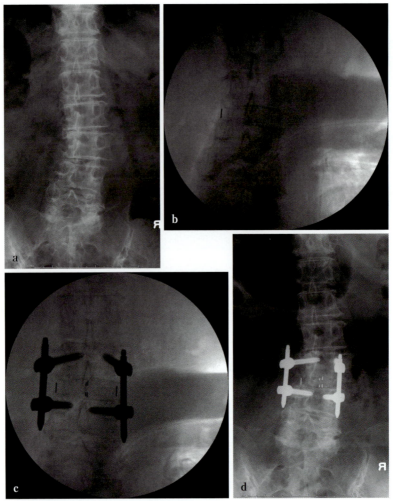

図3 64歳，女性．OLIF＋PPS法例
a：術前腰椎単純X線正面像．
b：OLIF施行後腰椎単純X線正面像．c：OLIF＋PPS法後単純X線正面像（X線透視装置を使用して回旋を調整）．d：術後単純X線正面像（通常の方法で撮像）．椎体の回旋があるため，X線透視装置の管球の入射角を調整することにより，腰椎の正確なX線正面像が得られる．

方からPPS法で行うことにより，より侵襲が少ない形でのインストゥルメンテーションが可能となる（OLIF＋PPS法）（図3）．

初期段階のglobalなalignmentがそれほど不良でない腰椎変性側弯に対し，不安定性（instability）を認めるなどの理由で除圧固定術が必要となる場合では，間接除圧の意味も兼ねてOLIF＋PPS法を行うという選択肢がある．OLIF＋PPS法により，隣接椎への影響も少なくすること が可能になるため，将来的な隣接椎間障害の予防につながる可能性がある．これに関しては，今後の長期経過観察によって確認をする必要があるが，OLIF＋PPS法はそのような潜在的メリットも有する．

矢状面での矯正という観点では，実際の臨床における頻度的に，主に前方すべりに対する矯正が重要となってくる．前方すべりの矯正に関しては，OLIFで約7割の整復が得られ，PPS設置後のイ

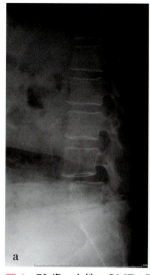 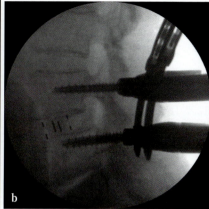 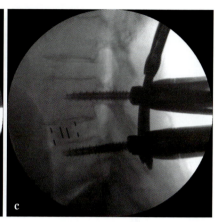

図4 70歳，女性．OLIF＋PPS 法例
術前前屈位腰椎単純 X 線側面像（a）．
PPS 法を併用した後方インストゥルメンテーションによる前方すべり矯正前（b），前方すべり矯正後（c）の術中腰椎 X 線側面像．

ンストゥルメンテーションによる整復で残りの矯正を行うという形になる．すなわち，OLIF のみで矢状面の矯正を行うことには限界があり，その際に PPS 法を併用したインストゥルメンテーションによる整復と組み合わせる意義が出てくる（図4）．

脊柱変形例に対する PPS の設置

後側弯などの脊柱変形を伴う症例では，椎体の回旋を伴うことが多い．したがって，PPS を刺入する際，X 線透視装置を使用する場合には，適切な角度に基づいた X 線透視像を得ることが重要であり，管球を入れる角度を可能な限り適切に設定することが重要である．

通常，筆者らは手術体位を設定後にコントロールの側面 X 線を撮像し，PS を設置する予定のそれぞれの椎体への頭尾側方向での適切な設置角度を計測し，矢状面に関しては，その角度に合わせて X 線透視装置の管球を入れるようにしている．さらに，冠状面に関しては，通常，棘突起が両側の椎弓根を結ぶ線の中線上に来るような角度に合わせて X 線透視装置の管球を入れるようにしている（図3）．

脊柱変形例に対する OLIF 用ケージの設置位置

OLIF 用ケージの設置位置に関しては，設置上下の椎体での椎体の回旋度が異なっていたり，冠状面または矢状面でのすべりを伴ったりする場合には，通常，インストゥルメントを使用した矯正を尾側から行うことが多いため，尾側の椎体に合わせて OLIF 用ケージを設置することが望ましい（図4）．

また，前弯形成を十分に行うためには，ケージを一般的には前方に設置するほうが望ましいが，その際に前縦靱帯（anterior longitudinal ligament：ALL）を損傷しないように十分に注意することが重要である．十分な前弯形成の目的もあり，後方に圧迫力を掛ける場合が多いため，その意味でも ALL を損傷しないことは重要である．

脊柱変形例に対する PPS 法の併用の将来的な展望

　PPS 法の併用が，UIV などの脊椎レベルに対する侵襲の減少につながり，結果として隣接椎間障害の発生の予防につながれば，より短い固定範囲で，十分な効果の得られる手術を行うことができる可能性がある．実際，UIV を含めた PS の設置を経皮的に行い，また，OLIF による間接除圧を行うことで，後方支持組織の温存につながれば，proximal junctional kyphosis（PJK）[5]などの隣接椎間障害の発生の予防につながる可能性も考えられる．すなわち，従来の方法では，L2～L5 を固定範囲とすると近い将来の固定上位隣接椎間障害が予測されるため，UIV を下位胸椎としていた症例が少なからず存在した．このような症例に対しても，OLIF＋PPS 法を導入することにより，L2～L5 の固定範囲でも長期にわたって固定上位隣接椎間障害を認めずに済む場合が出てくることが期待される．これらについては，今後，長期経過観察による評価で明らかになってくる重要なポイントの一つと考えられる．

　また，前述したように，腰椎変性側弯では，しばしば L3/L4 の不安定性，中でも側方すべりが顕著に認められる場合が少なくない．側方すべりを伴う L3/L4 の不安定性は，将来的に global な alignment も不良な後側弯変形につながる可能性が高いと考えられる．したがって，PPS 法を併用した OLIF を行うことにより，固定術後の隣接椎間障害を予防できれば，後側弯の進行予防にもつながり，従来であれば，将来的に long fixation に至った可能性のある症例が，OLIF＋PPS 法による short fixation で長期にわたり問題なく経過する場合も出てくる可能性も考えられる．

文　献

1) Bridwell KH：Decision making regarding Smith-Petersen vs. pedicle subtraction osteotomy vs. vertebral column resection for spinal deformity. *Spine（Phila Pa 1976）* **31**：171-178, 2006
2) Fujibayashi S, Hynes RA, Otsuki B, et al：Effect of indirect neural decompression through oblique lateral interbody fusion for degenerative lumbar disease. *Spine（Phila Pa 1976）* **40**：E175-E182, 2015
3) 福田健太郎，金子慎二郎，塩田匡宣，他：腰椎変性側弯・後側弯症に対する High-top reduction screw を用いた矯正固定術．*J Spine Res* **1**：769，2010
4) Glassman SD, Bridwell K, Dimar JR, et al：The impact of positive sagittal balance in adult spinal deformity. *Spine（Phila Pa 1976）* **30**：2024-2029, 2005
5) Ha Y, Maruo K, Racine L, et al：Proximal junctional kyphosis and clinical outcomes in adult spinal deformity surgery with fusion from the thoracic spine to the sacrum：a comparison of proximal and distal upper instrumented vertebrae. *J Neurosurg Spine* **19**：360-369, 2013
6) Ishii K, Kaneko Y, Funao H, et al：A novel percutaneous guide wire（S-wire）for percutaneous pedicle screw insertion：its development, efficacy, and safety. *Surg Innov* **22**：469-473, 2015
7) 金子慎二郎，許斐恒彦，谷戸祥之，他：成人脊柱変形に対する手術前 simulation としての casting test の有効性．*MB Orthop* **28**（2）：23-29，2015
8) Lafage V, Schwab F, Patel A, et al：Pelvic tilt and truncal inclination：two key radiographic parameters in the setting of adults with spinal deformity. *Spine（Phila Pa 1976）* **34**：E599-E606, 2009
9) Lenke LG, O'Leary PT, Bridwell KH, et al：Posterior vertebral column resection for severe pediatric deformity：minimum two-year follow-up of thirty-five consecutive patients. *Spine（Phila Pa 1976）* **34**：2213-2221, 2009
10) Ozgur BM, Aryan HE, Pimenta L, et al：Extreme Lateral Interbody Fusion（XLIF）：a novel surgical technique for anterior lumbar interbody fusion. *Spine J* **6**：435-443, 2006
11) Schwab FJ, Blondel B, Bess S, et al：Radiographical spinopelvic parameters and disability in the setting of adult spinal deformity：a prospective multicenter analysis. *Spine（Phila Pa 1976）* **38**：E803-E812, 2013
12) 大和　雄，松山幸弘：成人脊柱変形手術の矯正目標フォーミュラ―骨盤後傾を改善するには腰椎前弯角は何度必要？　*MB Orthop* **28**（2）：53-60，2015

2 腰椎変性すべり症に対する OLIF 併用脊椎固定術

岡田英次朗

適応

2001年にPimentaにより初めて提唱されたlateral lumbar interbody fusion（LLIF）は2006年にOzgurら[7]によりXLIF®として報告された．XLIF®に代表されるLLIFでは，前後方の靱帯および筋肉組織を温存しながら，椎体前面に大きなケージを挿入することで，靱帯性整復（ligamentotaxis）を使用した冠状面および矢状面の矯正が可能であり，従来の前方固定術および後方固定術に代わる選択肢として日本でも徐々に選択されるようになった[3~5,10]．現在，最も頻用されるXLIF®では腸腰筋を縦割してアプローチするため，術中操作による腰部神経叢損傷から一時的および恒久的な神経障害をきたし得ることが報告[1,9]され，術中脊髄モニタリングが必須であった．OLIFは腸腰筋を割かずに後方へ避けることで，小切開で前方固定術が可能な術式[8]である．2015年にFujibayashiら[2]は28例の腰椎変性疾患に対してOLIFとPPSを使用した脊椎固定術の成績を報告した．XLIF®と比較したOLIFの利点としては，①腸腰筋を温存することで，腰部神経叢損傷が回避可能であること，②知覚神経や尿管などの直視が可能であること，③術中脊髄モニタリングが不要であることが挙げられる．

PPS の種類・特徴と手技の工夫

使用するPPSシステムは，固定椎間が1~2椎間であることから，特に特殊なものを使用する必要性がないと考える．ただし，術中に圧迫力を掛ける際のインストゥルメントに関しては，各社のシステムにより若干の違いがあるため，より効果的に力が加わるものを選択すべきである．

(1) 右側臥位でジャックナイフ位とする．X線透視が困難になるために側板を使用せず，テープにてしっかり固定する．X線透視にて固定椎間を確認し，皮膚にマーキングする．

(2) 左上後腸骨棘を触知し，縦2cmほどの皮膚切開を加える．電気メスにて腸骨まで到達し，骨膜を剥離して腸骨を露出する．1cmののみにて開窓を行ったら，腸骨スクリューと同じ手順で左大腿骨転子部を触知して鋭匙にて海綿骨を採取する．海綿骨は後方からのほうが多く得ることができるため，2椎間までであれば十分に採取することが可能である．

(3) 左側腹部の固定を行う椎体の前縁から3~4cm腹側に1椎間であれば4cm，2椎間であれば5~6cmの縦方向の皮膚切開を加える．皮膚切開と同じ方向に皮下組織を切開し，外腹斜筋，内腹斜筋，腹横筋は筋線維の走行に沿って筋鉤を挿入し，1層ずつ展開をしていく．腹横筋筋膜だけは筋鉤では広げることができないので，電気メスにて切開をしてから前後方向に拡大する．

(4) 腹横筋を切開すると後腹膜の脂肪と腹膜が現れる．腹膜をツッペルで，または徒手的に前方へ圧排することで腸腰筋に到達することができる．前後方向のみならず頭尾側にも展開することにより，よい視野を得ることができる．特に下位の筋肉が視野の邪魔になっている場合があるので，再度1層ずつ筋肉を確認し，必要であれば切開する．

(5) 腸腰筋前縁および陰部大腿神経を確認し，腸腰筋を特大筋鉤もしくは腸ベラを使用して後方へ避けることにより，椎体側面を露出する．特

にL4/L5で患者が比較的若く，腸腰筋が大きい場合には，この操作が困難なことがある．X線透視を使用し，プローブの先端が椎間板の中央にあるかどうかを確認する．

(6) 順次，拡張器（dilator）を使用して拡大し，レトラクターブレードを設置する．光源を設置して良好な視野を獲得し，フレキシブルアームに接続したレトラクターベースとしっかり固定し，頭尾側方向に広げることで十分なworking spaceを作製する．さらに，ブレードピンを使用してしっかりと固定する．ブレードピンは頭尾側両方に設置可能であるが，挿入による分節動脈損傷を避けるために頭側終板側のみに設置をしている．

(7) 残った筋肉組織を後方へ剥離後，椎間板へメスを入れる．前後方向に18 mmのケージを挿入して椎間板切開を加え，パンチおよびキュレットを挿入して椎間板を切除する．アプローチのままで椎間板切除を斜めに行っていると対側の椎間孔で神経損傷をきたす可能性があるため，椎間板に1 cmほど挿入したら垂直方向に郭清を行う．パンチ，シェーバー，リングキュレットなどを使用して椎間板と軟骨終板を切除していく．ストレートのCobb剝離子を挿入し，対側の椎体間を切り離すため，X線透視正面像を確認しながら，対側の外側皮質をしっかり抜けるまでハンマーにて慎重に進めていく．この際には，大小2つのCobb剝離子でこじることで可動性が得られているかどうかを確認する．

(8) 予想されるサイズのトライアルを挿入し，しっかりとした固定性が得られていることを確認するため，トライアルが動かないかどうかを徒手的に動かして確認する．トライアルの挿入時に椎体中央から進まなくなったり，ハンマーで叩いても戻ってきてしまったりするのであれば，椎間板郭清が不十分な可能性がある．サイズの確認ができたら腸骨からの移植骨を充塡したケージを挿入する．X線透視正面像で，ケージ中央のマーカーが棘突起中央まで来ているかどうかを確認する．必要であれば腸腰筋の前面にドレーンを挿入し，閉創する．

(9) 患者を腹臥位にする．神経除圧が必要な場合には，除圧が必要な椎間を確認したうえで，正中切開を加えて展開し，十分な除圧ができたことを確認する．

(10) X線透視をみながらスクリューを刺入していく．慎重にJamshidi®針（PAK針），ガイドワイヤーの操作を行う．タップ後にスクリューを刺入する．

(11) スクリューを刺入したら，術前の単純X線側面像から予想される至適なロッドの弯曲を想定し，ロッドのベンディングを行う．作製したロッドを挿入し，セットスクリューを設置する．頭尾側のスクリューに圧迫力を掛ける．高齢者ではルースニングが生じる可能性があるため，時間を掛けて慎重にロッドとスクリューを締結する．

(12) 最後にX線透視にてスクリューのルースニングが生じていないこと，ケージと両側のスクリューの位置を確認する．筋膜・皮下を吸収糸にて縫合し，皮膚は縫合テープにて固定を行う．

固定範囲

XLIF®単体での前方固定術では，術前より椎間高は41.9%増加，椎間孔面積は24.7%増加，脊柱管前後径は33.1%増加したと報告[6]されている．間接除圧（indirect decompression）は椎間板膨隆やすべりのあるものは適応であるものの，一方で9.5%に追加手術が必要となったと報告されているため，発育性狭窄のあるものや椎間関節の変性により強直したものには適応外であるとしている．OLIFにPPSを併用した報告[2]では，神経合併症なしに脊柱管横断面積は30.2%増加し，全例で症状の改善が認められた．OLIF単体での固定術の適応は現在のところ限られていると考えられるため，後方固定はOLIFを行うすべての高位で必要となる．

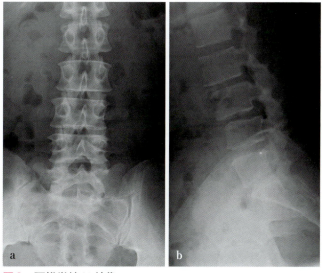

図1　腰椎単純 X 線像
a：正面像，b：側面像．L2 および L3 の前方すべりを認める．

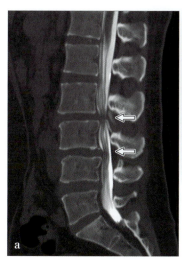
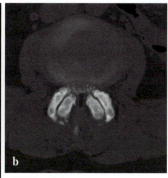
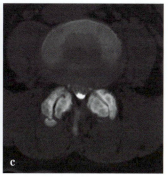

図2　CT myelography
a：矢状断像．L2/L3, L3/L4 レベルでの脊柱管狭窄（矢印）を認める．
b：水平断像（L2/L3 椎間板レベル）．
c：水平断像（L3/L4 椎間板レベル）．

注意点など

　現在のところ，脊柱管狭窄症，椎間孔狭窄，腰椎椎間板症，腰椎すべり症などに対する LLIF, 特に OLIF の適応は，日本では始まったばかりであり，いまだ議論の余地がある．今後，症例の更なる蓄積により，適応・問題点が明らかになってくるものと考えられる．

症例提示

　52歳，女性．
　主訴：両坐骨神経痛，間欠跛行，歩行障害．
　現病歴：7年前から右下肢痛が出現した．保存的療法を行ったものの症状の改善がみられなかったために受診した．
　既往歴：特記すべきことはない．
　入院時現症：立位での腰痛，下肢のしびれ感が

あった．10分間の歩行により間欠跛行を呈した．右L4領域の知覚鈍麻を認めたものの，下肢の筋力低下は認めなかった．単純X線像ではL2およびL3の変性脊椎すべりを認めた（図1）．CT myelography（図2）およびMRIにてL2/L3およびL3/L4レベルでの脊柱管狭窄を認めた．

入院後経過：腰椎変性すべり症と診断し，手術を施行した．左側腹部から後腹膜腔へアプローチし，L2/L3，L3/L4にそれぞれ10 mmのケージを挿入した（図3）．同日に腹臥位とし，後方からPPSをL2，L3，L4へ刺入した（図4）．手術時間はOLIFが130分，後方固定術が100分，術中出血量はOLIFが80 g，後方固定術が30 gであった．術後翌日から車椅子移乗を開始し，腰椎軟性装具を用いて起立・歩行を許可した．術後，左大腿部の違和感を認めたものの，3週間にて自然寛解し，現在は神経症状がなく，日常生活に復帰している．

文　献

1) Dakwar E, Cardona RF, Smith DA, et al：Early outcomes and safety of the minimally invasive, lateral retroperitoneal transpsoas approach for adult degenerative scoliosis. *Neurosurg Focus* **28**（3）：E8, 2010
2) Fujibayashi S, Hynes RA, Otsuki B, et al：Effect of indirect neural decompression through oblique lateral interbody fusion for degenerative lumbar disease. *Spine*（Phila Pa 1976） **40**：E175-E182, 2015
3) 細金直文：低侵襲側方アプローチによる椎体間固定法 XLIF法．脊椎脊髄　**27**：645-653, 2014
4) 金村徳相：側方経路腰椎椎体間固定（XLIF/OLIF）を用いた腰椎変性すべり症に対する手術治療．整形外科SURGICAL TECHNIQUE　**4**：570-581, 2014
5) 岡田英次朗，手塚正樹，小見山貴継，他：成人脊柱変形に対するOLIFを用いた前後方矯正固定術の試み．第5回日本MISt研究会，東京，2014
6) Oliveira L, Marchi L, Coutinho E, et al：A radiographic assessment of the ability of the extreme lateral interbody fusion procedure to indirectly decompress

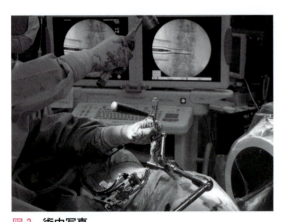

図3　術中写真
X線透視正面像でケージ中央のマーカーが棘突起中央になるように確認しながら，慎重にケージを垂直方向に挿入する．

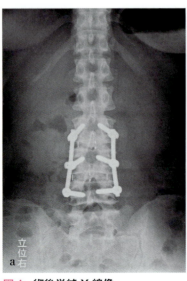 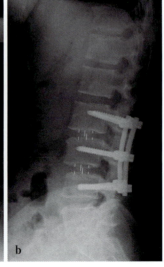

図4　術後単純X線像
a：正面像，b：側面像．

the neural elements. *Spine（Phila Pa 1976）* **35**（26 Suppl）：S331-S337, 2010
7) Ozgur BM, Aryan HE, Pimenta L, et al：Extreme Lateral Interbody Fusion（XLIF）：a novel surgical technique for anterior lumbar interbody fusion. *The Spine J* **6**：435-443, 2006
8) Silvestre C, Mac-Thiong JM, Hilmi R, et al：Complications and morbidities of mini-open anterior retroperitoneal lumbar interbody fusion：Oblique lumbar interbody fusion in 179 patients. *Asian Spine J* **6**：89-97, 2012
9) Tormenti MJ, Maserati MB, Bonfield CM, et al：Complications and radiographic correction in adult scoliosis following combined transpsoas extreme lateral interbody fusion and posterior pedicle screw instrumentation. *Neurosurg Focus* **28**(3)：E7, 2010
10) 山田　宏, 吉田宗人, 筒井俊二, 他：低侵襲脊椎椎体間固定システム（XLIF）による腰椎椎体間固定術の実際と導入初期の問題点. 整形外科　**65**：505-509, 2014

11 内視鏡手術との併用

大森一生

固定範囲内への応用

1 腰部化膿性脊椎炎に対するPED後外側法による前方病巣掻爬洗浄，PPS法を使用した脊椎制動術

腰椎変性疾患の固定範囲内に対し，経皮的内視鏡下椎間板切除術（percutaneous endoscopic discectomy：PED）を併用することは硬性鏡径が8 mmであり，固定術における骨移植の必要性から不可能である．しかし，化膿性脊椎炎に対し，PED後外側法により前方病巣掻爬洗浄を行い，PPS法を使用して脊椎を制動することは脊椎炎の治療に有効である．

1）適応

抗生物質投与，局所安静などの保存的療法に抵抗するL1/L2椎間板レベルより遠位の脊椎炎が適応となる．灌流液を使用するために炎症が硬膜外に波及する可能性があり，硬膜外膿瘍を伴う症例には本法は推奨できない．L5/S椎間板レベルの病巣には，骨盤高位でなければ適応可能な場合もある．

2）PPSの種類

PPSの刺入椎体が胸椎に及ぶことが多いため，CDH SOLERA® SEXTANT®スパイナルシステム以外を使用する．

3）手術手技と注意点

まず，硬性鏡による病巣掻爬洗浄を行う．術前CTで硬性鏡の正中線からの至適挿入の距離，角度を測定する（図1）．病巣が上位腰椎部に存在する場合には，腎臓などの後腹膜臓器の位置を確認する（図1）．本法は全身麻酔下で行われるため，椎間板ヘルニアに対するPED後外側法における硬性鏡挿入のように下肢痛の術中モニタリングができないことが問題となる．よって，exiting nerve損傷[1]を回避する目的で，可能な限り背側に硬性鏡を挿入することが重要なポイントである．また，硬性鏡を挿入する際には，下位椎の上関節突起にカニューレを当て，滑り込ませるように椎間板腔にアプローチすることがexiting nerve損傷の回避につながる．椎間板腔に硬性鏡を設置後は，灌流液で十分に洗浄しながら，パンチや鋭匙で病巣を掻爬する（図2）．硬性鏡内を通して，ドレーンを椎間板腔に留置する．（病巣掻爬後のPPS刺入については，C章4「脊椎感染症」を参照）．

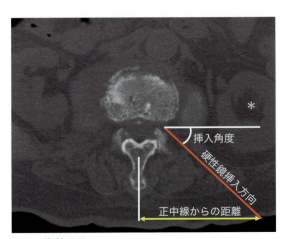

図1 術前CT
硬性鏡の至適挿入の距離，角度を計測する．白線：正中線，水平線，赤線：硬性鏡の挿入方向，黄線：正中線から挿入部位までの距離，＊：腎臓．

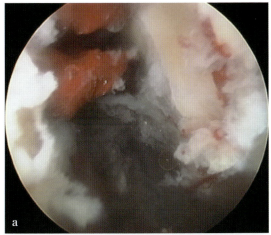
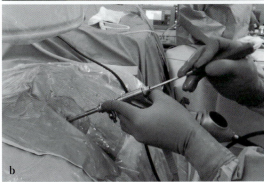
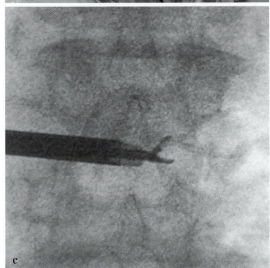
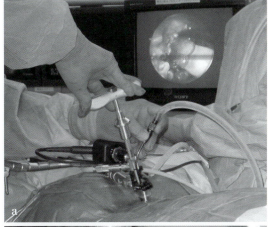
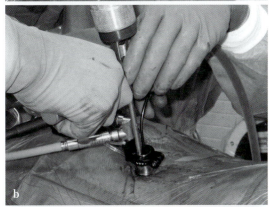
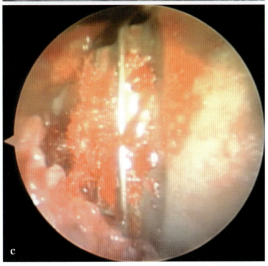

図2　PED 後外側法＋PPS 法の術中所見
a：PED 内視鏡像．椎間板は融解し，不良肉芽がみられる．軟骨終板が一部剝離している．
b：術中外観．PED 用鋭匙を用いて病巣を搔爬する．
c：術中 X 線透視像．パンチで病巣を切除する．

図3　Microendoscopic TLIF の術中所見
a：術中外観．モニターをみながら，軟骨終板を切除する．
b：術中外観．ケージをチューブレトラクターを介して椎間板腔に挿入する．
c：内視鏡像．内視鏡像の2/3をケージが占める．

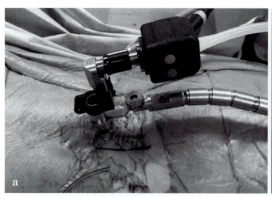
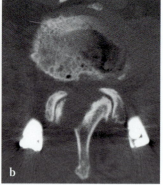

図4 MEL応用の術中・術後所見
a：術中外観．固定術を施行後，上位椎間のMELを追加する．
b：上位椎間MEL後のCT．椎間関節は温存されている．

2 Microendoscopic TLIF

MIS-TLIF，MIS-PLIFはいずれもX-tubeや正中小切開から操作を行うが，本法は18 mm径のチューブレトラクターを使用し，内視鏡下椎間板切除術（microendoscopic discectomy：MED）を応用して除圧，骨移植を行う低侵襲固定術である．

1）適応

不安定性を伴う腰部脊柱管狭窄症，上位腰椎椎間板ヘルニア，変性脊椎すべり症（II度のすべりは除く）．

2）PPSの種類

18 mm径のチューブレトラクターを使用するため，PPSの種類を選ばない．

3）手術手技と注意点

進入側椎間関節直上に18 mmの皮膚切開を加え，チューブレトラクターを設置し，以後の操作はすべて内視鏡下に行う．アプローチ側の椎間関節を全切除し，対側まで除圧する．レトラクターにて硬膜を保護した後，椎間板および軟骨終板を掻爬し（図3a），自家骨を充填したケージを椎間板腔に挿入する（図3b, c）．ケージを打ち込む際には，内視鏡像の2/3をケージが占めるため（図3c），レトラクターで硬膜を十分に保護することが重要である．すべりの矯正が必要な場合には，対側のPPSを刺入し，矯正操作を加えてからケージを挿入する．ケージ挿入後，アプローチ側のPPSを刺入してロッドを締結する．

隣接椎間への応用

腰椎変性疾患は，多椎間固定では隣接椎間障害のリスクを増加させるため，可能な限り単椎間固定が望ましい．しかし，固定隣接椎間に狭窄またはヘルニアが存在することもあり，PEDまたはMEDを応用することにより多椎間固定を回避し得る．

1 PED法の応用

1）適応

固定隣接椎間に存在する椎間板ヘルニア．

2）手術手技と注意点

固定術を施行後，隣接椎間のPED interlaminar法を追加する．皮膚切開は8 mmである．

2 Microendoscopic laminectomy (MEL) の応用

1）適応

固定隣接椎間に存在する不安定性のない狭窄症．

2）手術手技と注意点

固定術を施行後，隣接椎間のMELを追加する（図4a）．隣接椎間障害を回避するため，椎間関節の切除は必要最小限にとどめるべきである（図4b）．

文 献

1) Choi I, Ahn JO, So WS, et al : Exiting nerve injury in transforaminal endoscope discectomy. *Eur Spine J* **22** : 2481-2487, 2013

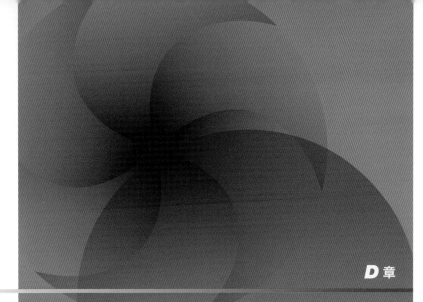

D章

安全性への取り組み

D 安全性への取り組み

1 S-ワイヤーの利用

石井 賢

　新たな手術手技における安全性への取り組みは，リスクマネジメントの観点から重要である．今日までに市販されている20種を超えるPPSシステムに共通する手技は，X線透視下あるいはナビゲーション下におけるステンレス製やナイチノール（ニッケル・チタン合金）製のワイヤーを使用したPPS設置である（図1a，b）[3,4]．PPS法は数多くの利点がある一方，設置時に生じる血管損傷や腸管損傷などのガイドワイヤー関連事象も少なからず生じている（E章1「ガイドワイヤーの椎体前壁穿破」を参照）[2]．本事象はすべて椎体内に設置されたガイドワイヤーが椎体前壁を穿破することによって生じる（図2a）．ガイドワイヤーが不意に曲がった部位でタップやPPSを前方へ押し込むことが一つの要因であるが，筆者らのキャダバー実験では，曲がりにくいといわれるナイチノール製ワイヤーであっても前方穿破を防止することは困難である．また，本事象は論文などで報告されることが少ないため，注意が必要である．筆者が経験したガイドワイヤーの前方穿破は計6例に及ぶ．そのうち術後翌日に腰髄節動脈損傷が判明した事例においては，コイル塞栓術（coiling）を実施し，事なきを得た（E章1を参照）．S-ワイヤーの開発経緯は，約10年前に実施した

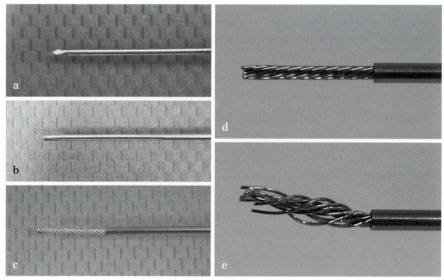

図1　従来式ガイドワイヤーとS-ワイヤー（文献1，4を改変）
従来式ガイドワイヤーには鋭（**a**）と鈍（**b**）がある．どちらも椎体前壁を穿破するリスクがある．一方，S-ワイヤー（使用前：**c，d**）は先端の9mm部分が12本のより線から構成されており，椎体内に設置後に前方（腹側）方向への力が加わっても，より線がベンディングあるいはほつれること（使用後：**e**）により，前方移動と椎体前壁穿破を防止することが可能である．

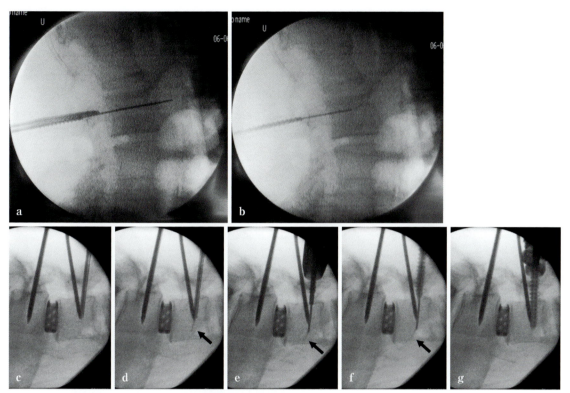

図2 PPS設置におけるS-ワイヤーの挙動（X線透視像）
キャダバーの同一椎体におけるワイヤーへの一定負荷試験を示す．従来式ガイドワイヤー（鈍）（a）は椎体前壁を穿破しているが，S-ワイヤー（b）は椎体内にとどまっている．MIS-TLIF の PPS 設置時における S-ワイヤーの挙動を c〜g に示す．針内筒を抜去し（c），S-ワイヤーを設置する（d）．すでに S-ワイヤー先端のより線がベンディングしているのが観察される（d：矢印）．針外筒を抜去し，S-ワイヤーに沿ってタップする（e）．この時点では，より線がほつれて椎体内にしっかり噛み込んでいる（e, f：矢印）．続いて S-ワイヤーに沿って PPS を設置する（f, g）．通常，ワイヤーの前方移動や椎体前壁穿破が起きるのは e あるいは f のステップであるが，いずれのステップにおいても S-ワイヤーは椎体内の一定の位置にしっかり固定されている．

筆者の第1例目の MIS-TLIF での事例に遡る．術中にガイドワイヤーが約1 cm 椎体前壁を貫通したものの，幸いなことに血管損傷や腸管損傷などの合併症を生じなかった．筆者は PPS 手技の普及にはガイドワイヤー関連事象の予防が必須であると考え，前方穿破を防止可能な S-ワイヤーの開発に取り組んだ．

現在の S-ワイヤー（田中医科器械製作所）は，1.45 mm 径の 316L ステンレス製で，先端の 9 mm 部分が 12 本のより線から構成されている（図1c, d）．S-ワイヤーの特徴と有用性を以下に示す．

① 先端のより線が適度な柔軟性をもち，前方移動の力が加わることによりベンディングし，前方移動の抵抗性を増す（図2b, d）．

② 先端のより線がほつれることにより（図1e, 図2e, f），椎体内の骨髄を把持し，前方移動の抵抗性を増す．

③ ワイヤーが仮に椎体前壁を穿破しても，柔軟性をもつより線（0.35 mm 径）が組織損傷をきたすリスクが少ない．

④ ②に述べたように，より線が骨髄を把持することにより，多くの場合にはワイヤーの不意な抜去が予防できる．

⑤ ワイヤーの抜去時には，開いたより線がその特性により，もとの束ねた形状に戻りやすく，抜去が容易である．

⑥ より線が仮に椎体内で切断されて残存しても，設置したチタン合金製インプラントと 316L ス

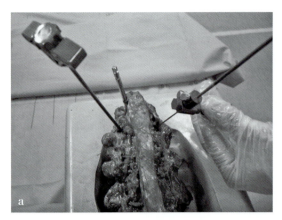
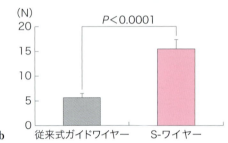
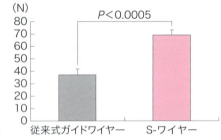

図3　キャダバー実験―従来式ガイドワイヤー vs S-ワイヤー（文献1を改変）

キャダバーを使用した比較実験（a）では，S-ワイヤーは従来式ガイドワイヤーに比べ，椎体内を1 cm進むために必要な力が約3倍（b，$P<0.0001$），椎体前壁穿破に必要な力が約2倍（c，$P<0.0005$）で，有意に優っている．

なしの2種類の計24種類のS-ワイヤーを作製した．複数回にわたる評価の末，前記の特性を最も発揮できるガイドワイヤー1.45 mm径，より線9 mm長・12本，先端溶接なしが選定された．同じ直径の従来式ガイドワイヤー（鈍）とのキャダバーを使用した比較実験では，椎体内を1 cm進むために必要な力は約3倍，椎体前壁穿破に必要な力は約2倍，S-ワイヤーが有意に優っていた（図3）[1]．

S-ワイヤーはあらゆる年齢層と骨質の患者に使用可能であるが，特に本領が発揮されるのは，骨粗鬆症や転移性脊椎腫瘍などの症例である[1]．これらの症例では，骨質が脆弱でガイドワイヤー留置時の抵抗に乏しいため，容易に前方移動して椎体前壁を穿破するリスクが高い．最終型のS-ワイヤーを開発以来，これらの症例へのMISt手技の約350例全例に対して使用をしているが，前方穿破は重症骨粗鬆症の1例（より線部の数mm穿破）のみで，重大事象は発生していない．すべての自験例におけるS-ワイヤーの前方穿破は1例が70歳代，2例が50歳代である．したがって，PPSは骨質にかかわらずガイドワイヤー関連事象を予防できるポテンシャルをもつ医療器機といっても過言でない．一方，過信は禁物であり，重症骨粗鬆症例または骨質が極めて硬い症例においては，より線が良好に機能せず，従来のガイドワイヤーと同等程度の前方穿破のリスクがあることは念頭に置く必要がある．

テンレス製ワイヤーの異種金属間での問題は生じにくい（図2c〜g）．

現在の最終型となるS-ワイヤーの完成までには，当初，ガイドワイヤー径を1.40，1.45 mmの2種類，より線の長さを5，9，14 mmの3種類，より線の数を12，19本の2種類，先端溶接あり，

文献

1) Ishii K, Kaneko Y, Funao H, et al：A novel percutaneous guide wire（S-wire）for percutaneous pedicle screw insertion：its development, efficacy, and safety. *Surg Innov* **22**：469-473, 2015
2) 石井　賢：最小侵襲手技による腰椎後方固定術（MIS-TLIF）の実際. *Bone Joint Nerve* **2**：361-364, 2012
3) 石井　賢, 松本守雄：MISt手技とPPS（経皮的椎弓根スクリュー）システムの現状と未来. 脊椎脊髄 **28**：442-448, 2015
4) 石井　賢, 塩野雄太, 船尾陽生, 他：経皮的椎弓根スクリュー固定の進歩. 脊椎脊髄 **27**：909-916, 2014

D 安全性への取り組み

2 ナビゲーションなどの利用

田中雅人・荒瀧慎也

脊椎ナビゲーションの歴史

　脊椎ナビゲーションの歴史は1990年代前半に始まるとされている．第1世代のナビゲーションは脊椎のインストゥルメントを表示するだけで，患者の脊椎自体との相対的な位置を表示することができなかった．第2世代のナビゲーションになって術前に撮像したCTを事前に取り込み，術中にその画面を利用し，仮想空間の画面上にスクリューを投影して刺入することが可能となった[3]．しかし，術中に取り込んだCTのデータと患者自身の脊椎を重ね合わせるレジストレーションという厄介な作業が必要であり，その時間は1椎体で約5分の時間が掛かっていた[5]．また，当時はその作業に時間が掛かるだけでなく，ナビゲーションの精度にも問題があった[6]．最近の第3世代のナビゲーションになって，術中に撮像したCTのデータをそのまま使用することが可能となった．そのため，ナビゲーションの精度は格段によくなり，時間の掛かるレジストレーション作業も不要となった．筆者らは第3世代のナビゲーション装置として2010年からARCADIS® Orbicを，2012年からO-arm®を使用しているが，その精度と画像の鮮明さはかなりの違いがある（図1）．

従来のMISt手技の問題点

　従来のC-armを使用したMISt手技におけるPPS刺入時の問題点は次の3点である．

　第1の問題点は，開放手術手技に比較して，PPS刺入はスクリューの逸脱率が高いことである．その逸脱率は報告によると15％以上である[7]．筆者らの結果においても，通常の開放手術手技で7％，PPS刺入で13％の逸脱率であった[8]．

　第2の問題点は，針，ガイドワイヤー，スクリュー，ロッドの挿入時にX線透視の使用が必要なことである．一般的には10本のPPS刺入には，約5分間のX線透視の使用が必要とされている．ガイドワイヤーの刺入に長時間を費やすと，X線透視の時間もそれに比例して延長し，患者，術者，手術室のスタッフが被曝する問題がある[2]．

　最後の問題点は，ガイドワイヤーの刺入に関するものである．患者が特に肥満が高度であったり，骨粗鬆症が重症であったりした場合には，X線透視を使用した椎弓根の確認ができず，ガイドワイヤーの刺入が困難なことも報告されている[4]．また，ガイドワイヤーが腹側に逸脱すると，腸管損傷や大血管損傷による重篤な合併症を生じて，最悪の場合には死に至ることもあり得る[9]．

O-arm®と脊椎ナビゲーションとの融合

　C-armを使用したMIStにおける問題点を解決するため，脊椎ナビゲーションを応用する試みがいくつかの施設で行われている[1,8]．筆者らの考案した方法はC-armもガイドワイヤーも使用しない新しい手技である[8]．C-arm free MIStは，1椎間のMIS-TLIFであれば，術中にまったくX線透視を使用しないで手術が行える．また，成人脊柱変形に対する手術において，X線透視は

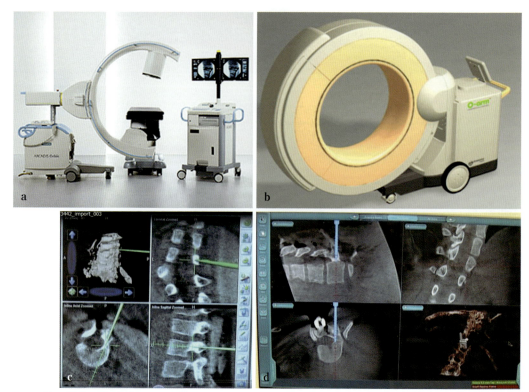

図1 第3世代のナビゲーション装置
a：ARCADIS® Orbic（Siemens より許諾を得て転載）
b：O-arm®（Medtronic より許諾を得て転載）
c：ARCADIS® Orbic の画像．やや不鮮明．
d：O-arm®の画像．かなり鮮明．

cantilever 操作などの矯正時のみの1分程度の最低限の時間で済む．本法は，原則として該当する脊椎の棘突起にリファレンスフレームを設置するが，下位胸椎以下で不安定性のない症例では腸骨に設置しても問題がない．本法の優れているところの一つは，皮膚切開の位置まで正確にナビゲーションで確認できることである．また，開放手術のときと同じようにナビゲーテッドプローブで椎弓根に通常のプロービングが可能となる．さらなる利点は，椎弓根に作製したホールに対し，逸脱していないことを確認するためのサウンディングが可能なことである．スクリュー刺入に際しては，ナビゲーションの画面をみると正面像，側面像だけでなく，C-arm では確認することのできない水平断像があり，より正確なスクリュー刺入が可能となる．

このシステムではケージをナビゲーションに登録することによって，ナビゲーション下にケージを挿入することもできる[7]．長い範囲の固定の場合には，まずロッドをナビゲーションに登録し，スクリューをあらかじめナビゲーション画面に残す処理を行うことで，画面のみでロッドの挿入が可能となる．図2は成人脊柱変形例に経皮的にPSを刺入している症例である．さらに，sacro alar iliac スクリュー（SAIS）もナビゲーションを使用して刺入すると安全である（図3）．現在，すでに数十例の症例に本法を行っているが，スクリューの誤刺入はない．最近では，腰椎すべり症に対して，X線透視を行わずに OLIF を施行し，体位変換なしでそのまま PPS を刺入しているが，ナビゲーションがあれば安全に行うことが可能である（図4）．

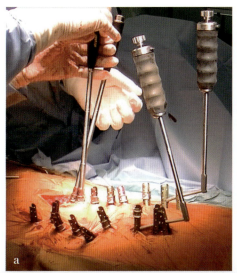

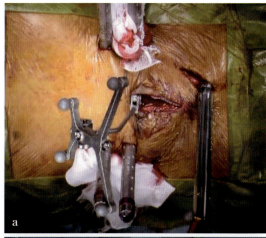

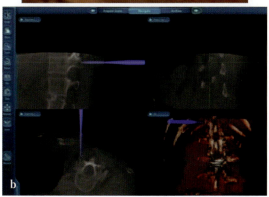

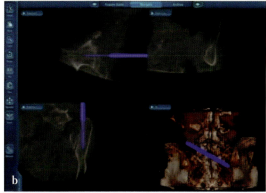

図2　成人脊柱変形例における経皮的スクリュー刺入
a：術中写真．ナビゲーション下にES2®が刺入されている．
b：ナビゲーション画面．矢状断像，正面像だけでなく，水平断像が重要である．

図3　SAIS 刺入
a：術中写真．ナビゲーション下にSAISが刺入されている．
b：ナビゲーション画面．最適な場所にスクリューが刺入されている．

おわりに

　すべての手術手技にはそれに特有のラーニングカーブが存在する．MIStは比較的緩やかなラーニングカーブであるが，本手技に付随する問題点，特に術者の被曝の問題は，今後，脊椎脊髄外科医にとって大きな関心となってくるものと確信している．これらの問題点を解決できる優れた手術手技であるナビゲーションを併用したMIStが日本で普及することを期待している．

文　献

1) Baaj AA, Beckman J, Smith DA：O-Arm-based image guidance in minimally invasive spine surgery：technical note. *Clin Neurol Neurosurg* **115**：342-345, 2013
2) Bandela JR, Jacob RP, Arreola M, et al：Use of CT-based intraoperative spinal navigation：management of radiation exposure to operator, staff, and patients. *World Neurosurg* **79**：390-394, 2013
3) Enchev Y：Neuronavigation：geneology, reality, and prospects. *Neurosurg Focus* **27**（3）：E11, 2009
4) Kakarla UK, Little AS, Chang SW, et al：Placement of percutaneous thoracic pedicle screws using neuronavigation. *World Neurosurg* **74**：606-610, 2010
5) Nakanishi K, Tanaka M, Misawa H, et al：Usefulness of a navigation system in surgery for scoliosis：segmen-

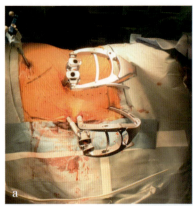
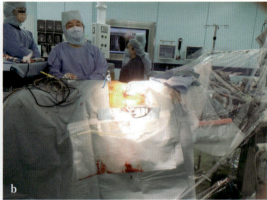

図4 C-arm free OLIF 後の側臥位での PPS 刺入
a：SEXTANT®を使用した側臥位での PPS 刺入.
b：全体像.

tal pedicle screw fixation in the treatment. *Arch Orthop Trauma Surg* **129**：1211-1218, 2009
6) Tabaraee E, Gibson AG, Karahalios DG, et al：Intraoperative cone beam-computed tomography with navigation（O-ARM）versus conventional fluoroscopy（C-ARM）：a cadaveric study comparing accuracy, efficiency, and safety for spinal instrumentation. *Spine（Phila Pa 1976）* **38**：1953-1958, 2013
7) Tanaka M, Sugimoto Y, Arataki S, et al：Computer-assisted minimally invasive posterior lumbar interbody fusion without C-arm fluoroscopy：a case report. *Acta Med Okayama* **68**, 2015, in press
8) 田中雅人, 杉本佳久, 荒瀧慎也：C-arm free MISt. 整・災外 **57**：1591-1600, 2014
9) Verma R, Krishan S, Haendlmayer K, et al：Functional outcome of computer-assisted spinal pedicle screw placement：a systematic review and meta-analysis of 23 studies including 5,992 pedicle screws. *Eur Spine J* **19**：370-375, 2010

D 安全性への取り組み

3 放射線被曝（C-armでの放射線被曝とその対策）

船尾陽生・石井 賢

はじめに

近年の最小侵襲脊椎手術の発展は目覚ましく，MED, PEDなどの除圧術，またPPSを用いたMIS-TLIFやMIS-long fixationなどのMIStも提唱され，退行変性疾患のみならず，外傷や転移性脊椎腫瘍，また難治性感染症などにも応用されつつある[11,12]．日本では，2005年にMIS-TLIFが導入されて以来，その低侵襲性や有用性は数多く報告されている[1,8,11,13,22]．しかし，PPSなどによる脊椎安定術の実施にはX線透視が必要不可欠であり，X線透視による医療従事者の放射線被曝が懸念されている．一方，ナビゲーションシステムは，少なくとも現時点ではコストなどの問題からすべての医療施設に導入することは難しく，また精度の点でも完全ではない．したがって，インプラントの設置にはX線透視を用いるのが現実的である．

放射線被曝が懸念される理由としては，過剰な被曝による急性放射線障害および慢性放射線障害が挙げられる．急性皮膚障害では一過性発疹が3〜9週間持続し，慢性皮膚障害では，繰り返しの放射線被曝によって慢性放射線皮膚炎を生じ，皮膚萎縮や毛細血管拡張症などを引き起こす[18]．また，水晶体への放射線被曝は低線量でも晩発性放射線白内障を発症する場合がある[24]．長期に累積された放射線被曝はDNAを損傷し，発癌性を呈することも知られている[2,23]．こういった観点から，骨折などの一般的な整形外科手術のみならず，MISt手技においても放射線被曝対策や放射線障害の認識は重要である．本稿では，われわれが実際に調査したMIS-TLIFにおける医療従事者の被曝線量や，被曝線量を低減するために行っている具体策を述べる．

MIS-TLIFにおける被曝線量の実際

整形外科手術における医療従事者の術中被曝に関しては，過去にも報告されてきた．しかし，MIS-TLIFに関する報告は少なく，測定部位の不足や[4,15,17]，全身被曝線量を表す実効線量の検討もされていなかった[3]．そこで，われわれは，前向きに1〜3椎間MIS-TLIFにおける医療従事者の被曝線量を調査した[6]．被曝線量測定は，バッジを術者・第1助手・診療放射線技師のそれぞれ5つの異なった部位，すなわち甲状腺・胸部（放射線防護衣内外）および生殖器に設置し，右中指に熱ルミネセンス線量計（TLD）リングバッジを装着して行った．防護衣内外の2部位の被曝線量を測定することは，国際放射線防護委員会（International Commission on Radiological Protection：ICRP）でも推奨されており，両者の測定によって全身被曝線量を表す実効線量の検出が可能となる[9]．

われわれが調査した結果，1〜3椎間MIS-TLIFのX線透視使用時間は，1椎間38.7秒，2椎間53.1秒，3椎間58.5秒であった．2007年および2011年のICRP勧告による職業線量限度は，1年間に水晶体20 mSv以下，皮膚・手足500 mSv以下，実効線量20 mSv以下と規定されている[10,25]．われわれの調査では，X線透視を使用した1椎間MIS-TLIFにおける術者，第1助手，診

表1 被曝線量の例―1椎間MIS-TLIFの実効線量との比較

放射線被曝の例	被曝線量	1椎間MIS-TLIF換算
自然放射線（世界平均）	2.4 mSv/年	40症例分（倍）
成田～ニューヨーク往復の飛行	0.19 mSv/回	3.2症例分（倍）
胸部CT	6.9 mSv/回	115症例分（倍）
脊髄造影（自験例）	0.17 mSv/回	2.8症例分（倍）

療放射線技師の実効線量は，それぞれ0.06 mSv，0.04 mSv，0.05 mSv[6]と過去の報告と比較しても低値であり[3,15,17]，ICRPの十分な安全基準内であった．実効線量限度20 mSv/年を参考にすると，計算上は333例/年の1椎間MIS-TLIFが実施可能となる．自然放射線量（世界平均）は約2.4 mSv/年であり，1椎間MIS-TLIFの40倍の被曝線量に相当し，胸部CTを受けた場合は約6.9 mSvであり，MIS-TLIFの115倍に値する（表1）．

MISt手技における被曝線量低減対策

1 放射線防護衣・防護眼鏡の使用

甲状腺防護を含めた放射線防護衣の装着により，放射線被曝の低減化を図ることはいうまでもない[26]．近年では放射線白内障の発生が問題となっており，放射線防護眼鏡の装着も必須である．また，われわれの調査結果では，X線透視を使用したMIS-TLIFにおける術者の生殖器での実効線量は0.15 mSvで，甲状腺と胸部での測定値よりも有意に高値であった[6]．照射線や散乱線は防護衣の側方や背側から侵入することもあるため，腰回りの被覆には十分に留意する必要がある．全周性の防護衣が望ましいが，ない場合には背部から腰巻き用の防護衣などを追加すべきである．

2 One-shotイメージングの徹底，診療放射線技師への教育

X線透視は，可能な限り連続照射を避けることが必要である．われわれは，one-shotイメージングで照射時間を短縮し，被曝線量を有意に低減している[6]．連続照射を避けることによる被曝線量の軽減は過去にも報告されており[7]，C-armを使用するうえで徹底すべき基本操作である．診療放射線技師への教育も重要で，技師はPPSを刺入するための正確かつ効率的な椎体正側面X線透視像の描出，また清潔操作を維持する必要がある．その他，多数のPPSを使用するMIS-long fixationでは，複数の針を1回のX線照射で確認するなど，頻回の照射を避ける工夫も大切である（図1a）．

3 手指への放射線被曝および対策

手指の被曝は整形外科のみならず，X線透視を使用する多くの医師にとって以前から問題であった[19]．大腿骨骨折や脛骨骨折の髄内釘手術では手の被曝線量が1症例あたり1.2～1.3 mGyとされ[20]，X線透視を使用した開放手術による腰椎手術ではPS 1本につき0.9 mGyの手の被曝線量が報告されている[14]．われわれの調査結果でも，術者の右中指での被曝線量は0.33 mSvと他部位に比較して有意に高く，第1助手においても0.15 mSvと他部位よりも高値であった[6]．MIS-TLIFでは，PPS刺入の際に針の位置を確認するため，手がX線照射野に入るリスクがある．そのため，われわれは，X線照射時に針を手に直接持たずに長い鉗子で把持し，直接被曝を回避している（図1b）．被曝線量は照射線源から身体の距離の2乗に反比例すると考えられており，また管球から5～10 cmの距離で25～45%の被曝線量の減少が報告されている[21]．手技上の患者の安全性が保たれるかぎり，X線照射時はできるかぎり管球および患者から距離をとるべきである．

4 肥満患者における放射線被曝

C-armはノイズを軽減するため，管球の電圧お

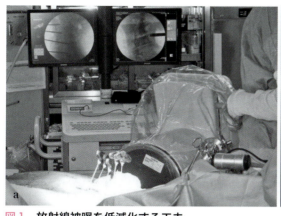 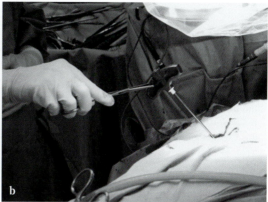

図1 放射線被曝を低減化する工夫
a：MIS-long fixation では，複数の針を1回のX線照射で確認するなど，頻回の照射を避ける．
b：X線照射時に針を手に直接持たずに長い鉗子で把持し，直接被曝を回避する．

よび電流を自動的に調整している．肥満患者では，十分な解像度のX線透視像を得るのに高いX線照射量を必要とする．われわれは，1椎間MIS-TLIFにおける医療従事者の被曝線量を，body mass index（BMI）が $25\ kg/m^2$ 超の肥満患者群と $25\ kg/m^2$ 未満の患者群で比較検討した[6]．興味深いことに，両群間で手術時間，出血量，X線照射時間に有意差を認めなかったものの，術者の胸部および第1助手の生殖器の被曝線量は肥満患者群において有意に高値であった．過去には，BMIと体表面積の被曝線量の相関や[16]，BMIが放射線照射時間よりも被曝線量の決定的な因子であったとの報告もある[5]．肥満患者の手術においては，C-armの照射量と患者からの散乱線の増加により，術者の被曝線量が増加すると考えられ，可能な限り管球および患者から離れることが推奨される．

おわりに

MIS-TLIFにおける放射線被曝について述べた．われわれの前向き研究データから，適切な対策により，MIS-TLIFはICRPの十分な安全基準内で実施可能であると考えられた．被曝線量の低減には，放射線防護眼鏡を含めた放射線防護衣の装着，one-shotイメージングによる連続照射の回避，また管球および患者から適切な距離をとるな

どといった対策が重要である．理想的には，安全かつ被曝線量ゼロに近いMISt手技を行うことである．将来的には，より精度の高い次世代ナビゲーションの開発が望まれる．

文献

1) 有薗　剛，井口明彦，熊丸浩仁，他：MIS-PLIFの中長期成績の検討―多裂筋への影響と臨床成績について．J Spine Res 4：444，2013
2) Baskar R：Emerging role of radiation induced bystander effects：Cell communications and carcinogenesis. Genome Integr 1：13, 2010
3) Bindal RK, Glaze S, Ognoskie M, et al：Surgeon and patient radiation exposure in minimally invasive transforaminal lumbar interbody fusion. J Neurosurg Spine 9：570-573, 2008
4) Clark JC, Jasmer G, Marciano FF, et al：Minimally invasive transforaminal lumbar interbody fusions and fluoroscopy：a low-dose protocol to minimize ionizing radiation. Neurosurg Focus 35：E8, 2013
5) Ector J, Dragusin O, Adriaenssens B, et al：Obesity is a major determinant of radiation dose in patients undergoing pulmonary vein isolation for atrial fibrillation. J Am Coll Cardiol 50：234-242, 2007
6) Funao H, Ishii K, Momoshima S, et al：Surgeons' exposure to radiation in single- and multi-level minimally invasive transforaminal lumbar interbody fusion；a prospective study. PLoS One 9：e95233, 2014
7) Goodman BS, Carnel CT, Mallempati S, et al：Reduction in average fluoroscopic exposure times for interventional spinal procedures through the use of pulsed and low-dose image settings. Am J Phys Med Rehabil 90：908-912, 2011

8) 蜂谷裕道, 村田英明, 村松孝一, 他：腰部脊柱管狭窄に対する Cloward concept を踏襲した最小侵襲除圧固定術. *J MIOS*（57）：69-78, 2010
9) International Commission on Radiation Units & Measurements：Determination of dose equivalents resulting from external radiation sources. *ICRU Report*（39）, 1985
10) International Commission on Radiological Protection：ICRP Statement on Tissue Reactions. Approved by the Commission on April 21, 2011. ICRP ref 4825-3093-1464, 2011
11) 石井 賢：MISt 手術の現状と工夫—経皮的椎弓根スクリュー刺入法の立場から. *J MIOS*（68）：3-9, 2013
12) 石井 賢, 有薗 剛, 蜂谷裕道, 他：最小侵襲脊椎安定術（MISt）. *Bone Joint Nerve* **4**：541-545, 2014
13) 石井 賢, 松本守雄, 金子康仁：MIS-PLIF の短・中期治療成績—従来法との比較. 日脊会誌 **20**：492, 2009
14) Jones DP, Robertson PA, Lunt B, et al：Radiation exposure during fluoroscopically assisted pedicle screw insertion in the lumbar spine. *Spine*（Phila Pa 1976）**25**：1538-1541, 2000
15) Kim CW, Lee YP, Taylor W, et al：Use of navigation assisted fluoroscopy to decrease radiation exposure during minimally invasive spine surgery. *Spine J* **8**：584-590, 2008
16) Kuon E, Glaser C, Dahm JB：Effective techniques for reduction of radiation dosage to patients undergoing invasive cardiac procedures. *Br J Radiol* **76**：406-413, 2003
17) Mariscalco MW, Yamashita T, Steinmetz MP, et al：Radiation exposure to the surgeon during open lumbar microdiscectomy and minimally invasive microdiscectomy：a prospective, controlled trial. *Spine*（Phila Pa 1976）**36**：255-260, 2011
18) McFadden SL, Mooney RB, Shepherd PH：X-ray dose and associated risks from radiofrequency catheter ablation procedures. *Br J Radiol* **75**：253-265, 2002
19) Mould RF：Radiation risks and radiation protection. *A Century of X-rays and Radioactivity in Medicine：With Emphasis on Photographic Records of the Early Years*. CRC Press, London, 1993, pp184-195
20) Müller LP, Suffner J, Wenda K, et al：Radiation exposure to the hands and the thyroid of the surgeon during intramedullary nailing. *Injury* **29**：461-468, 1998
21) Rampersaud YR, Foley KT, Shen AC, et al：Radiation exposure to the spine surgeon during fluoroscopically assisted pedicle screw insertion. *Spine*（Phila Pa 1976）**25**：2637-2645, 2000
22) 佐藤公治, 安藤智洋, 稲生秀文：X-tube と SEXTANT による PLIF は低侵襲脊椎手術か—MIS-PLIF は従来法より筋侵襲は少ない. 中部整災誌 **50**：1019-1020, 2007
23) Shan SJ, Chen J, Xu X, et al：Multiple syringoid eccrine carcinomas with a long-term exposure to X-rays. *Eur J Dermatol* **21**：821-822, 2011
24) Vano E, Kleiman NJ, Duran A, et al：Radiation cataract risk in interventional cardiology personnel. *Radiat Res* **174**：490-495, 2010
25) The 2007 Recommendations of the International Commission on Radiological Protection. ICRP Publication 103. *Ann ICRP* **37**（2-4）：1-332, 2007
26) Theocharopoulos N, Damilakis J, Perisinakis K, et al：Occupational exposure in the electrophysiology laboratory：quantifying and minimizing radiation burden. *Brit J Radiol* **79**：644-651, 2006

D 安全性への取り組み

4 電気診断を利用した脊柱管内誤刺入判断

鶴田尚志

はじめに

近年，PPS システムを使用した MISt 手技が普及し，治療成績の有用性が認められている．しかし，高度の骨粗鬆症例や肥満症例での限界や，針の脊柱管内への迷入[4]，ガイドワイヤーの前方移動など，解決すべき課題も多い．本稿では PPS 逸脱について概説し，対策としての電気診断について記述する．

PPS 固定の課題―PPS 逸脱

PS 逸脱は，従来の開放手術においてもいまだに注意すべき合併症の原因であるが，刺入部の視認ができない PPS においては，さらにクリティカルな課題である．PPS 逸脱の評価は，逸脱なし（grade 0），スレッド 2 mm 未満（grade 1），スレッド 2 mm 超（grade 2），再手術（grade 3）が諸家の報告で使用され[5]，臨床報告では逸脱が 6.6～23%[5,6]，逸脱による再手術が 0.5～6.6%[5,6] の頻度でみられる．椎弓根からの逸脱あるいは椎弓根穿孔を発生させ得るリスク要因としては，穿刺に用いる針，ガイドワイヤーを通してのタップ，スクリューの刺入方向の誤りなどがあり，操作を安全に実施するため，X 線透視やナビゲーションを駆使するが，完全には防ぎ切れてはいない．

電気診断を使用した対策

PS 逸脱に対し，1991 年，Calancie らが誘発筋電図（evoked electromyogram）を使用した検査方法を初めて報告した．以来，諸家により数多くの研究と臨床の報告が行われている．原理を簡易的に説明する．

各高位における神経は特定の筋帯に神経反応を伝える．腰部の手術では，脛骨神経が走行する脛骨筋帯に表面電極ないし針電極を貼付する．PS を設置し，そのヘッド部から刺激電流を加えると，刺激電流はスクリューから椎弓根の骨を通して，近傍の神経根を刺激する．刺激は神経を通じて筋帯を反応させる．この反応を貼付した電極が感知し，電流値を情報として提供してくれる．椎弓根にブリーチがある場合には神経根はわずかな刺激電流で反応し，椎弓根が無傷（intact）である場合には神経根を反応させるのに高い刺激電流が必要となる．ブリーチか，無傷かの電流値の臨床的な目安が正確であることが当然要求される．この値は，諸家により若干の差があるが，Calancie ら[1] は反応が 7～10 mA の場合には，神経障害のリスクが考えにくいが注意すべきであること，Toleikis ら[7]は 5 mA 以下の場合には，スクリューの入れ直しを検討すべきであること，また 1998 年には Holland ら[3]が，慢性的な神経根症患者では，神経反応が鈍くなるのを考慮すべきであることを報告している．また，11 mA を cutoff 値とし，それ以下は注意を要するとの報告や，神経モニタリングの結果を術後 CT で検証し，15 mA 以上で信頼性が高くなるとの報告[2]がある．

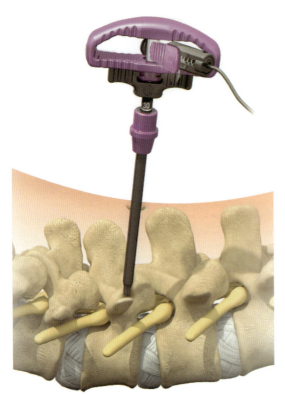

図1　I-PASS（NuVasive より許諾を得て転載）

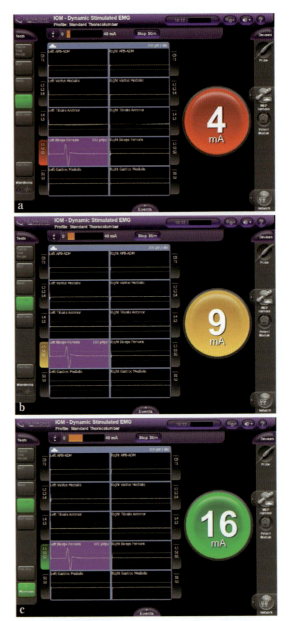

図2　NVM5®神経モニタリング装置の電気的反応の色と数値
a：赤，b：黄，c：緑．

NVM5®神経モニタリング装置のMIStにおける可能性

　MIStにおけるPPS逸脱に対してWoodsら[8]は，作製した骨孔に専用プローブを挿入し，16mAをcutoff値とし，その有用性を報告している．MIStにおいても，筋電図による電気診断の原理は従来の開放手術と同じであるが，専用器具の外壁から電流が皮膚や筋肉組織などに漏れることを防止しなければならない．近年，日本においても広がりつつあるXLIF®では，NVM5®神経モニタリング装置（NuVasive, San Diego）の使用が必須である．この装置では，筋電図連続刺激（Dynamicモード）とPPSに使用する専用器具I-PASS（図1）ならびに専用拡張器により，外壁からの漏れ電流を防止し，先端部からのみ電流が流れるため，骨孔作製からタップ，ガイドワイヤー挿入，PPS刺入に至るすべての操作において，常に椎弓根の状態を電気的に確認しながら手術を行うことが可能である．また，電気的反応を，音と色（赤・黄・緑）と数値により情報提供（図2）してくれるため，術者は，音の変化だけで手術操作による結果を瞬時に自覚することができ，X線透視モニター画面に集中しながら手技を行うことができる．

まとめ

①PPS固定/システムは，今日では多くのMISt手技に応用され，その有用性が認められている．
②課題がまだ残されており，その一つであるPPS逸脱の防止法の確立が必要不可欠である．
③筋電図を使用した電気診断の併用も検討されるべきである．
④NVM5®神経モニタリング装置は，脊椎脊髄手術専用の機能と器具を有し，MISt手技の向上に寄与する可能性がある．

文献

1) Calancie B, Madsen P, Lebwohl N：Stimulus-evoked EMG monitoring during transpedicular lumbosacral spine instrumentation. *Spine*（*Phila Pa 1976*）**19**：2780-2786, 1994
2) Glassman SD, Dimar JR, Puno RM, et al：A prospective analysis of intraoperative electromyographic monitoring of pedicle screw placement with computed tomographic scan confirmation. *Spine*（*Phila Pa 1976*）**20**：1375-1379, 1995
3) Holland NR, Lukaczyk TA, Riley LH III, et al：Higher electrical stimulus intensities are required to activate chronically compressed nerve roots. *Spine*（*Phila Pa 1976*）**23**：224-227, 1998
4) 石井 賢，戸山芳昭，千葉一裕，他：高齢者腰部脊柱管狭窄症に対するMIS-TLIFの有用性．脊椎脊髄 **24**：623-627，2011
5) Raley DA, Mobbs RJ：Retrospective computed tomography scan analysis of percutaneously inserted pedicle screws for posterior transpedicular stabilization of the thoracic and lumbar spine：accuracy and complication rates. *Spine*（*Phila Pa 1976*）**37**：1092-1100, 2012
6) Schizas C, Michel J, Kosmopoulos V, et al：Computer tomography assessment of pedicle screw insertion in percutaneous posterior transpedicular stabilization. *Eur Spine J* **16**：613-617, 2007
7) Toleikis JR, Skelly P, Carlvin AO, et al：The usefulness of electrical stimulation for assessing pedicle screw placements. *J Spinal Disord* **13**：283-289, 2000
8) Woods M, Birkholz D, MacBarb R, et al：Utility of intraoperative neuromonitoring during minimally invasive fusion of the sacroiliac joint. *Adv Orthop* **2014**：154041, 2014

5　骨粗鬆症の予防対策

中野正人

骨粗鬆症患者に対する脊椎インストゥルメンテーション使用や患者選択などの注意点については、MIStにおいても従来法と変わることなく、骨粗鬆症の十分な評価と薬物療法が基本であり、術後療法は慎重に行う必要がある。また、PPS刺入についても、なるべく長く、長径のPPSを選択し、強斜位での刺入を心がけることなど、通常の注意を払う。特にS1のPPSは、岬角（promontorium）の中央を貫くことは腸骨とデバイスが干渉して困難なことが多いが、前方の皮質骨硬化部を貫くようにX線透視下にタップとガイドピンで確認しつつ血管を損傷しないように慎重に刺入する。

患者選択─特に骨粗鬆症の程度

臨床的には、圧迫骨折を繰り返している症例や新規多発圧迫骨折例などでは、骨粗鬆症に対するテリパラチドなどの薬物療法を優先し、可能であれば術前に3カ月以上使用してから、手術を検討したほうがよい。特にステロイド性などの続発性骨粗鬆症では原因疾患の治療を優先し、安易にインストゥルメンテーションを行うことは勧められない。骨密度などでは明らかな境界がないが、0.6 g/cm^{2}未満の低骨密度では骨粗鬆症の予防対策が必要と考えられる。

骨粗鬆症患者に対するPPSを用いたMIStについての意義・注意点

骨粗鬆症患者に対するMIStの欠点としては、骨移植などに工夫がいるため、手技が繁雑となり、骨癒合が不完全となる可能性や、インストゥルメントのルースニング、逸脱、および矯正損失の可能性などが挙げられる。一方、利点としては、創部や腰背筋への低侵襲化による術後疼痛の軽減、手術時間および総出血量の低減、適応の拡大（併発症のある高齢者への対応、および固定範囲の延長・拡大）などが挙げられる。ハイドロキシアパタイト（HA）やリン酸カルシウム骨ペースト（CPC）によりPPSを補強し、サブラミナテープ（ST）やフックなどによりPPSの引き抜き強度を増大することで、骨粗鬆症患者にもMIStを導入することが可能であり、侵襲を低減し得る。

PPS補強の具体的な手技

1 椎間関節固定およびサブラミナテープ（ST）補強

STを通す椎弓を正中切開で展開し、PPS設置前にdecorticationと椎間関節切除を行う（図1a）。PPS・ロッド設置後、腰背筋を温存し、STは専用の誘導針やDeschamps動脈瘤針などを使用してループ状の誘導糸をロッドに通し、テープを誘導・締結する（図1b, c）。棘突起や椎間関節などの局所自家骨にHA顆粒を混合したものを使用して骨移植を十分に行い、椎間関節固定部に良

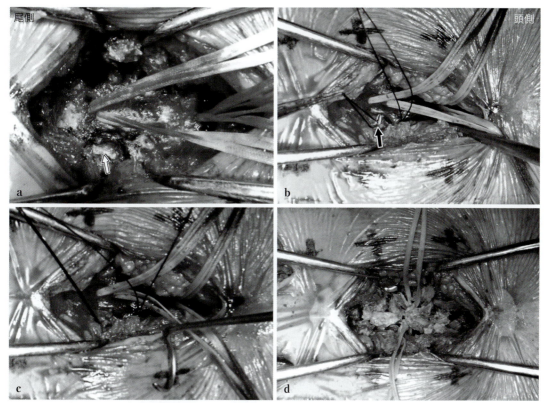

図1 PPS補強手技―椎間関節固定およびサブラミナテープ（ST）によるPPS補強
a：PPS設置前に椎間関節切除とdecorticationを行う．白矢印：椎間関節固定部．
b，c：PPS・ロッド設置後，腰背筋を温存し，STは専用の誘導針やDeschamps動脈瘤針などを使用してループ状の誘導糸をロッドに通し（黒矢印），テープを誘導・締結する．
d：棘突起や椎間関節などの局所自家骨にHA顆粒を混合したものを使用して骨移植を十分に行う．

好な海綿骨移植を行う（図1d）．

2 椎弓フックによる補強

オフセットラミナフックを従来のオープンタイプフックホルダーで把持し，固定下端PPS刺入部と同一の皮膚切開から挿入する（図2a, b）．この場合には，ロッドはこの展開部を使用して導入するが，ロッドの回旋がしにくい．MISt用フック挿入エクステンダーを使用する場合には，さらに低侵襲に行えるが，盲目的操作で挿入するので，椎弓下縁の解剖学的特徴を十分に把握して手技に習熟する必要がある（図2c〜f）．フック挿入後に助手が保持し，先に刺入しておいたガイドワイヤーを通してPPSを刺入後，事前にベンディングしたロッドを頭側から挿入する．

3 PPSのHAスティック（HOYA）やCPCによる補強

PPSのタップ後，ガイドワイヤーを通してHAスティック挿入器を中継し，椎体内および椎弓根内に導入する（図3a〜c）．タップしたピッチを壊さないよう，6mm径以上のPPSではHAスティックの通常サイズを使用し，それ未満では小さいサイズをPPSごとに2，3セット充填する．固定端で骨粗鬆症が重症な場合や固定端椎体骨折が危惧される場合には，椎体内にも十分に充填し，それ以外ではスティック挿入器の引き抜きに注意しながら，椎弓根前方部や椎弓根内を中心に充填する（図3d, e）．

裏技：非骨折椎体への予防的椎体形成術の是非については現在結論が出ていないので，同様の手技で行うCPC注入によるPPS補強については，

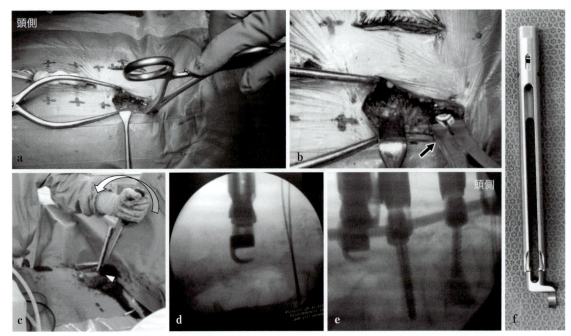

図2　PPS補強手技—椎弓フックによる補強
a, b：オフセットラミナフックを従来のオープンタイプフックホルダーで把持し（黒矢印），固定下端PPS刺入部と同一の皮膚切開から挿入する．
c〜e：MISt用フック挿入エクステンダー（f）を使用したオフセットラミナフック挿入法である（白矢頭）．この場合には，フック挿入後に助手が保持し，先に刺入しておいたガイドワイヤーを通してPPSを刺入後，事前にベンディングしたロッドを頭側から挿入する．

PPS刺入が必須の固定端などでスクリューの効きが極端に悪い場合に限り術者の責任で行う．最も注意するポイントはセメント塞栓などに留意することであり，タップ後，椎体内には圧入せずに，主に椎弓根内にセメントを置いてくるように充填する（図3f, g）．

骨粗鬆症患者の椎体間固定術についての注意点と対策

椎体間固定術については，従来の自家骨のみの骨移植や，チタンケージなどを使用したMIS-TLIFなどでは移植骨の椎体内への沈み込みや矯正損失が高率に起こりやすい．文献上，基礎実験からも，チタンケージに比べて弾性に富むカーボンやPEEKなどの素材のケージのほうが椎体への沈み込みが少ないことや，直方体ケージよりも楔状ケージにおいて前弯位が保持されると報告されている．下位腰椎固定alignmentが隣接椎に与える影響は生体力学研究で証明されており，良好な前弯位を保持することは脊柱再建を考えるうえで重要である．固定端がL5〜Sとなる場合には，特に椎体間固定法に注意を払うべきであり，偽関節などの術後合併症率が高いことを念頭に置いて強固なアンカーと十分な骨移植を行う．これらの基礎データよりも重要なのが，個々の症例の骨質の問題や椎体内掻爬技術であることは，周知のとおりであり，椎間板切除の際，終板・軟骨下骨を痛めないように注意する．大きすぎるプリグや回転式の軟骨掻爬器械の使用を避けることや，ケージ・移植骨をなるべく椎体辺縁の骨強度の強い部分にかかるように設置することが重要である．ケージ挿入の際には，挿入方向を誤ったり，極端に高さのあるケージを無理に挿入したりすると，容易に椎体骨折を起こし，椎体高を保つことが困難となる．これらの問題をある程度解決する手術

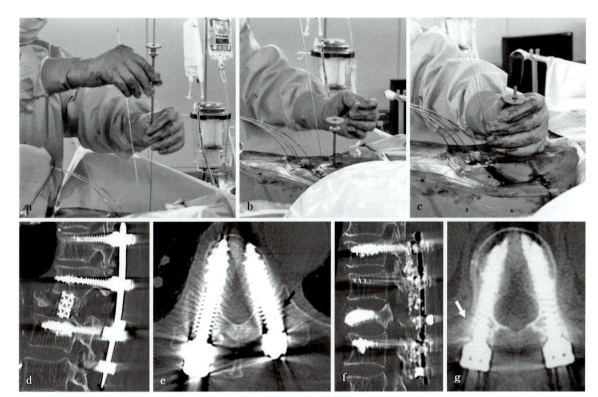

図3 PPS補強手技—PPSのHAスティック，CPCによる補強
a～c：PPSのタップ後，ガイドワイヤーを通してHAスティック挿入器を中継し，椎体内および椎弓根内に導入する．固定端で骨粗鬆症が高度な場合や固定端椎体骨折が危惧される場合には，椎体内にも十分に充填し，それ以外ではスティック挿入器の引き抜けに注意しながら，椎弓根前方部や椎弓根内中心に充填する．
d：CT矢状断像，e：CT水平断像．PPSのHAスティック（黒矢印）による補強例．
f：CT矢状断像，g：CT水平断像．PPSのCPC（白矢印）による補強例．セメント塞栓に留意し，タップした空洞に，セメントを置いてくるように行う．

方法がXLIF®やOLIFなどの前方固定術であり，椎体辺縁に掛かる大きなケージを無理なく挿入できる利点があり，椎体高や矯正の保持力は高いと考えられる．手術方法については，C章6, 9, 10に記載されているために省略するが，高すぎるケージや挿入位置の問題，細かな注意については前述と同様である．

その他の手術手技上の注意点

(1) ロッドやスクリューによる矯正は，ルースニングや矯正損失などのリスクが高く，通常では行わない．特に固定端は過度にロッドを伸展せず，基本的には *in situ* fixationとする．矯正はあくまで手術体位と術中の固定椎間のみで行う．ロッドは固定端のフックやスクリューの高さに合わせるが，これらを押さえ込むように先端のみ若干後弯位にベンディングする．

(2) 固定端はできるかぎり胸腰移行部や後弯の頂点に設定しない．通常の脊椎固定術以上に隣接椎骨折などのリスクが高くなると予想される．

(3) 強直性脊椎では可動性が残っている椎間の局在に注意し，固定端を検討する．一般には病巣・矯正固定部への力学的な負荷が大きくなるため，固定アンカーを多くとる必要があるが，骨化部の椎間には骨移植が不要なので，PPSによる多椎間固定のよい適応となる．一方，高齢者の強直性脊椎は骨脆弱性が高度な場合も多く，固定端には前述のHAスティックやフックな

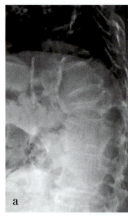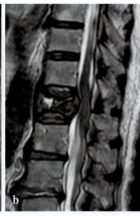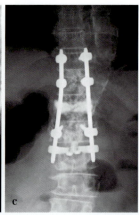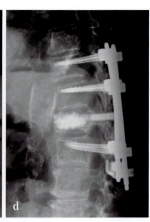

図4 骨粗鬆症性椎体圧潰に対してMIStを応用した椎体形成併用後方固定術例
a：術前X線正面像，**b**：術前MRI T2強調矢状断像．T12椎体圧潰を認める．
c：術後X線正面像，**d**：術後X線側面像．T12椎弓切除およびHAブロックを使用した椎体形成併用後方固定術を施行した．PPSはHAスティックで補強し，T11椎弓にはSTを使用し，さらにL1椎弓下縁にはオフセットラミナフックを経皮的に挿入した．

どの追加を考慮する．
(4) 骨粗鬆症が高度な症例では，ガイドワイヤーの椎体前方への逸脱には十分に注意し，助手がサポートし，X線透視での確認をこまめに行う．逸脱防止のためには，安全性の高いガイドワイヤー（S-ワイヤー）を使用する．

症例提示―骨粗鬆症性椎体圧潰に対してMIStを応用した椎体形成併用後方固定術

84歳，女性．T12椎体圧潰による遅発性神経麻痺（図4a，b）．

両側下垂足を呈し，腰下肢痛のために座位困難であった．T12椎弓切除およびHAブロックを使用した椎体形成併用後方固定術を施行し（図4c，d），術後にテリパラチドを使用した．PPSはHAスティックで補強し，T11椎弓にはSTを使用し，さらにL1椎弓下縁にはオフセットラミナフックを経皮的に挿入した．術後1年では，X線像で矯正損失が5度以下で，T字杖歩行が可能となっている．

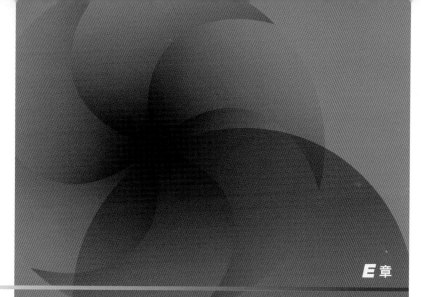

E章
トラブルシューティング

E トラブルシューティング

1 ガイドワイヤーの椎体前壁穿破

塩野雄太・石井 賢

　PPSの高い設置精度や有効性などに関しては過去に報告されている[4,9]．しかし，PPSはスクリューの逸脱のリスクのほかに，設置手技の過程でガイドワイヤーが椎体前壁を穿破する事象が報告されており，そのリスクについて十分に理解しておく必要がある（図1）．Raleyらは525本のPPSを刺入して7本（1.3%）で椎体前壁穿破を認め，2例で後腹膜血腫およびイレウスを生じたと報告している[6]．また，欧米では，MISt後3日目にガイドワイヤーによる腸管損傷が原因となり腹膜炎で死亡した事例や，血管損傷で開腹止血手術に至った事例も実際にあるようである（Larry Khoo MDとの2007年のpersonal communication）．

　注意すべき症例は，骨粗鬆症合併や転移性脊椎腫瘍などである．これらの症例では，骨質が脆弱でガイドワイヤー留置時の抵抗が乏しいため，容易に前方移動し椎体前壁を穿破してしまうリスクが高い．また，肥満はX線透視像が鮮明に得られずに設置位置が不明確となるため，リスクが高く注意が必要である．手術手技上の注意点としては，ガイドワイヤー越しのタップやスクリュー刺入などの際に軸方向以外に力が加わるとガイドワイヤーが曲がり，刺入に伴ってワイヤーの前方移動が生じやすい．したがって，歪みが生じないように注意しながら操作をすること，歪みが生じたワイヤーの再利用をしないことが大切である．また，ガイドワイヤーが椎体の1/2より前方へ進まないようにすることや，助手によるKocher鉗子などの鉗子によるガイドワイヤー把持の徹底なども，リスク回避の手段となり得る[2,3,8]．先端に特殊なより線加工が施されているS-ワイヤー（田中医

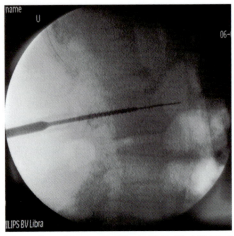

図1 キャダバー手術におけるガイドワイヤーの椎体前壁穿破
タップ時にガイドワイヤーの先端が椎体前壁を穿破している（X線透視側面像）．

科器械製作所）は，より線加工の抵抗により前方に穿破しにくく，極めて有効な医療材料である[1]（D章1「S-ワイヤーの利用」を参照）．

　ガイドワイヤーの前方穿破では，その高位によりさまざまな重要臓器損傷の可能性がある．胸椎レベルでは肺損傷のほかに食道，奇静脈（右T5～T11），大動脈（左T5～T12），胸管の損傷などの可能性がある[5,7]．腰椎レベルでは，5 mm以内の前方穿破で，交感神経叢の損傷による射精機能障害・温覚異常・下肢多汗などの症状の出現の可能性があるとされている．25 mm以内の前方穿破では大血管損傷に伴う後腹膜腔出血・仮性動脈瘤・動脈瘤など，25 mm以上の前方穿破では腸管損傷によるイレウス・腹膜炎などのリスクがあるとされている．われわれは，過去に70歳，女性の腰椎変性すべりに対するMIS-TLIFを実施し，術後

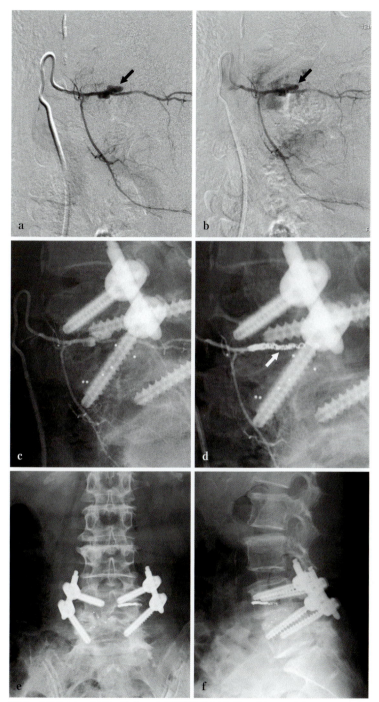

図2　MIS-TLIF 時に発生した腰髄節動脈損傷に対する塞栓術
70歳，女性．腰椎変性すべりに対する MIS-TLIF 例．手術は少出血にて極めて順調に終了したが，めまいによるふらつきを自覚していた．造影 CT と血管造影（a，b の黒矢印）にて腰髄節動脈損傷と診断され，損傷血管をコイルにて塞栓した（c：塞栓前，d：塞栓後（白矢印）の X 線側面像）．術後3年の現在，経過は極めて順調である（e：X 線正面像，f：X 線側面像）．

翌日に腰髄節動脈損傷が判明した事例を経験している．手術は少出血にて極めて順調に終了したが，翌日からの歩行時にめまいによるふらつきを自覚し，血液検査でヘモグロビンが術前 13.4 g/dl から術後 8.5 g/dl へ低下していることが判明した．造影 CT と血管造影の結果，腰髄節動脈損傷と診断され，コイル塞栓術（coiling）を実施して回復した（図 2）．したがって，術中にガイドワイヤーの椎体前壁穿破を認めた場合には，バイタルサインの変動に注意を払い，可及的早期に腹部造影 CT を施行し，血管損傷の有無を確認することが重要である．特に一般に右側で発生する下大静脈損傷は後方からの止血が困難で，体位変換して前方からの止血が必要となることがある[8]．仮に血管損傷を認めた場合には，放射線科医や消化器外科医または血管外科医へのコンサルトを行い，緊急開腹手術などの対応が必要となるため，施設の体制と連携を整備しておく必要がある．

CT にて血管損傷がなくバイタルサインの変動がなくても，椎体前壁穿破が疑われる場合には，少なくとも術後 48 時間はモニタリング下での慎重な経過観察と定期的な採血による全身状態のチェックが必要である．一方，腸管損傷は早期に症状が出現せず，発見が遅れると感染が波及して腹膜炎から敗血症となり，重篤な合併症となり得る．したがって，疑わしい場合には，術後早期から広域抗生物質投与による腹膜炎の悪化予防に努めるべきと考えられる[4]．

文 献

1) Ishii K, Kaneko Y, Funao H, et al：A novel percutaneous guide wire（S-wire）for percutaneous pedicle screw insertion：its development, efficacy, and safety. *Surg Innov* **22**：469-473, 2015
2) 石井　賢：MISt 手術の現状と工夫—経皮的椎弓根スクリュー刺入法の立場から．最小侵襲脊椎安定術 MISt の様々なアプローチ．*J MIOS*（68）：3-9, 2013
3) 石井　賢，松本守雄：腰部脊柱管狭窄における最小侵襲除圧固定術—合併症とピットホールの回避法について．腰部脊柱管狭窄症での低侵襲手術．*J MIOS*（57）：79-87, 2010
4) Mobbs RJ, Raley DA：Complications with K-wire insertion for percutaneous pedicle screws. *J Spinal Disord Tech* **27**：390-394, 2014
5) O'Brien JR, Krushinski E, Zarro CM, et al：Esophageal injury from thoracic pedicle screw placement in a polytrauma patient：a case report and literature review. *J Orthop Trauma* **20**：431-434, 2006
6) Raley DA, Mobbs RJ：Retrospective computed tomography scan analysis of percutaneously inserted pedicle screws for posterior transpedicular stabilization of the thoracic and lumbar spine：accuracy and complication rates. *Spine*（Phila Pa 1976）**37**：1092-1100, 2012
7) Sarlak AY, Tosun B, Atmaca H, et al：Evaluation of thoracic pedicle screw placement in adolescent idiopathic scoliosis. *Eur Spine J* **18**：1892-1897, 2009
8) 佐藤公治：MISt 手術のガイドワイヤーに関するトラブルの予防と処置．in 徳橋泰明，三井公彦（編）：脊椎脊髄術中・術後のトラブルシューティング，第 2 版．2014, pp275-279
9) 塩野雄太：MISt 手技における新たな胸椎 PPS 刺入法（Groove entry technique）—その精度と安全性についての検証．第 17 回日本低侵襲脊椎外科学会学術集会プログラム・抄録集，2014, p53

E トラブルシューティング

2 術中スクリューのルースニング

田中雅人・杉本佳久

はじめに

　MIStにおけるPPSのルースニングあるいは引き抜きは，骨粗鬆症の重症例の多い日本では特に注意が必要である[4]．術中，術後ともに1椎間あるいは2椎間の固定例で，PPSのルースニングが問題となることは比較的まれである．しかし，最近では，転移性脊椎腫瘍や化膿性脊椎炎などの症例に対して，PPSを使用したMIStによる広範囲の脊椎固定が積極的になされるようになってきている[1,3]．PPSは通常では前方，後方あるいは側方の椎体間固定を併用するが，instrumentation without fusionとすることも少なくはない．そのような症例では，スクリューのルースニングの問題は重要である．本稿では術中に生じたPPSのルースニングの対応について記載する．

スクリュー間の圧迫時あるいは牽引時のルースニング

　変性側弯の矯正あるいは前方ケージへの圧迫を掛けようとして，PPSがスクリューの長軸に直交する方向に移動してしまうことがまれにある．特に注意が必要な状態は，骨粗鬆症の重症例でTLIFを行い，片側の椎間関節を完全に切除したときのアプローチ側のPPSに圧迫を掛ける場合である．通常では圧迫力に対抗する椎間関節がないため，かなり大きな力がPPSに加わる．当然のことであるが，圧迫と牽引のシステムが優れているMIStのシステムに生じやすいという特徴がある．必ずX線透視を使用してPPSの異常な動きがないかを確認しながら，矯正力を掛けるようにしなければならない．これが生じた場合の対応は，いくつかの方法がある．

　第1の方法は，同じPPSを使用し，前回の刺入路と異なる経路で刺入し直す方法である．この方法はスクリューの方向を変えても，刺入点が前回と同じになることが多いため，あまり有効な方法とはいえない．海綿骨が比較的しっかりした症例や多数のPPSを使用したうちの1本である場合のみに有効である．

　第2の方法は，ルースニングの生じたPPSを抜去し，新しく5mm長い，1～2サイズ大きな直径のスクリューに変更する方法である．この方法はCTなどで椎弓根の直径，椎体の大きさ，その前面にある大血管の位置を十分に評価して行う必要がある．

　第3の方法は，椎体形成術の手技を応用してルースニングの生じた椎弓根にハイドロキシアパタイトなどを挿入し，海綿骨の強化を図る方法である．あらかじめ必要な器具を用意しておかなければ実施できないことが欠点である．

広範囲固定時のPPSの引き抜き

　転移性脊椎腫瘍，化膿性脊椎炎，成人脊柱変形[2]では，広範囲にPPSを刺入して固定する方法が，最近では広くなされている．PPSの高さがある程度そろっていない場合，あるいはロッドが適切なカーブにベンディングされていない場合には，PPSがロッドのほうに引き抜かれてしまうことがまれにある．これも骨粗鬆症の重症例に多い

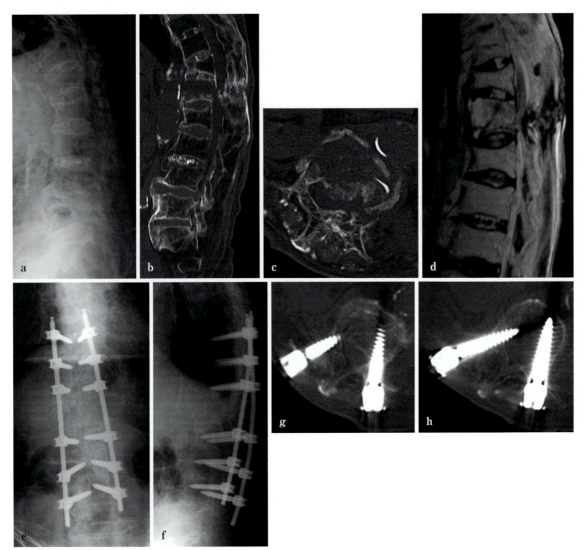

図1　DISH，L1 骨折例
95歳，女性．
術前のX線側面像（**a**），CTの矢状断像（**b**），水平断像（**c**），MRI T2強調矢状断像（**d**）．重症の骨粗鬆症と強直性脊椎が確認できる．L1骨折は不安定である．
術後のX線の正面像（**e**），側面像（**f**），CTの水平断像（**g, h**）．PPSによる広範囲固定術を行ったが，スクリューのバックアウトが生じている．

が，特に注意しなければならないのは，びまん性特発性骨増殖症（DISH）や強直性脊椎炎（AS）などの強直性脊椎例である（図1）．強直性脊椎でない場合には，椎間板にある程度の動きがあるため，スクリューの上下方向のわずかな段差であれば緩衝される．強直性脊椎では，その作用がないために無理に大きな力で引き寄せようとするとスクリューが引き抜かれる．この現象が生じやすいのは，レデューサーなどで1本ごとに強力にロッドに圧着させる機構を採用しているMIStシステムに多い．

引き抜きが生じた場合の対応は，以下の2つである．

第1の方法は，そのまま放置する方法である．この方法はそれ以外のPPSがすべて適切にロッドに圧着できていて，ルースニングの生じたPPS

が最後の1本である（あるいはあまり重要なスクリューでない）場合のみに採用可能である．PPSは長軸方向の引き抜きにはかなり弱いが，長軸に直交するすなわち体重の負荷が加わる方向にはそれなりの固定力が期待できるからである．

　第2の方法は，いったんロッドを抜去して仕切り直す方法である．この場合には，PPSをそのまま再刺入するか，あるいは直径の1〜2サイズ大きなスクリューに変更し，ロッドをベンディングし直す必要がある．時として術者は手術に夢中になり，冷静さに欠けていることもあるため，助手が勇気をもって助言する必要があるかもしれない．

おわりに

　PPSによるMIStの最大の利点は広範囲固定術であるため，スクリューのルースニングに対するリカバリーは熟知しておく必要がある．もちろんのことであるが，最良の方法は予防であり，B章2「PPS刺入法（アドバンス編）」などを参考にしてほしい．

文　献

1) Nasto LA, Colangelo D, Mazzotta V, et al：Is posterior percutaneous screw-rod instrumentation a safe and effective alternative approach to TLSO rigid bracing for single-level pyogenic spondylodiscitis? Results of a retrospective cohort analysis. *Spine J* **14**：1139-1146, 2014
2) Park P, Wang MY, Lafage V, et al：Comparison of two minimally invasive surgery strategies to treat adult spinal deformity. *J Neurosurg Spine* **30**：1-7, 2015
3) Rao PJ, Thayaparan GK, Fairhall JM, et al：Minimally invasive percutaneous fixation techniques for metastatic spinal disease. *Orthop Surg* **6**：187-195, 2014
4) 田中雅人：Deviceに起因するリスクに対するマネジメント．*MISS VOiCE* **3**：2-7, 2013

E トラブルシューティング

3 スクリューの誤刺入（脊柱管内，脊柱管外）

生熊久敬

逸脱方向

　従来の椎弓根スクリューと同様，PPS の逸脱は脊柱管内もしくは脊柱管外に分けられる．PPS の刺入点は横突起基部であるため，脊柱管内への逸脱は従来のスクリューに比べて少なく，むしろ脊柱管外に逸脱する可能性が高くなる[3,6]．特に，上位腰椎では横突起基部と椎弓根とのズレが大きくなり，PPS が脊柱管外に逸脱する可能性が高くなる（図1）．脊柱管外方向への逸脱のほとんどは，刺入点で椎骨内に入り，椎弓根の外側にスクリューの一部が逸脱し，再度椎体の中に入る，in-out-in の形態をとることが多い[3]（図2）．

脊柱管外（椎弓根の外側）への逸脱に対するトラブルシューティング

　ガイドワイヤーを通してタップを行う際，術者は先端が椎弓根内を通過するときに最も抵抗を感じることができるはずであるが，急に抵抗感がなくなる場合には，椎弓根の外側にタップ先端が逸脱している可能性を考えなければならない．その可能性が考えられる場合には，その時点でX線透視を用いて椎弓根軸写像（owl's eye[2]）を確認すべきである．もし，逸脱している場合には，ガイドワイヤーの設置からやり直す必要がある．すでにスクリューと同径の骨孔が開いているため，Jamshidi® 針をしっかり手で保持し，骨孔入口で既存の骨孔方向よりもやや椎弓根の内側に傾けてX線透視下に刺入し直し，ガイドワイヤーを再度設置する．どうしても経皮的に難しいときには，

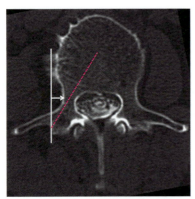

図1　上位腰椎（第2腰椎）での横突起基部と椎弓根とのズレ
実線：PPS の刺入点である横突起基部から椎弓根外側縁が内側に寄っている．
点線：PPS の刺入方向．

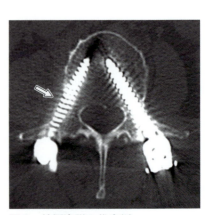

図2　外側逸脱の代表例
右 PPS が椎弓根で外側逸脱後，椎体に刺入されている（in-out-in）．

Mini-Open法として直視下に操作を行うことが肝要である．

術後に撮影されたCTなどで初めて外側逸脱が確認された場合には，そのスクリューが固定頭尾側端のものであれば固定性に大きく関与することが多いので，入れ替えを考慮すべきである．筆者は，固定頭尾側端以外のスクリュー逸脱であれば，まず経過をみて，ルースニングを生じる場合にはスクリューの入れ替えを考慮するようにしている．

筆者のPPS 600本の経験でも，前述のin-out-inの逸脱形態を経験している．しかし，椎弓根でスクリュー横径分が完全に外側逸脱していない場合には，経過途中でPPSの大きなルースニングをきたした経験はない．このため，この逸脱形態であれば，経過をみてもよいと考える．スクリュー横径分の完全な逸脱であれば，椎体骨折を起こす可能性がある[6]ために入れ替えを考慮する．

PPS先端が椎体外に位置した場合には，スクリューによる血管損傷の可能性がある．その一つに，椎体分節動脈損傷が挙げられる[7]．この動脈損傷は一般的に術後に気づかれる．もし，術後CTで椎体分節動脈損傷による後腹膜腔血腫を認めた場合には，放射線科医にコンサルトし，血管塞栓術の是非について考慮する．PPSの入れ替えは血管塞栓術後に行うべきである．中位胸椎レベルのPPS刺入には大動脈の位置に注意する必要がある．従来の椎弓根スクリューと同様，左椎弓根から外側逸脱した場合には，大動脈が近接しているために損傷につながる可能性がある．術前から大動脈と椎体の位置関係は十分に把握しておくことが重要である[1]．特にJamshidi®針やガイドワイヤーなどは先が細いため，従来のプローブよりも容易に血管を損傷する可能性があると考えられる．もし，大血管にJamshidi®針が刺入された場合には，内筒を抜いた際に大出血をきたすことになる．筆者にはそのような経験がないが，もしそのような事態になった場合には，内筒をすぐさま入れ直し，麻酔科医と協力してバイタルサインを維持することに努め，循環器内科医もしくは心臓血管外科医に早急にコンサルトする[4]．PPS手技に関連する血管損傷は，Jamshidi®針刺入の段階で発生する可能性が高いことを念頭におく．このような血管損傷を起こさないためにも，脊椎周辺の解剖とPPS周辺器具の取り扱いには十分に習熟する必要がある．

脊柱管内への逸脱に対するトラブルシューティング

通常，椎弓根内側の骨皮質は比較的厚く[5]，Jamshidi®針が椎弓根内を通過する際に，それまでになかった異常な硬さを感じることで脊柱管内方向への逸脱のリスクを術者は気づくことになる．手応えが硬いときには，必ずX線透視でJamshidi®針の先端を確認すべきである．基本的には，外側逸脱と同様に椎弓根軸写像で確認する．逸脱が疑われた場合には，理想的な位置にJamshidi®針を設置し直す．もし，術後CTなどで初めて内側逸脱が確認された場合には，下肢の神経症状がなければそのまま経過観察でよいが，逸脱したスクリューが原因と考えられる下肢の神経症状を認めたときには，可及的早期にスクリューの入れ直しを行う．経皮的な入れ直しが難しい場合には，迷わずMini-Open法として直視下に操作を行うことが肝要である．

ガイドワイヤーはスクリューの設置位置を決定する重要なツールであるが，その設置にはタップやスクリューなどの半径を考慮しなければならない．たとえば，ガイドワイヤーが椎弓根内側ぎりぎりに設置された場合には，タップやスクリューなどの半径分が椎弓根内側から逸脱し，神経障害をきたす可能性がある．海綿骨密度が高い椎体ほどガイドワイヤーがしっかり効いて動かないので，そのような症例では特にガイドワイヤーが椎弓根中央を通るようにJamshidi®針を設置する必要がある．

文　献

1) Hu HT, Shin JH, Hwang JY, et al：Thoracic aortic stent-graft placement for safe removal of a malpositioned pedicle screw. *Cardiovasc Intervent Radiol*

33 : 1040-1043, 2010
2) Idler C, Rolfe KW, Gorek JE : Accuracy of percutaneous lumbar pedicle screw placement using the oblique or "owl's-eye" view and novel guidance technology. *J Neurosurg Spine* **13** : 509-515, 2010
3) 生熊久敬,石橋勝彦,上甲良二:透視下における経皮的腰椎椎弓根スクリューの刺入精度の検討. *J Spine Res* **5** : 1448-1451, 2014
4) Mobbs RJ, Raley DA : Complications with k-wire insertion for percutaneous pedicle screws. *J Spinal Disord Tech* **27** : 390-394, 2014
5) Mughir AM, Yusof MI, Abdullah S, et al : Morphological comparison between adolescent and adult lumbar pedicles using computerised tomography scanning. *Surg Radiol Anat* **32** : 587-592, 2010
6) Raley DA, Mobbs RJ : Retrospective computed tomography scan analysis of percutaneously inserted pedicle screws for posterior transpedicular stabilization of the thoracic and lumbar spine : accuracy and complication rates. *Spine (Phila Pa 1976)* **37** : 1092-1100, 2012
7) Sandri A, Regis D, Marino MA, et al : Lumbar artery injury following posterior spinal instrumentation for scoliosis. *Orthopedics* **34** : 317, 2011

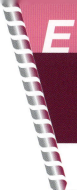

E トラブルシューティング

4 MIS-TLIF 時の硬膜損傷

高野裕一・稲波弘彦

MIS-TLIF と硬膜損傷

　MIS-TLIF は，顕微鏡下や内視鏡下の手技を駆使してチューブレトラクターなどで得られる狭い手術野で操作を行う最小侵襲 TLIF に，PPS を追加する手技である．術中合併症の一つである硬膜損傷は，TLIF では骨性除圧や黄色靱帯切除などの除圧操作，骨移植やケージ挿入などの椎体間操作，および PPS の脊柱管内への誤刺入の際に発生する．2012 年の日本整形外科学会脊椎内視鏡手術調査では，MIS-TLIF/PLIF のインシデントは 21 例（657 例中）で，そのうち 18 例（総数の 2.7％）が硬膜損傷であった[1]．MIS-TLIF の適応拡大にはインシデントを最小限にするだけでなく，チューブレトラクターなどの狭い手術野で行う硬膜損傷対処法や硬膜修復法を習得することは極めて重要である[6]．

硬膜損傷を起こしやすい操作と pitfall

　MIS-TLIF の適応となる症例では，高度な脊柱管狭窄やすべり，変性側弯を伴い，硬膜と黄色靱帯の癒着を認める．エアドリルや骨切りのみ（osteotome）で骨性除圧を行い，黄色靱帯の付着部を浮上させると，Penfield 剥離子やボールプローブが容易に硬膜・黄色靱帯間に入り，剥離を進めやすい．骨性除圧が不十分な状態で硬膜と骨組織の狭窄部に Kerrison パンチや鋭匙などの器具先端を挿入すると，硬膜損傷を起こしやすい．

術中硬膜損傷の発生後の対処

　術中硬膜損傷を起こすと，通常，術者は平常心を保てない場合が多い．硬膜損傷発生時は脊柱管の除圧が不十分であるため，馬尾の完納は困難である（図 1a）．術者が平常心を獲得するためには，硬膜損傷部とは別の部位や別のレベルの手術操作を行う．硬膜損傷部を小ガーゼや止血材料でおおって骨性除圧を広範囲にし，黄色靱帯を浮上させる．前方すべりに対しては，上位腰椎の椎弓根下縁レベルまで Penfield 剥離子先端が到達することを術中に確認する．ケージ挿入や骨移植などの TLIF 操作や他椎間の除圧を行うことも選択肢の一つである．

　平常心を獲得してきたら，硬膜損傷部を注意深く観察して展開操作に入る．髄液の漏出が次第に少なくなってくるので，損傷部周囲の除圧と損傷範囲の評価を行う．針や把持器がチューブレトラクターに挿入できることを確認し，硬膜修復操作に移る（図 1b）．内視鏡下手技に慣れると内視鏡下硬膜縫合も可能となる[6]．安全に硬膜処置を行うためには，術者変更や open conversion も必要である．

硬膜損傷の処置法の実際

① 硬膜損傷部周囲の除圧と損傷程度を確認する（図 1a）．
② 脱出した馬尾を完納する（図 1b）．
③ 縫合あるいは VCS クリップによる硬膜修復を

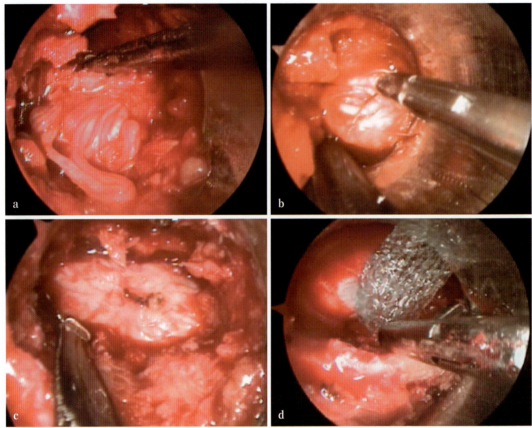

図1　内視鏡下硬膜修復法（18 mm 径のスタンダードチューブレトラクターとショートスコープ）
a：硬膜損傷直後に脱出した馬尾．
b：把持器で把持した 6-0 ナイロン針の先端が硬膜を貫通．
c：縫合後の硬膜．
d：フィブリン糊の A 液を浸した PGA シートの貼付．

行う[7]（図 1b, c）．
④ポリグリコール酸シート（polyglycolic acid sheet, PGA シート, ネオベール®）とフィブリン糊（ベリプラスト P コンビセット®）による硬膜修復を行う[2〜5]（図 1d）．
⑤Valsalva 手技により縫合部からの髄液漏出がないことを確認する．
⑥髄液漏の防止のために筋層, 筋膜, 皮下組織を密に縫合する[7]．
⑦持続吸引ドレーン留置は陰圧吸引でなく等圧吸引とする．

硬膜処置法

1 硬膜縫合

比較的大きい手術野の硬膜縫合は血管用 VCS クリップが使用できる．VCS クリップは縫合孔を生じない．硬膜縫合面は確実に外反させて内反や不確実なクリップによる縫合不全を防ぐ[5]．

チューブレトラクターを通して VCS クリップの先端が硬膜まで届かない場合には, 6-0 ナイロン針による硬膜縫合を選択する[6]．亀裂の大きい硬膜損傷では, 通常の 6-0 ナイロンの片端針を outside-in and inside-out 法で掛けることもできる（図 2a）．外側から針を挿入すると馬尾を巻き

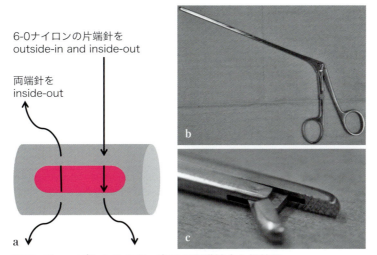

図2 チューブレトラクター内での硬膜縫合と把持器
a：硬膜への針の掛け方．
b：改良した把持器の全体像．
c：把持器の先端．

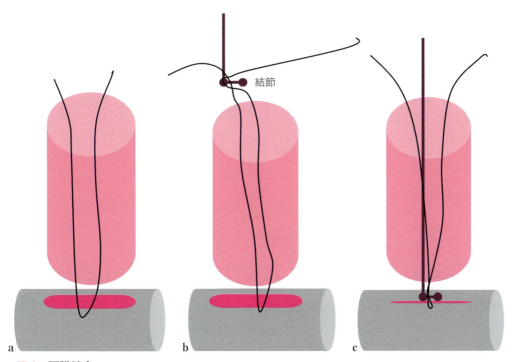

図3 硬膜縫合
a：絡まないように糸の両端を筒外に出す．
b：筒の外で結節を作製する．
c：結節をボールプローブで送り込む．

込む可能性があるため，小さい亀裂に対しては危険である．硬膜損傷部からのinside-out法では，把持器（図2b, c）で把持した両端針の針先を硬膜越しに透見しながら硬膜を貫くため，馬尾を巻き込みにくい（図1b）．

損傷硬膜に6-0ナイロンの両端針を掛けて絡まないように筒の外に出す（図3a）．筒の外で結節（knot）を作製する（図3b）．通常，曲がりボールプローブで結節を筒の外から硬膜まで丁寧に押し込む（図3c）．結節を3～4回作製する．糸が絡んだ場合には，硬膜レベルから曲がりボールプローブで絡んだナイロン糸を解く．この際には糸に掛かる力が過剰にならないように注意が必要である．

2 パッチテクニック

硬膜縫合部の髄液漏を防ぐ目的でPGAシートとフィブリン糊を生体適合性代用硬膜として使用する[4,5]．フィブリン糊はフィブリノーゲンと第VIII因子をアプロチニン液で溶解したA液とトロンビン粉末を塩化カルシウム液で溶解したB液により構成される．損傷部よりやや大きいPGAシートをA液に浸して硬膜修復部をおおった後，Penfield剝離子などで軽く押さえる[2,3]．その後，B液を数滴滴下する．適宜，PGAシートを重ね貼りする．縫合修復が困難な手術野周辺部の硬膜修復や馬尾の脱出がない症例の一部には，パッチテクニックのみで対処できる[2,3]．

文 献

1) 日本整形外科学会脊椎脊髄病委員会：脊椎内視鏡手術の現状—2012年1月～12月手術施行状況調査・インシデント報告集計結果. 日整会誌 88：415-420, 2014
2) Shibayama M, Mizutani J, Takahashi I, et al：Patch technique for repair of a dural tear in microendoscopic spinal surgery. *J Bone Joint Surg Br* 90：1066-1067, 2008
3) 柴山元英：硬膜損傷—硬膜損傷の処置（パッチテクニック）. in 吉田宗人（編）：脊椎内視鏡下手術. 文光堂, 2013, pp335-338
4) Shimada YJ, Hongo M, Miyakoshi N, et al：Dural substitute with polyglycolic acid mesh and fibrin glue for dural repair：technical note and preliminary results. *J Orthop Sci* 11：1044-1047, 2006
5) 島田洋一, 本郷道生：脊椎脊髄手術における硬膜修復法—生体適合性代用硬膜. 日脊会誌 20：862-867, 2009
6) 高野裕一, 稲波弘彦, 大島 寧, 他：脊椎内視鏡下手術のインシデント報告と内視鏡下合併症対処法. 第42回日本脊椎脊髄病学会抄録集, 2013, p242
7) 德橋泰明：硬膜損傷：脊髄液漏. in 野原 裕, 中原進之介, 鈴木信正（編）：新 脊椎インストゥルメンテーション—テクニカルポイントと合併症対策. メジカルビュー社, 2013, p231

E トラブルシューティング

5 PPS刺入困難例への対処（解剖学的困難例，高度変性による困難例など）

佐藤公治

はじめに

　PPSの刺入が困難な場合または刺入難易度が高い場合は，術中に椎体のオリエンテーションが正確に把握できないときである．たとえば，30度以上の高度変性側弯，肩が重なる上位胸椎，高度の肥満，腸骨が重なる第1仙椎などでC-armがよくみえない症例や後側方固定が施行してある再手術の症例などである．また，術中に手技が困難になるのは，指標となる横突起が折れてしまったときや椎体内の硬化像があるときなどである．術前の単純X線像，MRI，そしてCT水平断像や再構築画像をよくみて，あらかじめPPS刺入の方向や長さ，困難さを把握して手術のストラテジーを立てることが重要である．

PPS刺入のポイント

　Jamshidi®針（椎弓根アクセス針：PAK針）を刺入する脊椎ごとに椎弓根の正面と側面が正確にみえるようにC-armの位置合わせを行う（図1）．ガイドワイヤーの先端が硬い椎体内海綿骨にあるのを指で先端の抵抗を感じることで，随時確認する．ガイドワイヤーは抜けそうになると慌てて押し込みがちだが，大抵はPPSが椎体外側へ抜ける．PPS刺入の前にガイドワイヤーの先端の柔らかさを確認し，位置をC-armで再確認するのが好ましい．

変性側弯

　30度以上の高度変性側弯は，椎体の回旋を伴

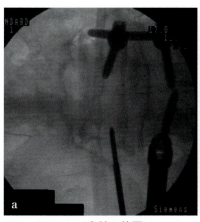 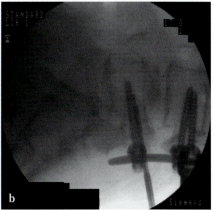

図1　Jamshidi®針の位置
X線透視の正面像（**a**），側面像（**b**）．

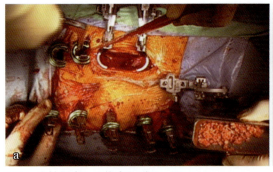
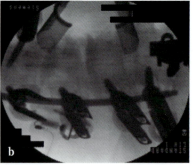

図2　変性側弯への後方アプローチ
多椎間 MIS-TLIF の術中写真（a），X 線透視側面像（b）．

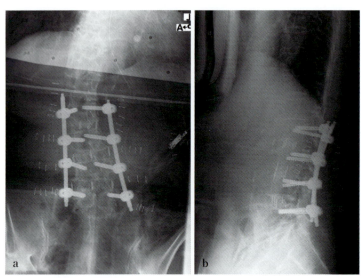

図3　XLIF®での前方ケージ挿入後の PPS 刺入
X 線の正面像（a），側面像（b）．

い，C-arm で脊椎の正面と側面が正確にわかりにくい．従来の開放手術で PS を入れるにしても，椎間関節が肥厚してオリエンテーションが付きにくい．このようなときには，後述の脊椎ナビゲーションが有用である．

　脊椎後方からのみの MIS-PLIF/TLIF で 3 椎間以上にアクセスするのは至難の業である（図2）．XLIF®では前方から側弯をある程度矯正でき，後方からは PPS 刺入のみで間接除圧を期待する．この際には前方操作で脊椎が矯正されており，PPS も入れやすい（図3）．

上位胸椎と高度の肥満

　PPS は基本的に C-arm で椎体がみえないと刺入困難である．大抵，X 線透視正面像は何とかみえるが，X 線透視側面像がみにくい．肩が重なる上位胸椎や高度の肥満で腰椎 X 線透視側面像がみにくい場合には，PPS 刺入が困難である（図4）[2]．工夫としては，正面 X 線透視下に Jamshidi® 針を途中まで刺入し，移動型 X 線装置で撮影して確認する．MRI のガントリーにも入れないほどの肥満の際には，Mini-Open 法をせざるを得ない．われわれは第 3 胸椎までナビゲーション下に

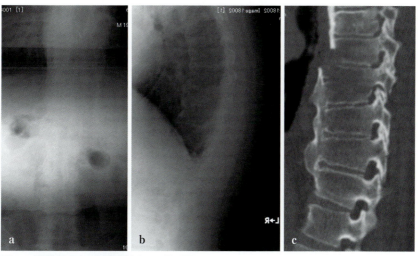

図4 体重150 kgの肥満例の画像所見
X線の正面像（a），側面像（b）．骨折部がはっきりしない．
c：CT矢状断像．T9のChance骨折を認める．

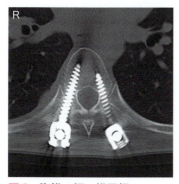

図5 胸椎の細い椎弓根
CT水平断像．右のPPSはin-out-in法で刺入．

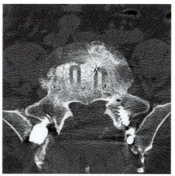

図6 S1へのPPSの刺入方向
CT水平断像．腸骨稜を丸のみで割って入れる．

刺入している．

中下位胸椎

椎弓根がかなり細く，PPSは4.5 mm径でも太いことがある．その際には，横突起基部から椎弓根外側を穿破して椎体内に入る経路，いわゆるin-out-inもあり得る（図5）．椎弓根のやや頭側から刺入する石井らの方法もある．BKP（椎体骨折に対する骨セメント治療）のアプローチとも類似している．

第1仙骨（S1）スクリュー

S1にはできるだけ長く太いスクリューを入れたい．しかし，S1はしばしば腸骨が障害になり，強斜位に打てないことがある．PPSが入る経路の腸骨稜を丸のみで割り，第1後仙骨孔のやや上から仙骨岬角を目指し，45 mmスクリューを入れることを目標としている（図6）．前方正中の仙骨岬角は皮質骨で囲まれPPSがよく効くので，スクリューは椎体前方を貫かなくてもよい．

再手術例

横突起付近に骨移植がしてあると刺入位置の把握は困難である．ナビゲーションがあれば小皮切で行えるが，なければ Mini-Open 法で対応する必要がある．

横突起が折れた場合

PPS は横突起基部を狙って刺入するので，横突起が折れると Jamshidi® 針の刺入点がわかりにくくなる．針先のカットの方向を外側として椎体外側で滑らないように刺入点をみつけ，ハンマーで叩いて一部を刺入し，C-arm で確認する．分節動脈，分節静脈の損傷に注意する．

椎弓根硬化例

椎間が変性および狭小化した場合には，時に椎弓根から椎体上縁の終板下まで骨硬化像が広がることがある（図7）．術前の X 線像と CT で手術のストラテジーを立てておく．術中に硬いと感じ，

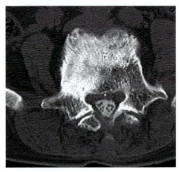

図7　椎弓根硬化像
CT 水平断像．

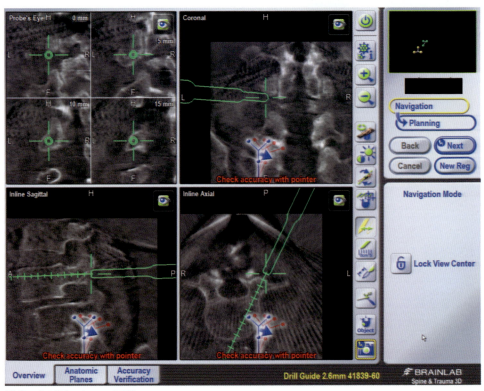

図8　ナビゲーション画像

スクリューのスムーズな刺入が止まったと感じたら，無理にスクリュードライバーを回さずに PPS を一度抜去し，細いタップで奥まで再度切り直す．滑ってからでは遅い．抵抗を感じながらスクリュードライバーを回して刺入する．大抵は PPS ヘッドの基部が椎間関節に当たり，トルクが大きくなる．念のため，C-arm で PPS の深さを確認する．

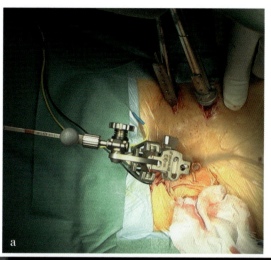

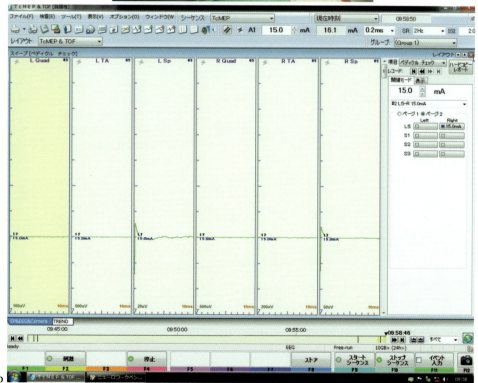

図9 MEP
a：術中写真．黄線の電極で PPS のエクステンダーに触れて検査する．黒線はアース．
b：ペディクルチェック中の MEP 波形．15 mA まで異常波形が出ないと正常である．

C-arm 操作とマーキング

　手術体位を取ってから当該椎体の正面像，側面像を正確にみておく．正面像では，椎弓根の楕円が左右で正確にみえるように設置する．側面像は椎体上縁が2重にならないよう，椎間板のラインでX線照射角を決める．C-armの位置について床にテープで印を付けておくとよい．そして，C-armを頭側へ待避しておく．手術時間の短縮のためには，診療放射線技師などの脊椎撮像に慣れたスタッフが操作するのが好ましい．

　当該椎間がなるべく床に垂直となるように手術台の傾きを調整する．針によるマーキングを手術体位にて行う．これも床にまっすぐに打ち，レベル誤認を防ぐとともに，このマークの方向もPPSを打つ一つのメルクマールにする．

サポートツール1 ─脊椎ナビゲーション

　脊椎ナビゲーションはインプランティングの支援，除圧のオリエンテーションのみならず，初心者の教育にも有益である[1]．ただし，エラーを起こすことがあるので，過信は禁物である．図8はナビゲーション画像である．われわれはプレキャリブレーションドリルガイドを使用し，ガイドワイヤーを刺入している．

サポートツール2 ─脊髄モニタリング

　脊椎脊髄手術において脊髄モニタリングは重要である．運動野の電気刺激による末梢筋導出の運動誘発電位（motor evoked potential：MEP）による脊髄モニタリングを行う．さらに，PPSのエクステンダーに導通してペディクルチェックを行う（図9）．PPSが椎弓根内側を穿破していないかを診断できる．

まとめ

　MISt手技は，術前計画が重要である．疑心暗鬼になったときには，すぐにC-armで確認する．器械の先の状態を常に感じながら操作することがMISt手技のコツである．

文　献

1) 佐藤公治：脊椎手術ナビゲーションの基礎と実際．関節外科 **34**：170-174，2015
2) 片山良仁，佐藤公治，安藤智洋，他：体重100kg以上の患者の脊椎疾患治療における問題点．*J Spine Res* **1**：1088-1092，2010

E トラブルシューティング

6 PPS術後感染

山下彰久

PPSと術後感染

手術部位感染症（surgical site infection：SSI）は手術の部位に術後1カ月以内，インプラントがある場合には3カ月以内に発生する感染症である[4]．SSIの頻度は人工関節手術では1.36%，脊椎インストゥルメンテーションでは3.73%である[11]．脊椎脊髄手術はほとんどがクラスⅠの清潔創手術であり，術後に深部あるいは臓器・体腔SSIを生じると敗血症により生命の危機に瀕する可能性がある．また，抗菌薬療法，多数回のdébridementなど，長期にわたる治療が必要となる．さらに，感染鎮静化のためにインプラント抜去を余儀なくされた場合には，本来の内固定・制動が達成できないばかりか，偽関節や不安定性のために神経障害の増悪などをも招来する[9,10]．

従来の脊椎固定術（従来法）におけるSSIの発生要因としては，長大な皮膚切開，傍脊柱筋の過剰な剥離とレトラクターによる血流障害や組織壊死，大きな死腔など，手術侵襲による影響が否めない．一方，PPSを使用したMIStにおいては，皮膚切開が小さく，また内視鏡や顕微鏡の使用などで除圧操作も低侵襲であるため，落下細菌による創内汚染は少ない．また，傍脊柱筋の剥離が最小限で済むため，組織障害が少なく，死腔も小さい．スクリューヘッドやロッドをおおう健常な筋肉組織は細菌に対する頑強なバリアーとなり，抗

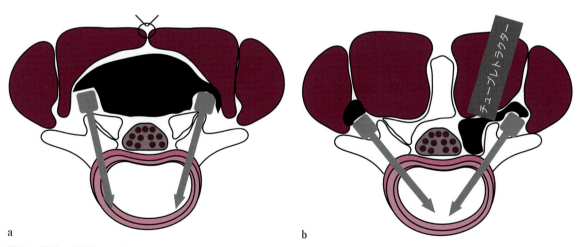

図1 術後の死腔の大きさ
a：従来法 PLIF/TLIF．従来の脊椎固定術では傍脊柱筋の過剰な剥離とレトラクターによる血流障害，組織壊死により大きな死腔が形成される．
b：内視鏡下 MIS-TLIF．PPSでは傍脊柱筋の剥離，骨切除が最小限で死腔が小さい．
■：死腔の広がり．

菌薬の組織移行性も良好である．このように，PPS を使用した MISt は従来法に比較して SSI 発生率が低い[1,5]（図 1）．

PPS 術後感染の診断

術後 5 日目以降の発熱や CRP（C 反応性タンパク）再上昇，白血球数再増加，リンパ球減少などは，従来法と同様に SSI を疑う重要な所見である[7]．手術創局所において，PPS 創から滲出液が続くときや創治癒が遅れるときなどは，SSI の徴候として重要である．従来法では死腔が大きいため，SSI を疑ったら試験穿刺や試験切開など積極的に試料採取を行い，膿貯留を証明するが，PPSでは造影 CT などの画像検査で膿瘍を証明するほうが鋭敏である[12]．高熱や高度の炎症反応を伴う場合には，血液培養およびプロカルシトニン検査を行い，敗血症のルールアウトを行う．敗血症と診断された場合には，広域スペクトラムの抗菌薬

療法や播種性血管内凝固症候群（DIC）に対する緊急治療が優先されるため，直ちに感染症専門医に相談すべきである．

PPS 術後感染の初期治療

SSI に対する治療として，"取りあえず抗菌薬を投与して様子をみる"という行為は禁忌である．これは一見適切な処置に思えるが，感染源や原因菌の同定に悪影響を及ぼすばかりか，薬剤耐性や菌交代現象の引き金となる．各種検査で深部感染ではなく縫合糸膿瘍などの表層感染と診断された場合には，重症化する前に早めに débridement と二次縫合を行うとよい．一方，造影 CT でインプラント周囲に膿瘍を認めた場合には，躊躇せずに緊急手術（切開排膿および débridement）を行い，感染局所の菌量を減らすことが重要である．続いて抗菌薬療法も必要である．SSI では培養結果を待たずに治療を開始すべきである．経験的治療

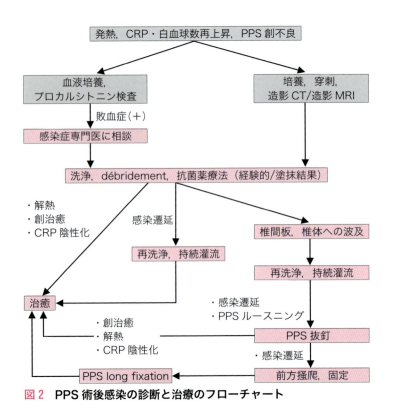

図 2　PPS 術後感染の診断と治療のフローチャート

(empiric therapy) における抗菌薬選択の判断材料としては，グラム染色やサーベイランスに頼らざるを得ない．標的をブドウ球菌に絞るか，あるいは広域スペクトラムを選択するかは，症例ごとに熟考する必要がある．また，MRSA（メチシリン耐性黄色ブドウ球菌）の爆発的流行（outbreak）の経験をもつ施設においては，抗MRSA薬が第一選択となる．抗MRSA薬では骨や筋肉の組織移行性に優れるリネゾリドを第一選択とする[3]．組織移行性はバイオフィルム形成を阻止するためにも有効であるが，ST合剤，リファンピシン，クリンダマイシンの併用投与により，組織移行性や薬剤透過性の亢進など，更なる相乗効果が期待できる[6]．

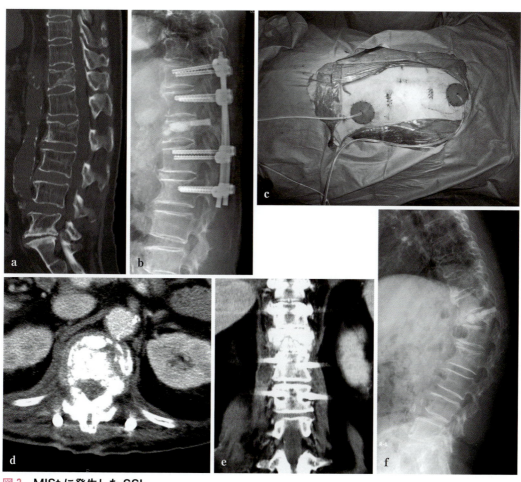

図3　MIStに発生したSSI
a：術前CT矢状断像，b：術後X線側面像，c：術中写真，d：SSI後の造影CT水平断像，e：SSI後の造影CT冠状断像，f：抜釘後のX線側面像．
77歳，女性．T12椎体骨折，遅発性神経障害（a）に対してMIStを行った（b）．術後4週に尿路感染による敗血症をきたし，その4日後にPPS周囲にSSIを併発した．切開排膿，持続洗浄チューブ留置（c）により感染が鎮静化したため，2週で灌流チューブを抜去した．それから8週後にSSIが再燃した．造影CTではPPS周囲（d）のみならず腸腰筋（e）に膿瘍形成を認め，体腔や椎間板などへの感染波及を認めた．スクリューもルースニングを認めたため，インストゥルメントを抜去した．抜釘後は感染が治癒したが，局所脊柱後弯が遺残している（f）．

PPS抜去の必要性

　従来法による脊椎SSI, 特にMRSA感染においては, インストゥルメントの温存が難しく, 感染制御のために抜釘を余儀なくされた. しかし, 早期診断, 可及的早期の洗浄およびdébridement, 原因菌同定, バイオフィルム対策, 適切な抗菌薬療法が功を奏し, 従来法でもインストゥルメントを温存して治癒した症例もある[2,6,8]. MIStではPPSが至適位置・深度で刺入されていれば, スクリューヘッドやロッドが筋肉で被覆され, 豊富な血流により抗菌薬の移行性に優れる. その結果, débridementと抗菌薬療法により, 抜釘せずに温存可能な症例が多い. また, MIStでは内視鏡下片側進入両側除圧などの除圧も低侵襲で, bone stockも十分に温存されるために骨性防御も十分に期待される. したがって, PPS創からの滲出液が続き, CRPが陰性化しない場合でも, すぐに抜釘を行う必要はない. 抜釘の適応は, 感染制御ができず, 前方の神経組織, 椎体, 椎間板への波及を認め, さらにPPSに明らかなルースニングをきたした場合である. また, いったん抜釘しても, 感染性脊椎炎に対するMIStが有効であるように感染制御・治療を目的にPPSによる再制動を行うことも考慮される (図2).

症例提示—MISt手技によるPPS術後感染例

　77歳, 女性.
　主訴：腰背部痛と両下肢しびれ.
　現病歴：初診の6週前にT12椎体骨折を受傷して前医に入院した. その後も疼痛が続き, 徐々に両下肢の脱力が出現したため, 紹介されて受診した.
　既往歴：糖尿病（HbA1c 5.7%）, 肺癌, 高血圧, 高脂血症.
　入院時現症：X線像にてT12は遷延癒合し, 著明な椎体不安定性を呈していた (図3a). 神経学的には脊髄円錐部の麻痺と診断した. 直前の入院歴があったために鼻腔培養を行ったが, MRSAの保菌はなかった.
　入院後経過：Mini-Open法によるT12椎体形成, 後方除圧およびMIStによる制動を行った (図3b). 術後1週にCRPは陰性化した. 術後4週に39度の発熱, プロカルシトニン陽性を認め, 敗血症を発症した. 精査にて尿路感染の診断に至り, カルバペネム系抗菌薬投与を行った. 敗血症の改善傾向を認めたが, その4日後にPPS周囲に膿の貯留を認めたため, SSIと診断して緊急手術（切開排膿, 持続洗浄チューブ留置）を行った (図3c). 1週後にCRPが陰性化し, 2週後に灌流チューブを抜去して転院となった. それから8週後にSSIが再燃した. 造影CTの結果, PPS周囲のみならず腸腰筋にも膿瘍形成を認め, 体腔や椎間板などへの感染波及を認めた (図3d, e). さらに, PPSにも明らかなルースニングを認めたため, PPS温存が困難と判断して抜釘を行った. 抜釘後は感染が治癒したが, 局所脊柱後弯が遺残している (図3f).

文献

1) Ee WW, Lau WL, Yeo W, et al：Does minimally invasive surgery have a lower risk of surgical site infections compared with open spinal surgery? *Clin Orthop Relat Res* **472**：1718-1724, 2014
2) 林 哲生, 山下彰久, 白澤建藏, 他：PLIF/TLIF術後MRSA深部感染症で早期の搔爬洗浄と化学療法にてインプラントを温存できた3例. 整外と災外 **58**：10-15, 2009
3) Lovering AM, Zhang J, Bannister GC, et al：Penetration of linezolid into bone, fat, muscle and haematoma of patients undergoing routine hip replacement. *J Antimicrob Chemother* **50**：73-77, 2002
4) Mangram AJ, Horan TC, Pearson ML, et al：Guideline for prevention of surgical site infection. *Infect Control Hosp Epidemiol* **20**：250-278, 1999
5) McGirt MJ, Parker SL, Lerner J, et al：Comparative analysis of perioperative surgical site infection after minimally invasive versus open posterior/transforaminal lumbar interbody fusion：analysis of hospital billing and discharge data from 5170 patients. *J Neurosurg Spine* **14**：771-778, 2011
6) Mok JM, Guillaume TJ, Talu U, et al：Clinical outcome of deep wound infection after instrumented posterior spinal fusion：a matched cohort analysis. *Spine*（Phila Pa 1976）**34**：578-583, 2009

7) Takahashi J, Ebara S, Kamimura M, et al : Early-phase enhanced inflammatory reaction after spinal instrumentation surgery. Spine (Phila Pa 1976) **26** : 1698-1074, 2001
8) 種市 洋, 久木田裕史, 須田浩太, 他：腰椎インストゥルメンテーション手術後のMRSAによる手術部位感染に対する抗菌治療—インプラント抜去回避のために. 臨整外 **40** : 431-440, 2005
9) 山下彰久, 林 哲生, 白澤建藏, 他：脊椎術後感染症の制圧へ. 整・災外 **52** : 59-66, 2009
10) 山下彰久, 吉田順一：整形外科領域における予防投与抗菌薬—脊椎外科を中心に. 日本外科感染症学会雑誌 **11** : 35-42, 2014
11) 山本謙吾, 正岡利紀, 石井良章, 他：インプラント手術における手術部位感染の疫学. 整・災外 **53** : 419-425, 2010
12) 山崎隆志：脊椎手術での基本大系とSSI発症時の対応—後方. in 菊池臣一, 楠 正人（編）：整形外科SSI対策—周術期感染管理の実際. 医学書院, 2010, pp131-135

E トラブルシューティング

7 術後血腫

井口明彦

はじめに

　術後血腫は，急性，亜急性，慢性，遅発性に神経症状や全身血行動態の悪化をきたす術後合併症の一つである．皮膚，筋の展開が小さく非直視下操作の多いMIStでは，手技，デバイス，アプローチ経路に起因した術後血腫のリスクがある．

　MISt手技に関連した術後血腫の要因には，①PPSやballoon kyphoplasty（BKP）でのJamshidi®針の外側下方逸脱による分節動脈損傷，ガイドワイヤーの前方逸脱による大血管損傷，②lateral lumbar interbody fusion（LLIF）での拡大レトラクターを使用した低侵襲側方アプローチ，③椎間郭清やスペーサー挿入などのときの前縦靱帯損傷を伴う大血管損傷，分節動脈損傷，④低侵襲除圧での硬膜外の死腔の少なさが挙げられる．

術前危険因子[7,15]

　循環器疾患や脳血管疾患（抗凝固薬の使用），出血傾向のある疾患（血友病，特発性血小板減少性紫斑病など），肝機能障害，悪性疾患の既往のある症例では，術後血腫を特に注意する．

MISt操作における危険因子と留意点

　PPS刺入やBKPでのJamshidi®針刺入などの際，椎体外側下方に針が逸脱すると分節動脈損傷を生じる可能性がある[3,12,16]．横突起が折損しやすい骨粗鬆例や横突起の低形成例，強い椎間関節変性や上関節突起が外側にせり出している症例では，特に注意を要する．前・後弯の把握もできていないと，針が横突起を滑り椎体外側下方に向うリスクがある．ガイドワイヤーの椎体前壁穿破で大血管損傷をきたすリスクがあり，ワイヤーの把持，X線透視での先端位置の確認，滑りにくいワイヤーの選択により，ワイヤーの過挿入を予防する．

　低侵襲側方経路でのLLIFでは，レトラクターが前方逸脱した際に椎体腹側の大血管損傷をきたし得る[2]．変性側弯凹側や感染症例では，血管周囲の癒着に加え，分節動脈と椎間板の位置関係が正常解剖と異なるため，アプローチ経路内で分節動脈損傷をきたす可能性がある[10]．側臥位で血管，筋が移動し，解剖学的位置関係が術前画像と大きく変化している可能性もある[5]．椎間郭清で対側の骨性架橋を切離する際，対側の血管損傷のリスクがある．幅広で高さのあるケージを挿入する際，椎体終板と前方皮質骨の損傷が生じ，大動脈損傷をきたした報告もある[1]．正確なX線透視のセッティングと操作の術中確認が重要である．

　除圧では，小さな展開で骨切除，椎間郭清を行うために硬膜外死腔が少ない．内椎骨静脈叢からの出血はバイポーラー，止血材料で確実に止血する．特にのみで骨切除した場合には骨ろうで止血する．硬膜外腔に止血材料を残すと膨張して血腫となり得るため，閉創時には原則として除去する．ドレーンは椎弓背側直上の深さで除圧範囲にわたって確実に挿入する．多椎間除圧例では複数本のドレーンを留置する．閉創の間，留置したドレーンを吸引管に接続し，創が閉鎖腔となるまで陰圧

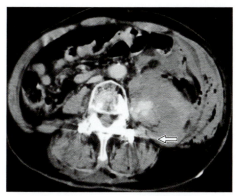

図1　XLIF®後に生じた左後腹膜血腫
75歳，男性．L4変性すべりを伴う腰部脊柱管狭窄症に対してL4/L5 XLIF®を行った．術中出血はカウントできないほどの少量であった．術後12時間でショックバイタルとなり，緊急造影CTを行い，後腹膜血腫と活動性出血（造影剤漏出：矢印）を認めた．緊急に手術創を拡大・展開し，血腫除去と止血を行った．

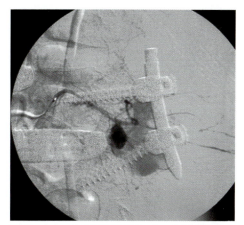

図2　左L5分節動脈損傷による仮性動脈瘤
図1と同一症例．血腫除去後に造影CT再検を行った．CTにて造影剤漏出がわずかに認められたため，血管造影を追加した．左L5分節動脈損傷による仮性動脈瘤を認めたため，塞栓術を行った．

を掛け続けて術中硬膜外血腫を防ぐ．筆者は，術後に緊急MRIを要する場合も考慮し，吸引バッグは金属を使用していないものを選択している．

術後における血管損傷/血腫の徴候

　術後の体位変換時や回復室における急性期にショックとなった場合には，大血管損傷を疑う．動静脈瘻を形成している場合や分節動脈損傷の場合には，激烈な出血性ショックには陥らず，術翌日以降では，貧血の進行，ふらつき，腹痛，腹部緊満，腹部腫瘤，連続性血管雑音，振戦（thrill）触知，下肢浮腫，大腿動脈拍動の欠損あるいは左右差，下肢冷感，下肢疼痛，安静時頻脈，高拍出性心不全徴候を認める[6]．術後数カ月〜数年を経て発症する動静脈瘻もあり，外来での経過観察時にも前記の徴候の確認が必要である．

　麻酔覚醒時に明らかな神経症状の悪化がなかったにもかかわらず，術後数時間から認める腰殿部・下肢の激痛，筋力低下は，硬膜外血腫の急性発症を疑う徴候である．術後数日を経ても遷延する頑固な腰殿部痛や下肢痛の訴えからは，亜急性硬膜外血腫を疑う．術後1週以上経過しての発症があることも念頭に置いておく必要がある．

術後血腫診断に必要な検査/処置

　血管損傷の徴候を認めた場合には，ショックをコントロールしながら直ちに造影CTを行う（図1）．活動性出血を伴う巨大後腹膜血腫と大血管損傷であれば致死的であり，救命処置（緊急開腹による血管修復）が必要で，血管外科医へ緊急連絡する．全身状態の面で時間的に余裕があれば血管造影を行い[4,9]，塞栓術[8,16]，経皮的血管内治療[11,14]，あるいは開腹手術による止血を行う．造影CTで造影剤漏出が少なく，血行動態が比較的安定している場合でも，血管造影で損傷血管の評価まで行い（図2），損傷部が同定されたときには塞栓術を行う．

　亜急性の経過で発見された仮性動脈瘤，動静脈瘻は，待機的に血管外科へ依頼する．

　LLIFでは，腸腰筋内血腫と，比較的頻度の高いとされる陰部大腿神経痛やアプローチ時の腸腰筋の圧挫による疼痛との鑑別が難しい．採血データで貧血の進行が顕著ならば，血腫を疑って前記

の検査，処置を行うべきである[13]．

硬膜外血腫を疑う場合には，MRI で硬膜管の圧迫所見の有無を確認する．ペースメーカー装着例などの MRI 施行不能例では，CT myelography を行う．筆者は，進行性の麻痺（MMT＜3，膀胱機能障害の出現）とコントロール不良な激痛を認める場合には，緊急に血腫除去を行う．手術室の準備に時間を要する場合には，病室で局所麻酔下の血腫除去を行うこともある．

まとめ

MISt 手技は低侵襲である一方で非直視下操作が多く，血管損傷，さらにはその発見の遅れをきたすリスクを有している．術中に明らかな問題なく終了した症例でも，術後血腫合併の可能性を常に意識し，各種の徴候を見逃さないことが肝要である．術前計画，術中 X 線透視やナビゲーションによる手術部位の骨形状，血管と椎体，椎間板の位置関係の把握，手術機器の正確な使用が血腫予防においても大切である．

術中に機器が逸脱した際には術後血腫をきたす可能性を念頭に，血圧，神経，胸腹部の所見の慎重な経過観察が必要である．疑わしい徴候があれば，造影 CT，血管造影，MRI を厭ってはならない．

MISt 手技や機器などの発展は日進月歩であるが，現時点では術後血腫を完全に抑制することはできない．血腫徴候の早期発見，速やかな診断と治療の実践には，医療スタッフへの周知徹底も大切である．円滑な検査，治療のためには，初回術前説明の際に患者，家族へ術後血腫についてしっかりと説明しておくことも重要である．

文献

1) Aichmair A, Fantini GA, Garvin S, et al：Aortic perforation during lateral lumbar interbody fusion. *J Spinal Disord Tech* **28**：71-75, 2015
2) Assina R, Majmundar NJ, Herschman Y, et al：First report of major vascular injury due to lateral transpsoas approach leading to fatality. Case report. *J Neurosurg Spine* **21**：794-798, 2014
3) Biafora SJ, Mardjetko SM, Butler JP, et al：Arterial injury following percutaneous vertebral augmentation：a case report. *Spine*（*Phila Pa 1976*）**31**：E84-E87, 2006
4) Ceyhan M, Belet U, Aslan S, et al：Traumatic lumbar artery pseudoaneurysm：the role of CT angiography in diagnosis and treatment. *Diagn Interv Radiol*（*Ank*）**16**：162-164, 2010
5) Deukmedjian AR, Le TV, Dakwar E, et al：Movement of abdominal structure on magnetic resonance imaging during positioning changes related to lateral lumbar spine surgery：a morphometric study. *J Neurosurg Spine* **16**：615-623, 2012
6) Gallerani M, Maida G, Boari B, et al：High output heart failure due to an iatrogenic arterio-venous fistula after lumbar disc surgery. *Acta Neurochirurgica* **149**：1243-1247, 2007
7) Glotzbecker MP, Bono CM, Wood KB, et al：Postoperative spinal epidural hematoma：a systematic review. *Spine*（*Phila Pa 1976*）**35**：E413-E420, 2010
8) Karaikovic EE, Rattner Z, Bilimoria MM, et al：Coil embolization of a lumbar artery to control vascular injury during intradiscal surgery. *Spine*（*Phila Pa 1976*）**35**：E163-E166, 2010
9) Kim HS, Chong HS, Nanda A, et al：Vascular injury in thoracolumbar spinal surgeries and role of angiography in early diagnosis and management. *J Spinal Disord Tech* **23**：418-424, 2010
10) Madhavan K, Vanni S, Williams SK：Direct lateral retroperitoneal approach for the surgical treatment of lumbar discitis and osteomyelitis. *Neurosurg Focus* **37**(2)：E5, 2014
11) Olcay A, Keskin K, Eren F：Iliac artery perforation and treatment during lumbar disc surgery by simple balloon tamponade. *Eur Spine J* **22**：S350-S352, 2013
12) Puri AS, Colen RR, Reddy AS, et al：Lumbar artery pseudoaneurysm after percutaneous vertebroplasty：a unique vascular complication. *J Neurosurg Spine* **14**：296-299, 2011
13) Rodgers WB, Gerber EJ, Patterson J：Intraoperative and early postoperative complications in extreme lateral interbody fusion：analysis of 600 cases. *Spine*（*Phila Pa 1976*）**36**：26-33, 2010
14) Skippage P, Raja J, McFarland R, et al：Endovascular repair of iliac artery injury complicating lumbar disc surgery. *Eur Spine J* **17**：S228-S231, 2008
15) Sokolowski MJ, Garvey TA, Perl J II, et al：Prospective study of postoperative lumbar epidural hematoma incidence and risk factors. *Spine*（*Phila Pa 1976*）**33**：108-113, 2008
16) Sugimoto Y, Tanaka M, Gobara H, et al：Management of lumbar artery injury related to pedicle screw insertion. *Acta Med Okayama* **67**：113-116, 2013

F章

各種 PPS システムの
特徴と臨床使用

1 各種 PPS システムの特徴と臨床使用

石井 賢

PPS 手技の変遷

1982 年に Magerl[6] によって初めて経皮的に PS を刺入する手技が，創外固定を目的として報告された．1995 年には Mathews と Long[7] によって完全埋没型の PPS システムが報告された．しかし，この PPS システムは，ロッドの連結が皮下にとどまり，弱い固定性による偽関節例も多く，普及しなかった[4,7]．6 年後の 2001 年に，Foley ら[1] が PPS システムの第 1 世代となる SEXTANT® システム（図 1a）を使用した腰椎後方固定術（MIS-TLIF）例を報告し，その革新的で斬新なシステムは一世を風靡し，まさしく今日の PPS システムと MISt 手技の原点となっている．当時は，腰椎変性疾患における主に 1〜2 椎間固定に使用されていたが，その後のスクリューのバリエーションの増加とインストゥルメンテーションの発展に伴い，外傷，腰椎変性側弯（成人脊柱変形），転移性脊椎腫瘍，骨粗鬆症性圧潰・圧迫骨折，感染性脊椎炎などの病態に対して，胸椎〜仙腸骨の MIS-long fixation が実施されるようになった．

日本では 2005 年に PPS システムが導入されてから約 10 年の月日が経過し，その間に繰り返しの改良と開発がなされ，数多くの PPS システムが臨床現場に導入されてきた（表 1）．PPS システムは，第 1 世代の SEXTANT® に始まり，MANTIS® や VIPER® などに代表される第 2 世代，そして今日の主流であるタブ型を導入した第 3 世代へと進化を遂げ，PPS 手技は今日では脊椎外科医にとって標準的手技の一つとなった．米国における全 PS のうち PPS の占める割合は，2006 年 13％，2009 年 23％，2012 年 36％，2014 年 44％ と着実に増加し，2016 年にはついに半数以上の 52％ を占めると推測されている［2014 年の北米脊椎外科学会（North American Spine Society 29th Annual Meeting, San Francisco）より］．特に 2007 年に超高齢社会を迎えた日本においては，低侵襲手術が求められ，これを上回るスピードでの普及が予想されている．

PPS システムの変遷

日本の PPS システムの導入は，2005 年の SEXTANT®（Medtronic）に遡り，続いて 2007 年に第 2 世代の PathFinder®（日本エム・ディ・エム，Abbott Spine），2009 年に VIPER®（DePuy Synthes），MANTIS®（Stryker），SpiRIT（Synthes），Ballista（Biomet），2011 年に ILLICO SE（Alphatec Spine）が続いた[4,5]．その後，脊椎すべりの矯正が容易にできる第 3 世代であるタブ型の PPS システムが登場し，今日までに改良を含めれば約 20 種類のシステムが市場に導入されている（表 1）．以下に今日までに導入されている PPS システムの特徴について述べるが，飽くまで私見であることをご了承いただきたい．

各 PPS システムの形状や特徴などは異なるが，PPS 刺入のコンセプトはすべてに共通する．すなわち，周囲の軟部組織の損傷を最小限にし，経皮的に X 線透視下あるいはナビゲーション支援下に PPS をガイドワイヤーに沿って刺入する点である[5]．初期の PPS システムはスクリューヘッドに装着するエクステンダーも重く，外れやすく，

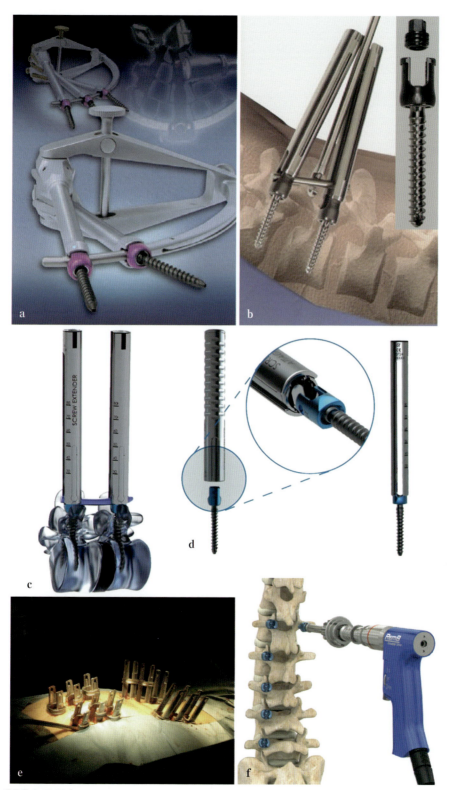

図1 主な PPS システム
a：SEXTANT®，b：PathFinder®，c, d：ILLICO SE，e：MANTIS® による long fixation，f：ES2®．

表1 PPS システム一覧

	システム	メーカー	スクリュー径バリエーション (mm)	エクステンダー径 (mm)
第1世代				
2005	SEXTANT®	Medtronic	5.5, 6.5, 7.5	17.6
第2世代				
2007	PathFinder®	日本エム・ディ・エム/Abbott Spine	5.5, 6.5	15
2009	VIPER®	DePuy Synthes	5.0, 6.0, 7.0	15
2009	MANTIS®	Stryker	4.5, 5.5, 6.5, 7.5	20
2009	SpiRIT	Synthes	5.0, 6.0, 7.0, 8.0, 9.0	18
2009	Ballista	Biomet	5.5, 6.5, 7.5	18
2011	ILLICO SE	Alphatec Spine	4.5, 5.5, 6.5, 7.5	14.7
2012	PathFinder® NXT	Zimmer Spine	4.5, 5.5, 6.5, 7.5	10×16
2013	S⁴ FRI（外傷専用 PPS システム）	B. Braun Aesculap Spine	4.5, 5.5, 6.5, 7.5, 8.5（モノアキシャルスクリューあり）	16
2014	SEXTANT® Advanced	Medtronic	5.5, 6.5, 7.5	17.6
2014	CDH SOLERA® Longitude®	Medtronic	4.5, 5.5, 6.5, 7.5, 8.5	15
2014	CDH SOLERA® SEXTANT®	Medtronic	5.5, 6.5, 7.5, 8.5	14
第3世代				
2012	VIPER® 2 System (Standard)	DePuy Synthes	(4.35*), 5.0, 6.0, 7.0, 7.5 *VIPER® 2 と互換性がある Expedium Plus スパインシステム	15
2012	VIPER® 2 System (X-tab)	DePuy Synthes	5.0, 6.0, 7.0	12
2013	Precept®	NuVasive	4.5, 5.5, 6.5, 7.5, 8.5	12.7
2014	ES2®	Stryker	4.5, 5.5, 6.5, 7.5, 8.5	15
2015	S⁴ Brücken	B. Braun Aesculap Spine	4.5, 5.5, 6.5, 7.5, 8.5	14
2015	Voyager®	Medtronic	4.5, 5.5, 6.5, 7.5	11
2015	Associa Harp	京セラメディカル	5.5, 6.5, 7.0	12
2015	IBIS®	日本エム・ディ・エム	4.5, 5.5, 6.5, 7.5, 8.5	12

繁雑で，脊椎すべりの矯正にも限界があるなどの多くの改良点があった．また，当初のPPSは1椎間のMIS-TLIFに限定されていた．その後に導入されたPathFinder®（図1b）はPPSシステム自体が簡略化されており，SEXTANT®の繁雑さによる問題点を解決し，さらに腰椎の多椎間固定も可能とした．特にエクステンダーとスクリューヘッドの強固な接続は，手技中のエクステンダーの不意な離脱予防を可能にした．ただし，当時のスクリューヘッドはエクステンダーとの連結を強固にするために若干大きかった．今日では，PathFinder®はNXTとして生まれ変わり，エクステンダーやヘッドなどはより小さく，ロッドインサーターのバリエーションも増え，一連の手技もより簡略化されている．初代PathFinder®に引き続き，VIPER®，SEXTANT® Advanced，MANTIS®，ILLICO SEに代表される第2世代PPSシステムがPPS手技を定着させたといえる．SEXTANT® Advancedは，初代SEXTANT®の多くの問題点が改良され，エクステンダーはやや太いものの，強力な整復を可能とし，何といってもナビゲーションシステムとの連携を可能とした

エクステンダー長 (mm)	ロッドインサーター法	ロッド設置バリエーション	拡張（dilation）	S2AIS
140	1種類	経皮的挿入（別皮膚切開）	段階型	なし
110/143	1種類	直接導入	段階型	なし
160	2種類	経皮的挿入	タップ一体型	互換性あり
30〜50 から 110〜130（5種）	2種類	経皮的挿入	段階型	なし
100/120	1種類	経皮的挿入	段階型	なし
130	1種類	経皮的挿入	段階型	なし
127	3種類	直接導入，経皮的挿入	段階型	なし
110/140	2種類	直接導入，経皮的挿入	段階型	なし
15	1種類	経皮的挿入	段階型	なし
140	1種類	経皮的挿入（別皮膚切開）	段階型	なし
170	1種類	経皮的挿入（別皮膚切開）	段階型	あり
140	1種類	経皮的挿入（別皮膚切開）	段階型	なし
160	3種類	経皮的挿入	タップ一体型	互換性あり
125	3種類	経皮的挿入	タップ一体型	互換性あり
110	3種類	直接導入，経皮的挿入	タップ一体型	なし
70/110	2種類	直接導入，経皮的挿入	タップ一体型	XIA3 と互換性あり
130	2種類	経皮的挿入	段階型	なし
120	1種類	同一皮膚切開	拡張器設置後タップ	なし
140	4種類	直接導入，経皮的挿入	タップ一体型	なし
90	2種類	直接導入，経皮的挿入	タップ一体型	なし

点で，ほかにはない独自の発展を遂げていった．VIPER®（図 2a〜d）と ILLICO SE（図 1c, d）は PPS システム自体の完成度が高く，現在も広く普及し，米国のエクステンダー型のシステムの大部分は，これらを手本に開発されたといっても過言ではない．事実，米国で開催される国際学会の展示に並ぶエクステンダー型の PPS システムの多くが，VIPER®や ILLICO SE に類似している．すなわち，これらは現時点においてエクステンダー型 PPS システムの最終形といえる．

日本における VIPER®の導入はインプラントが VIPER®，インストゥルメントが VIPER® 2 という変則的な導入であった．VIPER®は拡張（dilation）を簡略化するためにタップガードとタップを一体化した画期的なタップシステムとして開発され（図 2b），手技時間の短縮を実現した[3]．このシステムは，最新の Precept®（図 3a, b），Associa Harp（図 3c, 4b），IBIS（図 3d）などにも生かされている．VIPER®において最も特徴的な点は，スクリューに double-lead thread pattern を導入したことである．これにより，スクリュー刺入時にドライバーの 1 回転でスクリューが 2 回

転前方に進み，スクリュー設置の時間短縮を実現した．一方，スレッドがやや立っているという理由から，当時の6mm径のスクリューでは他社と比較し，骨粗鬆症例において固定性がやや劣る傾向にあったが，7mm径では十分に強固な固定を得ることができる．今日では，CDH SOLERA® SEXTANT®とVoyager®におけるコーティカルフィックススクリューの開発が火付け役となり，VIPER®にも同様のスクリューが導入され，スクリュー先端はデュアルスレッド，基部はクワッドスレッドとなり，引き抜き強度も増加している（図2d）．VIPER®の圧迫とdistractionは，体外にてエクステンダー越しに掛けるため，スクリューヘッドが若干傾くものの十分な圧迫が適用可能で，かつ非常にシンプルであるためにトラブルが少ない．この方式は，最新のAssocia Harp（図4d）やIBIS®などにも導入されている．スクリューヘッドが傾かないように最近のPPSシステムでは，体内のスクリューヘッド付近にコンプレッサーを設置するが，皮膚切開が大きくなる欠点がある．一方，BallistaやSpiRITなどは，パラレルに近い圧迫が可能なラジェット型で，コンセプトが非常によかったものの，ラジェット部がスタックするトラブルが多かった．一方，IBIS®ではラジェット型も導入されているが，スタックするトラブルはほとんどなく，ラジェット一つとっても進歩が伺える．

ILLICO SE（図1c, d）は，単椎間固定において完成度が特に高い．具体的には，スクリューヘッドとエクステンダーの簡易で強固な連結，ロッドインサーターのバリエーションの多さ，コンプレッサーの使いやすさなどが特徴といえる．MANTIS®はプレート型のエクステンダーをもち，エクステンダー内の良好な視野がロッドの設置を容易にし，胸椎～腰椎のlong fixationを定着させたPPSシステムである（図1e）．今日では後続のPPSシステムである第3世代のES2®が，MANTIS®のよい部分を残しつつ，パワーユニットを併用できるなどの次世代システムとして進化している（図1f）．パワーユニットは，スクリュー刺入時の回転スピードさえコントロールすれば，ガイドワイヤーの軸をぶれさせずに刺入することが可能で，余分な力も必要としない．さらに，MANTIS®とES2®のコンプレッサーは，PPSシステムの中でも最もぶれが少ないため，圧迫の感触が手に伝わりやすい．また，最終締結においては，多くのPPSシステムがクリック音で締結完了を知らせる形式をとるが，これらのシステムでは目盛りでトルク値を目視する必要がある．慣れが必要ではあるものの，インストゥルメントの観点からはより正確性が高く，故障しにくいメリットがある．

一方，日本独自の医療機器と手技も独自に開発され，PPS法の普及に拍車を掛けたことは特筆すべきである．PPS設置時に椎体前方穿破を予防可能なガイドワイヤーであるS-ワイヤー[2]，透視X線照射時間を短縮してPPSが設置可能なLICAP法，再利用可能で干渉を予防するJ-プローブ，安全な胸椎PPS設置法であるgroove entry technique[8]などがある．また，PPSシステムが導入されてから定着するまでの期間の医師への教育は極めて重要な課題であり，特に第1世代を導入したMedtronic，第2世代の先駆けを導入した日本エム・ディ・エムやDePuy Synthesなどの貢献度は大きい．

第3世代PPSシステムにはエクステンダーにタブ型が導入され，軽量化とタブを折ることによる容易なエクステンダー離脱を可能とした．最も早く市場に導入され，現在も広く使用されているPPSシステムは，VIPER® X-tab（図2a～d）である．タブ型の簡便さとエクステンダーの細さは，多椎間安定術にも向いており，MANTIS®とともにlong fixationの手技の領域を開拓していくこととなった．現行では，S2AI用のカニュレイテッドスクリューは，唯一VIPER® 2 System（Standard）にしか存在しないため，仙腸骨までの固定を要する場合には有用性が高い（図2d）．Precept®はエクステンダー型とタブ型の両方をラインナップし，どんな病態にも使い分けることができる（図3a, b）．特にタブ型は，タブ先端の連結も施されていることから，強い剛性力のもとで変形矯正にも優れている．さらに，NuVasiveの

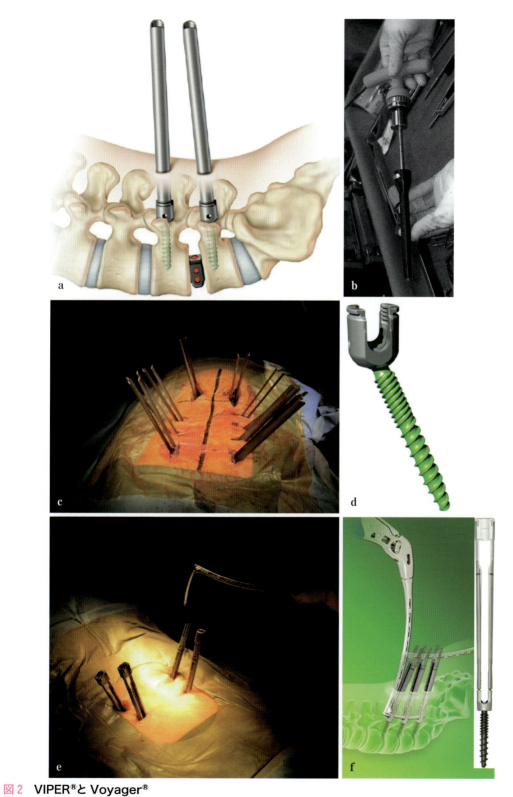

図2 VIPER® と Voyager®
a：VIPER®，b：VIPER® のタップ，c：VIPER® 2 System（X-tab）による long fixation，d：VIPER® 2 System（Standard）によるコーティカルフィックススクリュー，e，f：Voyager®.

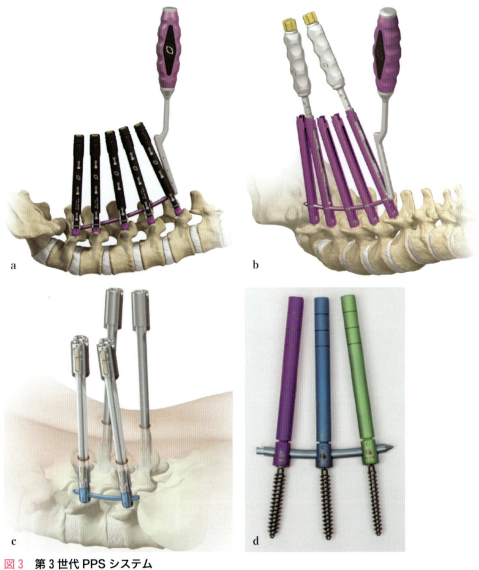

図3 第3世代PPSシステム
a：Precept®（エクステンダー型），b：Precept®（タブ型），c：Associa Harp，d：IBIS®.

神経モニタリングの併用により，Jamshidi®針（PAK針）刺入時の脊柱管内逸脱を正確にモニタリングできるようになり，より安全性が増している．さらに，ES2®，VIPER® X-tab，Voyager®においては，コバルトクロム製のロッドが導入され，腰椎変性後側弯における後側弯矯正に極めて有用である．S⁴は靱帯性整復（ligamentotaxis）を可能としたPPSシステムで，破裂骨折などの外傷に対して使用しやすい．一方，病態の複雑さに対するPPSシステムの適合性が課題であり，外傷に対するシステムの第一選択としての更なる改良が期待されている．

Voyager®は，今までのSEXTANT®シリーズとは様相が一変し，エクステンダーも細くなり，まったく新たなPPSシステムとしてMedtronicが満を持して送り出してきた（図2e, f）．最小径クラスのエクステンダー，ロープロファイルのスクリューヘッド，レール＆ピボットローテーションをコンセプトとした新たなロッドインサーター，CDH SOLERA® SEXTANT®のスクリュー形状に

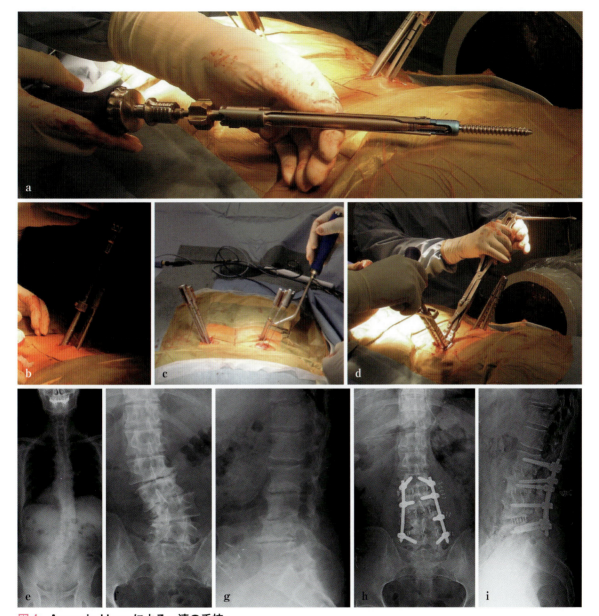

図4 Associa Harp による一連の手技
a：世界最小径クラスのエクステンダーと最小径クラスのスクリュー.
b：世界最小径クラスのタップガード.
c：PPSシステム初のオフセットロッドインサーター.
d：回転を防止し,遊びのないコンプレッサー.
e～i：脊柱変形例に対する XLIF®と Associa Harp を使用した PPS 多椎間固定. 術前X線の正面像（e, f）, 側面像（g）, 術後X線の正面像（h）, 側面像（i）.

よる固定性の向上,ナビゲーションとの連携など,大いに期待されている.タップ設置とコンプレッサーなどに使いづらさが残るが,これまでの同社の実績を考えれば改良されることは間違いない.

一方,これまでのPPSシステムのすべてが欧米製であったが,待望の日本製PPSシステム2つが京セラメディカルと日本エム・ディ・エムからいよいよ近日中に上市される.ともにインプラ

ントや工具などはアジア人のサイズに合わせて設計され，最新の技術が多数投入されている．日本エム・ディ・エムのIBIS®（図3d）は米国生産にて日米で同時発売され，その特徴は何といってもスクリュー固定性の利きにあり，固定性では最強クラスである．一方，京セラメディカルのAssocia Harp（図3c）は純日本生産で，インプラントとインストゥルメントともに細部にわたり，細かな配慮がなされている．例えていうなら，国産車的なきめ細やかさである．欧米製品と比較して，精密性や安全性などは群を抜いている．特徴としては，①安全性の担保と医療費削減に配慮したS-ワイヤーとJ-プローブが標準装備，②アジア人の椎骨サイズをもとに設計されたインプラントとインストゥルメント（図4a），③最小径クラスのタップガード（図4b），④タップの骨の捉えやすさ，⑤最小径クラスでしなやかさをもったエクステンダー（図3c，4c），⑥ぶれの少ないキャリパーとコンプレッサー（図4d），⑦豊富なロッドインサーター（世界で初めてオフセット型の干渉しないインサーターを導入，図4c），⑦容易な整復，⑧単椎間から多椎間の固定のさまざまな場面に対応（図4e～i）など，数多い．スクリューとエクステンダーがとにかく小さく細いが（図4a），日本メーカーの技術によりインプラントとしての剛性力を高め，rigidな後側弯に対しても比較的良好な矯正固定を得ることが可能である（図4e～i）．

PPS法が標準的手技となった今日，PPSシステムも用途により進歩を遂げている．おのおののPPSシステムの特徴を把握して慣れることで，導入当時に少なからず存在したPPSシステムの種類による治療成績の差が現在も生じるとは考えにくい．しかし，手技のステップの軽減や安全性の担保による術者のストレスや負担を最小限にする試みは，今後も継続されるべきである．遅ればせながら，日本が今後のPPSシステム開発においてアジアと世界を牽引する地位を目指してスタート地点に立ったことは紛れもない事実であり，2つの日本製インプラントであるIBIS®とAssocia Harpの普及は医療経済の観点からも重要である．

文献

1) Foley KT, Gupta SK, Justis JR, et al：Percutaneous pedicle screw fixation of the lumbar spine. *Neurosurg Focus* **10**（4）：E10, 2001
2) Ishii K, Kaneko Y, Funao H, et al：A novel percutaneous guide wire（S-wire）for percutaneous pedicle screw insertion：its development, efficacy, and safety. *Surg Innov* **22**：469-473, 2015
3) 石井　賢，松本守雄：新たなMISSシステム（MANTIS, VIPER, SpiRIT）．*JMIOS*（53）：41-47, 2009
4) 石井　賢，松本守雄：MISt手技とPPS（経皮的椎弓根スクリュー）システムの現状と未来．脊椎脊髄 **28**：442-448, 2015
5) 石井　賢，塩野雄太，船尾陽生，他：経皮的椎弓根スクリュー固定の進歩．脊椎脊髄 **27**：909-916, 2015
6) Magerl F：External skeletal fixation of the lower thoracic and the lumbar spine. in Uhthoff HK, Stahl E（eds）：*Current Concepts of External Fixation of Fractures*. Springer-Verlag, Berlin, 1982, pp353-366
7) Mathews H, Long B：Endoscopy assisted percutaneous anterior interbody fusion with subcutaneous suprafascial internal fixation：evolution, techniques and surgical considerations. *Orthop Int Ed* **3**：496-500, 1995
8) 塩野雄太，日方智宏，船尾陽生，他：MISt手技における新たな胸椎経皮的椎弓根スクリュー刺入法（Groove entry technique）─その精度と安全性についての検証．*J Spine Res* **6**：1295-1299, 2015

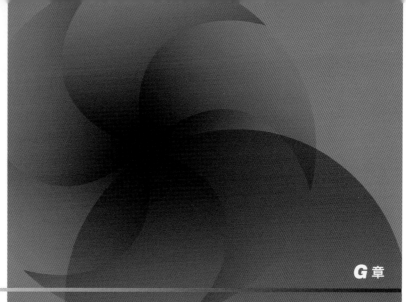

G章

PPS法の将来への展望

1 頚椎への PPS 使用（Mini-Open PS 刺入）

時岡孝光

はじめに

頚椎 PS 刺入は固定力が強固であり，早期離床を可能にする有効な手技である[1]．しかし，PS 刺入を従来の開放手術で後方正中展開によって行うと，軟部組織から出血を起こすだけでなく，PS が傍脊柱筋に押されて外側逸脱し，椎骨動脈損傷（VA 損傷）による術中大出血，あるいは血管内膜損傷による小脳・脳幹部梗塞などの致死的な合併症を起こすリスクがある．ナビゲーション[3]を使用し，術中にリアルタイムで画像が得られるようになっても，PS の外側逸脱はゼロにはならない．筆者は，頚椎後方からの椎弓形成術などの除圧が必要な場合には，2.5 ml の使い捨てのシリンジ外筒をトロッカーとして経皮的に PS を刺入するシリンジ法を 2007 年から開始した．その結果，PS が軟部組織に押されて外側逸脱することが減少し，安全性が向上した．2011 年には，VA 損傷を伴った頚椎損傷に対し，VA のコイル塞栓術後，後外側アプローチ[2]により小切開で腰椎 MIS 用のチューブレトラクター（METRx® X-TUBE Retraction System，MAST QUADRANT Retractor System など）を使用し，片側 PS 刺入を行った．その結果，PS 刺入が簡単であるばかりか，出血が少量で，術後の軸性疼痛が軽微であった．症例を重ね，低侵襲性と安全性が高いことを確認でき，最小侵襲頚椎椎弓根スクリュー固定（minimally invasive cervical pedicle screw fixation：MICEPS）として報告した[2,5]．現在まで，外傷の緊急固定術だけではなく，転移性脊椎腫瘍，脊椎炎，固定を要する変性疾患（後縦靱帯骨化症，後弯症など），さらに上位頚椎まで適応を拡大している[5]．頚椎への PPS の応用の前段階として，現在行っている Mini-Open PS 刺入を紹介するとともに MISt の将来性について言及する．

必要な機材

X 線透過性の手術台，Mayfield®型頭蓋 3 点固定器，脊椎ナビゲーションシステム，術中 CT 装置（ARCADIS® Orbic 3D，O-arm®など）などが必要である．

レトラクターは腰椎 MIS 用を後外側から挿入し，光源で明るく照らされる．

手術器具は，ナビゲーション対応の K-ワイヤー用ガイドチューブ（navigated guide tube）が有用で，椎弓根に狙い通りの角度で K-ワイヤーが刺入可能である．さらに，中空ドリル（2.9 mm 径），中空タップがあればガイドピンのとおりに掘削が可能となり，中空 PS（4.0 mm 径）はそのまま刺入可能である．

手術手技

頚椎脱臼骨折では，全身麻酔下に筋弛緩薬を投与し，背臥位で Mayfield®型頭蓋 3 点固定器を取り付けて軸方向に引っ張り，徒手整復を行う．その後，腹臥位とする．頚椎後方正中を約 2 cm 縦切開し，棘突起にナビゲーション用のリファレンスフレームを設置し，術中 CT を撮影してナビゲーションを作動させる．

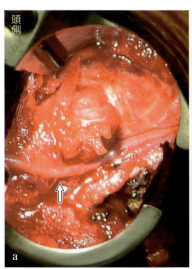 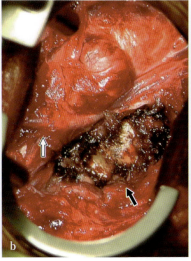 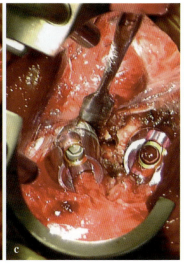

図1　MICEPS手技
a：多裂筋の上層に脊髄神経後枝内側枝（白矢印）が確認される．
b：脊髄神経後枝内側枝を避け，多裂筋を線維方向に裂き，椎間関節（黒矢印）を展開する．
c：筋間にPSを刺入し，椎間関節固定術を行う．

　皮膚切開のデザインは，ナビゲーション下に椎弓根の軸方向を探索し，皮膚ペンで印を付けて切開範囲を決定する．また，筋膜まで切開する．尾側から鈍的に筋間を剥離し，頭側に展開を拡大し，チューブレトラクターを設置する．多裂筋表面の脊髄神経後枝内側枝を温存し，多裂筋間を部分剥離して外側陥凹を露出させる（図1）．

　上位頚椎では，C2椎弓から出て上外方のC1外側塊に付着する下頭斜筋（OCI）を確認する．下頭斜筋背側を走る大後頭神経（GON）を内側によけ，下頭斜筋を外側に，VAを頭側によけると，後頭下三角（suboccipital triangle）[5]が展開でき，C1外側塊，C2へのPSの刺入点が露出できる（症例2の図5e参照）．

　ナビゲーションで確認した刺入点をエアドリルで掘削して陥凹を作り，navigated guide tubeでK-ワイヤーを刺入する（図2）．この際，K-ワイヤーは脊柱管内壁を狙い，硬い皮質骨を通過した手応えを感じ取るのがPSの外側逸脱を予防するコツである．K-ワイヤーに沿って中空のドリル，タップを行い，中空PSを刺入する．椎間関節固定術（facet fusion）では，ダイヤモンドバーなどで椎間関節の関節軟骨を掘削し，少量の海綿骨，人工骨を移植する（図3,4）．

　直視下にロッドをスクリューヘッドに置き，圧迫力を掛けて締結する（図4b）．多椎間固定例では，頭側と尾側の複数の皮膚切開でアプローチしてPSを刺入し，その間に指で皮下トンネル，筋層間トンネルを作製し，ロッドトライアルで型取りしてベンディングしたロッドをトンネルに通して連結する．

トレーニング方法

　PS刺入の初心者は後方正中を広範囲に展開し，さらに後外側アプローチを併用し，強斜位でPSを刺入するトレーニングを積むようにする．そうすることで，PS刺入部が両方の経路から確認でき，オリエンテーションがつきやすい．後外側アプローチでやっていても，迷えばいつでも後方を開ければよい．

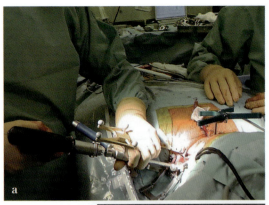
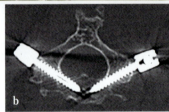
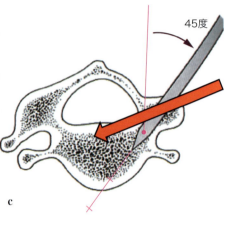

図2 MICEPSの椎弓根掘削
a：術中写真，b：術後CT水平断像，c：シェーマ．
Navigated guide tubeを使用し，1.4 mm径のK-ワイヤーを多裂筋間から椎弓根へ刺入する（transmuscular pedicle screw fixation）．刺入角度は45度以上の強斜位となる．

症例提示

症例1

77歳，男性．

約3 mの高所から転落して受傷したC6脱臼骨折による不全頚髄損傷（図3a），Frankel分類B．全身麻酔下に牽引して整復し，腹臥位で両側C6/C7 MICEPSを行った．脊髄神経後枝内側枝は温存した（図1）．多裂筋間を部分剝離し，PS刺入を行い，椎間関節固定術を行った（図3b, c, 図4）．手術時間は150分，出血量は75 mlであった．上肢の麻痺は改善し，箸で食事ができるようになった（図3d〜h）．

症例2（図5）

37歳，男性．

歯突起骨折Ⅱ型後の偽関節（図5a）で，両上肢のしびれ，脱力が出現した．両側VAがhigh riding VAであり，Magerl法は禁忌であったため，後外側アプローチにより，浅層伸筋群を分けると，GONを確認できた（図5e）．GONの腹側のOCIを同定し，OCIの上縁の後頭下三角にガーゼを挿入して上外側へ剝離を進めていくと，C1外側塊へ到達した．C1後弓基部の外側の幅広いC1外側塊から斜位でPSを刺入した（図5b, c）．さらに，C2にPSをナビゲーション下で刺入し，ロッドを締結した（図5b, d, f）．骨移植は後方正中の小皮切から行った．

考察

1 頚椎MIStの意義

頚髄損傷では速やかに脱臼整復と内固定を行い，不安定性による脊髄の2次傷害を予防しなければならない．頚椎でもdamage control surgeryの観点からMIStが求められている．現在のところ，頚椎では，ガイドピンが経皮的に刺入できても，経皮的にPSをロッドと連結させるPPSシステム[4]が市販されていないため，小切開によるMICEPSが最小侵襲といえる．

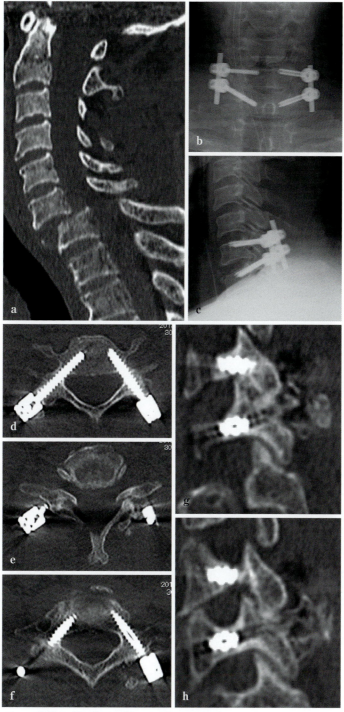

図3 症例1（77歳，男性．C6脱臼骨折例）
CT-MPR矢状断像（a）ではC6脱臼骨折を認める．
術後X線の正面像（b），側面像（c）．
術後6カ月のCT水平断像のC6レベル（d），C6/C7椎間関節固定術後（e），C7レベル（f），矢状断像の右C6/C7椎間関節レベル（g），左C6/C7椎間関節固定術後（h）．

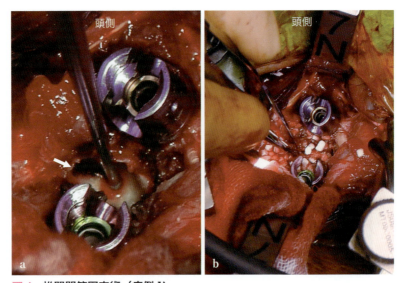

図4 椎間関節固定術（症例1）
　a：椎間関節の関節軟骨（矢印），b：骨移植後の椎間関節．

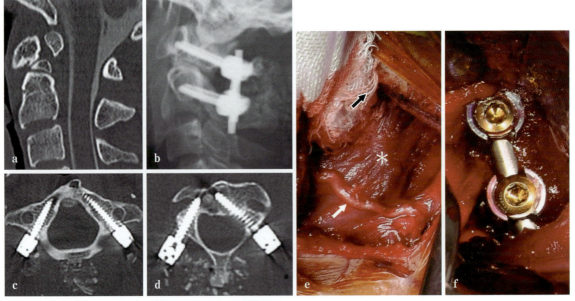

図5 症例2（37歳，男性．歯突起骨折後の偽関節例）
　a：術前CT myelography矢状断像．
　術後のX線側面像（b），CT水平断像のC1レベル（c），C2レベル（d）．
　e：GON（白矢印）を内側によけ，OCI（＊）の上縁の後頭下三角（黒矢印）にガーゼを挿入し，上外側へ剥離を進めていくと，C1外側塊へ到達する．
　f：C1外側塊とC2のPS固定．

2 MICEPSの利点・欠点

　後外側アプローチのMICEPSは2011年にVA損傷を防ぐ目的で考案した．その後，チューブレトラクターを使用し，脊髄神経後枝内側枝を温存して多裂筋間を部分剥離し，PSを刺入し，椎間関節固定術を少量の骨移植で行うようにして低侵襲

化した．PSの外側逸脱が減少し，安全性と低侵襲性の両者が利点である．欠点としては，術中CTが撮影できるナビゲーションが必要であり，ナビゲーションを作動させるのに時間が掛かることである．

3 今後の展望と夢―心ときめくMISt

　MICEPSは手技の改良を重ね，脊髄神経後枝内側枝の温存，椎間関節固定術による低侵襲化を進めている．さらに，椎間関節を十分に掘削していくと脊柱管内の除圧操作も可能性がある．一方，VA損傷には細心の注意を払わなければならない．しかし，恐ろしいものから逃げるのではなく，展開し，きちんと保護すれば安全性は担保される．将来，仮に内視鏡下にVA前方移行術ができるとしたら，安全にX線透視下にPPSが可能となるかもしれない．ナビゲーションは単なる位置情報であり，どういう経路を切り開くかは，術者のアイデア次第である．

　MIStとは，どの方向からスクリューを入れようかと想像を掻き立てられる心ときめく手術であり，成書に載っていない新しい手技を考える喜びを日本の若い脊椎脊髄外科医に是非とも知ってほしい．

文　献

1) Abumi K, Taneichi H, Ito M, et al：Transpedicular screw fixation for traumatic lesion of the middle and lower cervical spine. *J Spinal Disord* **7**：19-28, 1994
2) 土井英之，時岡孝光：頚椎PS固定における新たな後外側アプローチ．臨整外 **48**：21-27，2013
3) Kotani Y, Abumi K, Ito M, et al：Improved accuracy of computer-assisted cervical pedicle screw insertion. *J Neurosurg* **99**：251-263, 2003
4) 染谷幸男，清水純人，岡本壮太：経皮的頚椎椎弓根スクリューによる頚椎後方固定術．*J Spine Res* **34**：183-187，2013
5) 時岡孝光，土井英之：最小侵襲頚椎椎弓根スクリュー固定（MICEPS）．*J MIOS* （72）：19-27，2014

2 フックやクロスリンクなどの開発，新規PPSシステムへの要望など

佐藤公治

はじめに

2005年から日本で発売されたPPSシステムだが，すべて欧米で開発された輸入品である．アジア人は患者も医療者も欧米人とは体格・体型が異なる．また，術者の繊細さ，また器用さを考えると日本人向けのシステムがあるとよいと考えるのは普通であろう．現存のPPSシステムは，全体的に器械がバルキーで重すぎる．

いくつかのPPSシステムが発売されているが，いまだ開発発展途上で改良の余地がある．従来品への不満や改良の要望は尽きない．一方，アイデアには必ず特許があり，少しの改造も容易ではない．また，インプラントは強度試験など開発に時間を要し，その後の医薬品医療機器総合機構（PMDA）の許可までにさらに時間が掛かる．最近は国の施策もあり，幾分かは早くなった．いずれにせよ，独自に開発するには多大な努力と時間が必要である．バイオメカニクスの観点からも産学協働が好ましい．

もちろん，小皮切ですべてを行わずに従来の器械とのハイブリッドで行い，さらにやりにくければMini-Open法によりすべてを行えばよい．少しずつ改良されているシステムもあるが，以下に現在の要望を述べる．

PPSインプラント

PPSは径と長さが各種あるとよい．4.5 mm径があると上位胸椎にも使える．いずれ頚椎用

MIStシステムが開発されるだろう．重症骨粗鬆症の脊椎によく効くか，椎弓根によく適合するか，スクリューヘッドが椎間関節外側に当たったことがわかるかなども考慮したい．エクステンダーには目盛りがあると入っていく深さがわかるのでよい．タブ型は折れないようにリングを付ける型が多いが，リングはスムーズに上下に動くか，仮固定できるか，多椎間固定の際にロッド計測に使えるかなどがポイントになる．骨盤用には太い中空スクリューでヘッドが一方向でもよいからよく動くとよい．骨粗鬆症対策として，スクリュースレッドに穴があり，骨セメントやHAペーストを使用する補強スクリュー（augmentation screw）が開発されている．

ロッドのベンディング度において5 inch R（曲げ半径）は日本人にはきつすぎるので，6〜7 inch Rが好ましい．もちろん，曲げ直して使用するが，PPSシステムにより異なる[2,3]．将来は制動用のロッドも登場するだろう．PEEKロッドは日本では未承認である．

PPS器械

デバイスについては構造や使い方，器械点数などがシンプルなのがよい（Simple is best.）．どの器械にも深さがわかる目盛りがあるのが好ましい．また，指先に器械の先端の感覚がわかるものがよい．

ガイドワイヤーが抜けやすく，それをガイドに拡張器（dilator），オール，タップ（tap），PPSと何度も入れ直しせずに工程が進むと短時間にス

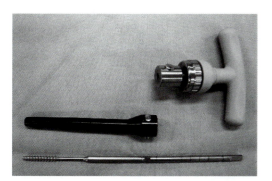

図1 Tap in dilator

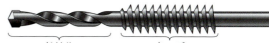

図2 タップの先のシェーマ
5〜10 mm 径のドリルタップ.

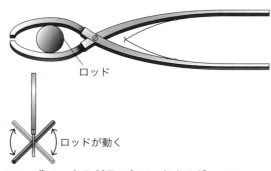

図3 先のつかみがラフなロッドホルダーのシェーマ
ロッド径は 5.5〜6.0 mm.

ムーズに刺入できる（図1）. できればフレキシブルであるが, 形状記憶合金で術後に曲がらないのがよい.

タップの骨へのかみこみも各社各様である. タップの先はオール様かドリルタップになっていると, 変性の堅い椎間関節外側に入っていきやすい（図2）. 拡張器などと一体で, 器械の抜き差しは少ないほうがよい.

スクリュードライバーが PPS にしっかり付き, 把持できるかは重要である. PPS が曲がって付くことのない機構が好ましい. そして, ガイドワイヤーを通す際に緩まない構造がよい.

各種のロッドホルダーがあるとよい. 狭い皮膚切開からロッドを落とし込むには, 先のつかみがラフなロッドホルダーがよい（図3）. 固定椎間数, 前弯か後弯かの alignment, 皮下の深さにより使い分けたい. 圧迫や開大もシンプルに PPS 基部に力が掛かるとよい. 矯正するには, *in situ* bending できる器械で行うか, cantilever できる器械が開発されるか, Mini-Open 法で行うしかない.

PPS 刺入のための補助器械は日本でも工夫され, 齋藤の KS プローブ, 篠原の J-プローブ, 石井の S-ワイヤーなどは有名である. また, 直接の PPS システムではないが, 周辺器械として筆者が開発した椎間関節骨移植器械（Facet Fusion Kit 2：FFK2, 図4）が発売されている.

開発中のインプラント

従来の開放手術では可能だが, PPS システムではできていないことがいくつかある. 骨粗鬆症の脊椎を把持するためのサブラミナテープ, フックやクロスリンクなどは, 今のところ発売されていない. 各社からはいろいろなアイデアが出されているが, 欧米と日本の脊椎外科医のコンセプトの違いで開発が進まないのが現状である.

既製品への不満

アジア人は小柄であるため, 欧米の PPS 器械は長くて重い. 椎間が狭くて器械同士が当たってしまったり, 脱着がしにくくなったりすることがある. また, インプラントのサイズバリエーションも豊富に欲しい. 骨粗鬆症対策として脆弱な椎体にしっかりかみこむ PPS を開発したい.

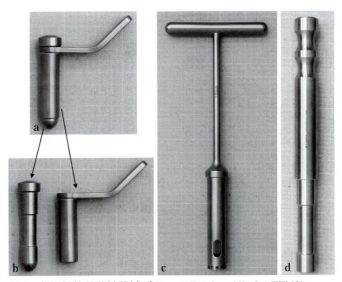

図4 椎間関節骨移植器械（Facet Fusion Kit 2：FFK2）
 a, b：ハンドル付き外筒. 径17 mm×15.4 mm.
 c：ストッパー付きTハンドルリーマー. 径15 mm.
 d：インパクター. 径15 mm.

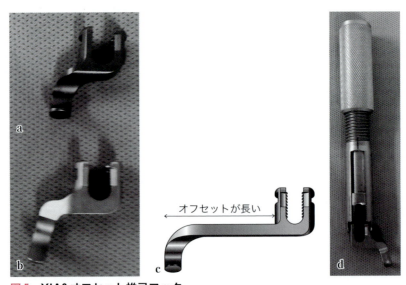

図5 XIA3 オフセット椎弓フック
 a：スタンダード椎弓フック.
 b：オフセット椎弓フック.
 c：オフセット椎弓フックのシェーマ.
 d：オフセット椎弓フックとエクステンダー.

経皮フックの開発

海外では需要がないのか，なかなか発売されて こない．MIStではロッドは外側の低い位置にあるので，椎弓フックを掛けてclaw forceを得るには長いオフセットが必要である．従来のものでは届かず，オフセット椎弓フックを作製する必要が

あった（図5）．タブ付きのオフセット椎弓フックができると，重症骨粗鬆症の固定術に有用である．

経皮クロスリンクの開発

これも海外で需要がないのか，開発されていない．PPSにかぶせる型やロッドへの機構が複雑になるとバルキーとなり，最も使いたい胸椎と腰仙椎移行部では問題となる．なるべくシンプルに固定できる型が開発されるとよい．皮膚切開を広げず，安全に正中を通すジグ（jig）を含めて考案したい（図6）．

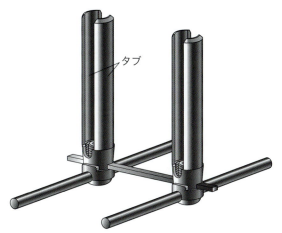

図6　経皮クロスリンクのシェーマ

修正手術のできるシステム

追加手術として隣接椎間の固定の延長がある．抜釘は初回手術と同じ皮膚切開で容易に行える．しかし，追加手術となると，スクリューにエクステンダーを付けないと皮下でのロッド挿入は困難である．今のところ，PPSも抜き，新しいタブ付きスクリューに入れ直すのが最も簡単な修正手術（revision）の方法であるが，タブが折れたときのレスキューのためにも容易に皮下で脱着できるエクステンダーがあるとよい．

MISt支援機器

PPS刺入にパワーツールを使用すると短時間に行うことができる．スクリューの入っていく微妙な抵抗が得られないなどの課題はある．脊椎ナビゲーションはPPS刺入にかなり有効である[1]．透過式眼鏡端末のGoogle Glass®やSony製Smart Eyeglass®などが目の前でナビゲーションをしてくれると，より容易に短時間に行えるだろう．さらに，ロボット手術が可能かもしれない．

日本発信のシステム開発

Stryker製のES2® XIA3は日本からの意見が少し反映された．2014年の日本エム・ディ・エム製IBIS®スパイナルシステム，2015年の京セラメディカルと慶應義塾大学の共同開発のAssocia-MISは，日本人のアイデアとして初めて発売された．また，日本人医師のアイデアとドイツの医療器械作製技術力で急速に共同開発されたB. Braun Aesculap Spine製S⁴ Brücken（S⁴ Long-tab System）は，素晴らしい国際プロジェクトの製品である．なかなか日本独自で企画作製する会社は現れない．日本にも器械作りのプロは何人もいるし，また精密器械を作るノウハウはあるのだが，大量生産・販売には向かないせいか，そのような企業は現れにくい．

どのようなメンバーで開発するか

また，メーカーのみならず，どのようなメンバーで作るかも問題である．従来から誰々式とか何々大学式とかいうのは一部でしか広がらない．手術は，基本手順から経験でアレンジされるので，同じ器械でも使い方が若干違う．また，工夫されて使われている．それが外科医の醍醐味でもある．

よって，開発者が多いと，なかなか意見が合わないのも常である．開発グループのメンバーは，現在のポジションより，現在の行っている手術数を加味する．つまり，現役の意見が通る開発工程が望ましい．

おわりに

日本人のスキルは高度である．ぜひこの腕で使うよい器械が欲しい．そして，多くのアジア人の治療に活かしていきたい．

文献

1) 佐藤公治：腰部脊柱管狭窄症の最小侵襲除圧固定術—各種インストゥルメントの比較とNavigationの有用性．*J MIOS*（57）：61-68，2010
2) 佐藤公治，安藤智洋，片山良仁，他：低侵襲脊椎固定術（MISt）の多椎間への応用—新しい低侵襲脊椎手術用instrumentについて．*J Spine Res* **8**：1475-1480，2010
3) 佐藤公治，安藤智洋，片山良仁，他：低侵襲脊椎固定術システムの比較．*J Spine Res* **9**：1669-1673，2010

欧文索引

太字：主要頁

【数字】

1 above 1 below　　95, 103, 105
2 above 2 below　　124, 128, 130, 140, 157, 158, 173
2 方向 X 線透視　　24
3 above 2 below　　173
3 above 3 below　　105, 124, 157
3D 画像取得　　100
4 点フレーム　　75, 83, 100, 119
6-0 ナイロン針　　226
18G 針　　29, 42
360 度ドレーピング　　32, 100

【A】

activities of daily living（ADL）　　110, 134, 169, 178
adult spinal deformity（ASD）　　178
anterior lumbar interbody fusion（ALIF）　　160
　——用ケージ　　160
alignment　　82, 92, 102, 105, 142
　——矯正　　79, 80
Allen® Spine System　　56, 169
American Spinal Injury Association impairment scale（AIS）　　97, 102
ankylosing spinal disorder　　115
Anterior Column Realignment（ACR）　　165
anterior longitudinal ligament（ALL）　　172, 183
AO 分類　　95, 100, 105, 111, 119
　——Type A　　95, 105
　——Type A3　　100
　——Type B　　105
　——Type B1　　95, 100, 105
　——Type B2　　95, 97, 100, 105, 108
　——Type B3　　105
　——Type C　　104, 106, 108, 119, 122
ARCADIS® Orbic　　199
　——3D　　28, 32
AS　　220
ASH　　105
Associa Harp　　246-248, 252
Associa-MIS　　263
augmentation screw　　260

【B】

β-リン酸三カルシウム（β-TCP）　　84
back muscle　　167
Ballista　　8, 246
balloon kyphoplasty（BKP）　　52, 145, 231, 240
Batson 静脈叢　　80
bed up　　77
body mass index（BMI）　　89, 205
bone stock　　238
bridging　　180

【C】

C1 外側塊　　255, 256
C2 椎弓　　255
C6 脱臼骨折　　256
C7 棘突起　　162
C7 破裂骨折　　111
cantilever　　200, 261
　——technique　　161, 179, 180
CAPSTONE®　　49
C-arm　　22, 28, 40, 56, 61, 75, 145, 168, 203, 204, 229, 234
　——free MISt　　199
　——free OLIF　　202
　——ガントリー　　23
　——ドレーピング　　32
CD HORIZON® SOLERA®　　3, 107
CDH SOLERA® Longitude®　　246
CDH SOLERA® SEXTANT®　　246
central sacral vertical line（CSVL）　　153, 154, 162
Chance 骨折　　105, 231
circular-footprint expandable cage　　172
claw force　　262
Cobb 角　　75
Cobb 剥離子　　80, 186
Cobb レトラクター　　168
coiling　　196, 218
complete block　　167
compromised host　　130
contamination　　130
corrective TLIF/PLIF　　156
cortical bone trajectory（CBT）　　39, 69, 79, 86, 94
　——固定術後感染　　71
　——スクリュー　　69
cortical fix type　　115
costotransverse joint　　52
CPC　　145, 210, 211
cross trajectory 法　　69
CT-based navigation　　36
CT myelography　　242
CT 再構築画像　　131
cutoff 値　　207, 208
C 反応性タンパク（CRP）　　126, 236, 238

【D】

damage control　　99
damage control orthopaedic（DCO）　　107, 110
damage control surgery　　256
débridement　　235, 236, 238
dead space　　87
debulking　　173
decortication　　93, 94, 210
denervation　　4
　——potential　　50
derotation　　150
Deschamps 動脈瘤針　　210
dilation　　247
dilator　　76, 168, 186, 260
direct lateral approach　　160
DISH　　220
displacement　　106
distraction　　101, 112, 121, 248
DNA 損傷　　203
donor sight morbidity　　168

double-lead thread pattern　　247

【E】

empiric therapy　　237
end holding ロッドインサーター　　5
enthesis　　167
ES2®　　3, 4, 201, 245, 246
　——XIA3　　263
　——コンプレッサー　　248
evoked electromyogram　　207
exiting nerve 損傷　　190
exiting root　　77, 151
expandable cage　　172
　——, circular-footprint　　172
　——, wide-footprint　　172

【F】

facet fusion（FF）　　92, 255
failed back surgery syndrome　　75
far-lateral extrapedicular approach　　52
fatigue pain　　179
fenestration　　126
finger navigation　　24, 43, 48, 135, 142, 168
fluoroscopy　　51, 53
Frankel 分類　　126, 137
free hand technique　　51
funnel technique　　51
fusion disease　　74
fusion mass　　179

【G】

Galveston 手術　　114
Gelpi レトラクター　　92
global alignment　　152
GON　　255, 256
groove entry technique　　14, 52, 142, 248

【H】

HA　　210
　——顆粒　　210
　——スティック　　211, 213
　——挿入用ガイドスリーブ　　102
　——プラグ　　146
　——ブロック　　95, 97, 145, 214
　——ブロック経皮的椎体形成術　　148, 149
　——ブロック椎体形成術　　105, 108
　——ペースト　　260
Hall 4 点フレーム　　22, 43, 145
head up　　76
high riding VA　　256
hyperextension injury　　105

【I】

IBIS®　　246-248, 252, 263
iliac screw（IS）　　114, 124
ILLICO SE　　8, 244, 246-248
indirect decompression　　169
initial dilator　　76
in-out-in　　222, 223, 231
inside-out 法　　228

in situ bending	161, 261
in situ fixation	92, 115, 213
instability	182
instrumentation without fusion	219
International Commission on Radiological Protection（ICRP）	203
I-PASS	208
isocentric 機能	28

【J】

Jackson テーブル	43, 56, 61, 142
Jamshidi®針	10, 12-14, 24, 46, 49, 51, 116, 135, 186, 223, 229, 230, 240, 250
──刺入点	142, 232
──保持	222
jig	263
J-プローブ	66, 96, 248, 252

【K】

Kerrison 鉗子	76
Kerrison パンチ	83, 168, 225
Kerrison ロッドインサーター	5
Kirschner 鋼線	61
knot	228
Kocher 鉗子	44, 45, 216
KS オール	42, 44
KS プローブ	42, 45
K-ワイヤー	145, 254, 255

【L】

L1 脱臼骨折	108
L2 骨粗鬆症性椎体骨折	147
──後偽関節	149
L2 破裂骨折	102
L4 変性すべり	241
L4/L5 変性すべり症	169
L5 棘突起	119
laminotransverse ligament	14
lateral access surgery	63, 172, 173
lateral lumbar interbody fusion（LLIF）	185, 240
less imaging canurated awl and probe 法（LICAP 法）	42, 124, 150, 248
ligamentotaxis	7, 95, 100, 185, 250
load sharing classification	111
long fixation	82, 128, 135, 248
lumbar lordosis（LL）	161, 164, 165, 179

【M】

malalignment	178
mammilla accessory ligament	11
MANTIS®	3, 8, 244, 246, 248
Mayfield®型頭蓋 3 点固定器	100, 119, 254
mechanical pain	134
Meyerding 分類	167, 169
microendoscopic discectomy（MED）	49, 192
microendoscopic laminectomy（MEL）	192
microendoscopic TLIF	192
mid-lateral pars	11
MILD	49
minimally invasive cervical pedicle screw fixation（MICEPS）	254
minimally invasive spine stabilization（MISt）	iii, 2, 18, 141
──-PSO	157
──支援機器	263
──用フック挿入エクステンダー	211
──, C-arm free	199
──, ハイブリッド	141
minimally invasive surgery（MIS）	5, 18, 74, 178
──後方固定術	39
minimally invasive transforaminal lumbar interbody fusion（MIS-TLIF）	10, 11, 19, 50, 59, 74, 83, 150, 160, 197, 225, 244
──実効線量	204
──, 1 椎間	10, 199, 246
──, 1～3 椎間	203
──, 骨移植にこだわった	79
──, 脊椎後方	230
──, 多椎間	230
──, チタンケージ使用	212
──, チューブレトラクター使用	74
──, 腰椎変性すべりに対する	216
Mini-Open PLIF	79
Mini-Open PS 刺入	254
Mini-Open TLIF	87
Mini-Open 法	54, 59, 135, 223, 230, 232, 260, 261
──スクリュー刺入	19
──腸骨スクリュー刺入	67, 141
MIS-long fixation	10, 59, 63, 115, 142, 172, 173, 204, 244
MIS-PLF	92
MIS-PLIF	5, 74
MMT	242
modified cortical bone trajectory（modified CBT）	38
modified Frankel 分類	173
modified PLIF/TLIF	156, 157
modified PPS	86
motion preservation	63, 103, 128
motion segment	110, 82
motor evoked potential（MEP）	29, 234
MRI	49, 50, 89, 242
MRSA	237
MUD	49

【N】

navigated guide tube	254, 255
NVM5®	208

【O】

O-arm®	28, 199
──の放射線被曝	39
──を使用した刺入法	36
oblique lateral interbody fusion（OLIF）	39, 63, 86, 106, 124, 178, 185, 200, 213
──併用脊椎固定術	185
──用ケージ	180, 183
──, C-arm free	202
OCI	255, 256
one-shot イメージング	48, 142, 204
oozing	161
open conversion	225
Open-PLIF	42, 83
Open PS	112
Open-TLIF	19
osteotome	225
Oswestry disability index	18
outbreak	237
outside-in and inside-out 法	226
over the top 法	83
owl's eye	222

【P】

PAK 針	10, 24, 46, 51, 116, 135, 186, 229, 250
palliative surgery	63
Parkinson 病	70
PathFinder®	8, 244, 246
──NXT	246
Pean 鉗子	7, 26
pedicle axis views	51
pedicle-rib unit	14, 53
pedicle subtraction osteotomy（PSO）	156, 162, 165
PEEK ケージ	84, 212
PEEK ロッド	260
pelvic incidence（PI）	161, 165, 179
pelvic tilt（PT）	161, 165
Penfield	77
Penfield 剝離子	225, 228
Penrose ドレーン	7
perc end-holding ロッドインサーター	5
percutaneous endoscopic discectomy（PED）	190
──interlaminar 法	192
──後外側法	190
percutaneous pedicle screw（PPS）	iii, 2
──逸脱	207
──システム	5, 7, 83, 244, 246
──刺入困難例	229
──刺入点	163
──刺入法	22, 51
──術後感染	235
──創	238
──椎体内走行	4
──と CBT スクリューの連結	69
──特異構造	2
──の優位性	19
──抜去	238
──引き抜き	219
──ヘッド	233
──法に必要な解剖	10
──法の意義	2
──法の歴史	7
──用生検針	96
percutaneous vertebroplasty（PVP）	95, 97
──生検針	96, 97
performance status	136
periosteal artery	12

PET-CT	140
PLF	92
PLL	95, 172
plumb line	162
PMDA	260
PMMA	145
polyglycolic acid sheet (PGA シート)	226, 228
Ponte 骨切り術	160-162, 179
posterior column 損傷	115
posterior lumbar interbody fusion (PLIF)	3, 4, 49, 155, 160, 162, 167, 168, 180
――/TLIF	10, 11, 63
――用ケージ	160
――，多椎間	151
posterior tension band disruption	105
posture reduction	105, 106
Precept®	246-248
promontorium	56, 210
proximal junctional kyphosis (PJK)	151, 155, 184
PS	2, 7, 207
PTH 製剤	124, 129
pull-out force	179
PVM	2

【Q】

quality of life (QOL)	110, 137

【R】

radicular pain	134
Raspatorium	168
release	169, 180
revision	263
rod rotation technique	68, 142, 163, 179
Roy-Camille の方法	4

【S】

S1PPS	210
S1 スクリュー	56, 231
――刺入用プローブ	57
S2AI 専用 J-プローブ	64
S2AI 用カニュレイテッドスクリュー	248
S2 alar iliac スクリュー（S2AIS）	39, 59, 66, 67, 124, 141, 161, 247
S⁴	3, 250
S⁴ Brücken	5, 246, 263
S⁴ FRI	107, 246
sacral slope (SS)	165
sacro alar iliac スクリュー（SAIS）	200
sacropelvic fixation	59
sagittal vertical axis (SVA)	153, 154, 161, 165
Schanz スクリュー	100, 105, 107, 110
Schwab らの formula	161
SDC	106
sequential dilation technique	76
SEXTANT®	7, 83, 244, 246
――Advanced	246

short fixation	184
sinking	180
soft tissue hole	39
spinal instability neoplastic score (SINS)	134, 137, 140
Spinal System Sagittal Adjusting Screw (SAS)	107
spinal 針	76
spine damage control	106
spinopelvic harmony	179
SpiRIT	8, 246
SRE	136
ST	210, 214
stabilization	126
ST 合剤	237
submuscular position	8
suboccipital triangle	255
suicide jumper 骨折	112
SureTrack	37, 39
surgical site infection (SSI)	2, 235
switch back technique	68
S-ワイヤー	35, 135, 142, 196, 214, 216, 248, 252

【T】

T8	53
T8 脱臼骨折	111
T11 破裂骨折	111
T11 左下関節突起骨折	117
T11/T12 椎間板レベル骨折	117
T12/L1 脱臼骨折	108
T12 骨折	25
T12 破裂骨折	97
tap in dilator	261
tear drop view	61, 66, 67
TELAMON-C	49
temporary fixation	63, 96, 129
tension band injury	105
Thoracolumbar Injury Classification and Severity score (TLICS)	100
thrill	241
TLD	203
total en bloc spondylectomy (TES)	134, 140
TR	74
trajectory	119, 130
transforaminal lumbar interbody fusion (TLIF)	3, 4, 63, 89, 155, 162, 167, 168, 219
transiliac screw 法	59
translation	106, 179
transmuscular pedicle screw fixation	256
transosseous tension band disruption	105
traversing root	77
triangulation 効果	70
tricortical bone	56
Trio trauma	107
true AP view	56
true lateral view	56, 168
tubular surgery	74

【U】

Universal Spine System (USS)	100, 107
up-down stenosis	151
upper instrumented vertebra (UIV)	180
U 字型骨折	113

【V】

VA	255
――損傷	254, 258
Valsalva 手技	226
VATS	106
VCR	165
VCS クリップ	225, 226
VectorVision Kolibri®	29
vena cava	167
vertebral column resection (VCR)	156, 178
VIPER®	3, 8, 244, 246-248
――2 System (Standard)	246, 248
――2 System (X-tab)	119, 246, 248
visual analog scale (VAS)	18, 89, 90, 132
Voyager®	246, 250

【W】

Weinstein の方法	4
wide-footprint expandable cage	172
Wiltse の筋間アプローチ	49
wrinkle line	66

【X】

Xia® 3 SUK® Direct Vertebral Rotation (DVR) System	110
XLIF® (extreme lateral interbody fusion)	63, 86, 106, 124, 160, 167, 172, 185, 186, 208, 213, 230, 241
――corpectomy	172
――用ケージ	160
――，脊柱変形例に対する	160, 251
X 線管球	28, 183, 204
X 線機能撮影	126
X 線透過性フレーム	64
X 線透視	35, 43, 49, 56, 59, 64, 142, 172, 199, 200, 203-205, 214
――斜位像	76
――使用時間	203
――正面像	22, 24, 25, 52, 56, 57, 61, 64, 67, 142
――前後像	67
――側面像	22, 24, 25, 46, 53, 56, 64, 67, 76, 142
――腸骨軸射像	67, 223
――のみを使用した刺入法	22
――を使用しない PPS 刺入法	42
X 線透視装置，移動型	100

和文索引

太字：主要頁

【あ】

悪性疾患　240
圧迫　4, 5, 121, 151, 219, 248, 261
　──骨折　95, 210
　──力　57, 77, 105, 112, 151, 157, 179, 185, 219, 255
安静　130
安定化　126

【い】

易感染性宿主　130
遺残腰痛　11
移植骨　83, 186
移植母床　80, 93
一過性発疹　203
逸脱度合　48
逸脱方向　48, 222
逸脱率　48, 199
移動型X線透視装置　100
異物鉗子　76
医薬品医療機器総合機構　260
イレウス　216
インストゥルメント　247, 252
陰部大腿神経　168, 185
　──痛　241
インプラント　203, 247, 252
　──破損　172
　──抜去　235

【う】

上2椎体下2椎体　146
運動誘発電位　234
　──検査装置　29

【え】

エアドリル　37, 83, 225, 255
鋭匙　77, 92, 185, 190, 225
エクステンション　68, 96
エクステンダー　112, 114, 246, 260, 263
　──型　2, 156, 247, 248
　──径　246
　──長　247
　──配列　39
　──への導通　234
　──離脱　8
　──，MISt用フック挿入　211
　──，最小径クラス　250-252
　──，スクリュー　38, 48, 49, 135
　──，タブ型　248
　──，プレート型　248
エピネフリン注射　37
遠位固定椎　79
円形型拡張ケージ　172

【お】

黄色靱帯　11, 76, 77, 80, 160
　──切除　225
横突間筋　16
　──靱帯　14
横突起　23, 24, 33, 43, 44, 48, 50
　──基部　11, 14, 49, 51, 87, 89, 125, 142, 222
　──骨折　11

　──折損　232, 240
　──低形成　240
　──付近の骨移植　232
　──，胸椎　13, 14, 51, 52
　──，腰椎　17
横皮膚切開　10, 23, 66, 82, 142
汚染　130
オフセット型インサーター　252
オフセットコネクター　70, 71, 119, 121
オフセットフック　146
オフセットラミナフック　211, 214, 262, 263
オフセットロッドインサーター　252
オープンタイプフックホルダー　211
オール　49, 119
　──先導器　43, 48
　──，KS　42, 44
　──，中空　42
　──，ナビゲーション用　100
温覚異常　216

【か】

外固定　130, 146
外傷　59, 244, 250
　──緊急固定術　254
　──専用PPSシステム　246
回旋　16, 17
　──筋　14
　──損傷　112
　──を伴った屈曲伸展損傷　112
開窓術　126
外側逸脱　12, 51, 222, 254, 259
　──予防　255
外側下方逸脱　240
外側陥凹　255
　──障害　151
外側狭窄　79
外側枝　11, 14
外側刺入　4
ガイドスリーブ　100, 102
ガイドピン　33-35, 254, 256
ガイドワイヤー　3, 10, 12, 13, 25, 44-46, 48, 49, 52, 57, 61, 135, 196, 199, 207, 211, 214, 216, 222, 223, 229, 234, 240, 261
　──弯曲　82, 93
　──，従来式　196-198
開腹，緊急　218, 241
外腹斜筋　168
解剖学的困難例　229
解剖学的椎弓根軸　70
解剖学的破格　43
開放手術　2, 4, 10, 18, 19, 48, 49, 51, 74, 79, 105, 106, 110, 116, 142, 146, 150, 163, 164, 199, 230, 254
　──による腰椎手術　204
　──，対側　161
海綿骨　82, 219
　──移植　211
　──採取　92, 185
　──充填　93
　──密度　223
　──，少量　255

　──，椎弓根部　72
　──，椎体内　142, 229
化学療法　138, 143
下関節突起　11, 51, 76, 79
　──縦切開　80
拡張　247
　──型TR　76
　──器　76, 168, 186, 260
　──ケージ　172, 173
下行枝　14
下肢激痛　241
下肢症状　78, 150, 155
下肢神経症状　223
下肢多汗　216
過伸展損傷　105
仮性動脈瘤　216, 241
下前腸骨棘　61, 67
仮想スクリュー　39
肩　53
　──が重なる上位胸椎　230
下大静脈損傷　218
片桐スコア　134, 137, 140
合併症　116, 160
可動区分　82, 110, 158
下頭斜筋　255
カニュレイテッドスクリュー　248
カニュレイテッドポリアキシャルスクリュー　2
カニュレイテッドモノアキシャルスクリュー　2
化膿性脊椎炎　63, 126, 130, 172, 173, 219
仮ロッド固定　112
肝機能障害　240
間欠跛行　167
鉗子　135, 204
患者被曝　40
冠状面矯正　162, 181
間接除圧　96, 160, 164, 169, 230
関節突起　72, 80
　──間部外側縁　11
関節包　11, 14, 76
感染症　240
感染性脊椎炎　63, 124, 172
感染鎮静化　124, 126, 235
完全ブロック　167
感染率　2
ガントリー　23, 230

【き】

器械出し看護師　39
偽関節　112, 212, 235
　──遷延疼痛　145
　──，L2骨粗鬆症性椎体骨折後　149
　──，ケージの沈み込みによる　180
　──，歯突起骨折後　256
　──，軟骨終板掻爬不足による　77
　──，不安定性による　115
　──，腰仙椎部　59
奇静脈　216
キシロカイン　142
逆流性食道炎　156
救済手術　72
急性皮膚障害　203

急性放射線障害	203
キュレット	186
胸管	216
胸棘筋	14
狭骨盤	57
胸最長筋	14
強斜位	4, 11, 48, 66, 71, 96, 125, 231, 255, 256
矯正固定術	150, 156
矯正手術	178
矯正損失	99, 172, 210, 212-214
──予防	70
──, ケージの沈み込みによる	181
強直性脊椎	25, 117, 213
──炎	115, 156, 220
──骨増殖症	105
胸椎	13, 135, 142, 216, 263
──PPS法	51
──後方組織	13
──脱臼骨折	112
──, 下位	112, 200
──, 上位	53, 141, 230
──, 上中位	112
──, 中位	14, 223
──, 中下位	231
胸半棘筋	14
胸部CT	204
胸膜外アプローチ	172
胸腰椎PPS法	51
胸腰椎移行部	95, 142, 213
胸腰椎損傷重症度スコア	111
胸腰椎損傷分類	111
棘間筋	16
棘上靱帯	92
局所後弯角	97
局所自家骨	210
局所ドレナージ	130
棘突起	14, 16-18, 22, 33, 36, 43, 80, 92, 100, 112, 186
──間アプローチ	49
──基部	77, 88, 92
──局所自家骨	210
──クランピング	32
──切除	79
──へのリファレンスフレーム設置	200, 254
──マーキング	42
──, C7	162
──, 腰椎	11
筋圧排	10, 11, 74, 87, 89, 90
近位固定椎	79
近位隣接椎間障害	151
筋間アプローチ	50, 87, 89
筋鉤	93, 185
筋弛緩薬	254
筋電図	49, 50
──連続刺激	208
筋内アプローチ	88
筋肉温存型椎弓間除圧術	49
筋膜縦切開	10, 24, 66, 82, 96, 142
──, 外腹斜筋	168
筋膜切開	33, 43, 100, 119, 255
──, 棘突起外側	61
筋膜縫合	82, 87
筋力低下	18, 241

【く】	
屈曲損傷	112
クラスⅠ清潔創手術	235
グラム染色	237
クランプ	100, 101
クリンダマイシン	237
クロスリンク	121, 261
クワッドスレッド	248

【け】	
経横隔膜的アプローチ	172
経胸膜的アプローチ	172
経筋膜的刺入PPS併用椎間関節固定術	92
経験的治療	236
脛骨筋帯	207
脛骨神経	207
形質細胞腫	173
頸髄損傷	256
経大腰筋的アプローチ	172, 173
頸椎	142
──MISt	256
──損傷	254
──脱臼骨折	254
──, 上位	254
経椎間孔的腰椎椎体間固定術	3, 74
経皮クロスリンク	263
経皮的 S2 alar iliac スクリュー	59
経皮的 Schanz スクリュー	100
経皮的インプラント抜去	63, 96
経皮的血管内治療	241
経皮的鋼線刺入法	32
経皮的脊椎固定	4
経皮的椎弓根スクリュー	2
──法の意義・目的	2
──, 頸椎	254
経皮的椎体形成術	95, 97, 105, 145, 148
経皮的内視鏡下椎間板切除術	49, 190
経皮的リーマー	52
経皮フック	262
ケージ	10, 77, 88, 164, 169, 186, 188, 192
──挿入	84, 150, 151, 192, 200, 225
──の沈み込み	77, 92, 160, 168, 172, 180, 181, 212
──, ALIF用	160
──, OLIF用	180, 183
──, PEEK	84, 212
──, PLIF用	160
──, XLIF®用	160
──, 円形型拡張	172
──, 大きな	185, 213
──, 拡張	172, 173
──, 楔状	160, 212
──, 前方	219, 230
──, チタン	212
──, 長方形型拡張	172
──, 直方体	212
──, 椎体間	92, 179, 180
──, 幅広で高さのある	240
──, ブーメラン型	81, 88
──, ボックス型	77, 88

血液	92
──培養	236
血管周囲癒着	240
血管造影	218, 241
血管塞栓術	12, 223
血管組織	12
血管損傷	59, 196, 223, 240
血管内膜損傷	254
血腫	78
──除去	242
楔状変形率	97
結節	228
血友病	240
血流障害	235
牽引	18, 77, 219
原発不明がん	135
顕微鏡	225
──下除圧術	49
──下片側進入両側除圧術	49
腱付着部	167

【こ】	
コイル塞栓術	196, 218, 254
抗MRSA薬	237
後外側アプローチ	254, 255
岬角	56, 210
交感神経叢損傷	216
抗癌薬	135
抗凝固薬	240
抗菌薬組織移行性	235
抗菌薬療法	130, 235, 236, 238
──広域スペクトラム	236
後屈	16-18
後縦靱帯	95, 160, 172
──骨化症	254
甲状腺癌	135
硬性鏡	190
硬性コルセット	78, 94, 147
抗生物質療法	126, 190
──, 広域	218
後仙骨孔	61
後側方固定（術）	18, 92, 112, 229
後側方展開	92
後側弯（症）	152, 156
後頭下三角	255, 256
高度変性による困難例	229
広背筋	10, 14
広範囲脊椎固定術	59, 219
後腹膜外アプローチ	167
後腹膜腔	168
──出血	216
後腹膜血腫	216, 223, 241
後腹膜への誤刺入	25
後壁損傷	145
後方安定化術	111, 113
後方経路腰椎椎体間固定術	3
後方骨移植	105
後方固定	186
後方除圧	145, 146, 148, 169
──固定（術）	111, 124
後方靱帯複合体損傷	105
後方進入椎体間固定	4
後方正中展開	254
後方成分開大	105
後方脊柱筋群	74

後方軟部組織	18
硬膜外血腫	96, 115
硬膜外死腔	240
硬膜外静脈叢	77, 180
硬膜外膿瘍	130
硬膜管	116
――圧迫所見	242
硬膜修復	225
硬膜処置法	226
硬膜損傷	225
――部周囲除圧	225
硬膜と黄色靱帯の癒着	225
硬膜縫合	226
高齢者（症）	12, 115, 130, 186, 213
後弯（症）	156, 254
――位	213
――矯正	95, 96, 101, 107
――残存	112, 238
――頂点	213
――変形	162
――, 30度以下の	152
――, 胸椎	68, 142
――, 胸腰椎移行部	142
呼吸運動	33, 37
国際放射線防護委員会	203
姑息的手術	63, 140
骨移植	81, 84, 93, 105, 112, 128, 131, 138, 146, 160, 164, 192, 210, 225
――にこだわったMIS-PLIF	79
――母床	77, 84, 93, 168
――, 横突起付近の	232
――, 後方	105
――, 自家	88, 172, 212
――, 前方	124
――, 腸	173
――, 椎間関節	258
骨架橋	124, 146, 240
骨関連事象	136
骨棘	39, 48, 80, 180
骨切り術	156, 160, 178
骨切りのみ	173, 225
骨欠損	124, 130
骨孔	39
骨硬化像	232
骨修飾薬	143
骨シンチグラフィー	135
骨脆弱性	34
骨性終板	56, 80, 84, 168, 180
――損傷	77
骨性除圧	225
骨性防御	238
骨折	172
――椎弓	116
骨切除	114, 240
骨セメント	260
骨粗鬆	38, 135, 240
骨粗鬆症	5, 11, 12, 69, 94, 131, 198, 210, 216, 261
――性圧潰	244
――性圧迫骨折	244
――性椎体	25, 39
――性椎体圧壊	156
――性椎体圧潰	214
――性椎体骨折	70, 145
――, 重症	69, 199, 211, 219

	260, 263
――, 続発性	210
骨破壊	130, 173
骨盤 inlet view	66, 67
骨盤 PPS 刺入法	67
骨盤腔	59, 61, 62
骨盤後傾化	179
骨盤骨外側	62
骨盤骨折	102
骨盤固定	161
骨盤輪	112
――骨折	106, 108, 119
骨皮質	124, 223
骨片整復	95, 97
骨片による神経根障害	103
骨膜動脈	12
骨膜剥離	185
――子	168
骨密度	210
骨融解像	126
骨癒合	63, 96, 112, 124, 131, 146, 168, 181
――率	84, 92, 126
――, 不完全	210
骨ろう	240
固定下位隣接後弯変形	59
コーティカルスクリュー	3
コーティカルフィックススクリュー	248
固定最上位端	180
固定上位隣接椎間障害	184
固定端	213
――椎体骨折	211
固定椎間	213
――数	136, 165
固定頭尾側端	223
固定範囲	82, 84, 103, 116, 124, 130, 140, 157, 186, 190
――延長	72, 95, 106, 130, 141, 210
――短縮	70
固定隣接椎間障害	4
固定を要する変性疾患	254
コネクター	67, 72, 100, 110, 155
コバルトクロム	250
コンプレッサー	5, 157, 248, 252

【さ】

座位	94
採骨	92
再手術	59, 179, 207, 229, 232
最小侵襲 PLIF	5
最小侵襲 TLIF	5, 225
最小侵襲頸椎椎弓根スクリュー固定	254
最小侵襲手術	3, 5, 18, 74, 178
最小侵襲脊椎安定術	2
最小侵襲多椎間固定	63
座位側面像	167
最長筋	11, 16, 17, 87, 89
サウンディング	200
鎖骨	53
坐骨切痕	61
サージカルルーペ	75
サブラミナテープ	210, 261
散乱線	204, 205

【し】

シェーバー	80, 84, 186
自家骨	168, 192
――移植	88, 172, 212
ジグ	263
死腔	78, 87, 143, 235
軸性疼痛	254
刺激電流	207
止血材料	225, 240
止血綿	77
止血薬	80
矢状面矯正	161
姿勢異常	156
自然放射線量	204
持続吸引ドレーン	226
持続洗浄チューブ留置	238
実効線量	203
――限度	204
歯突起骨折	256
刺入経路	119, 130
刺入点	10, 13, 14, 51, 232, 255
死亡	116
斜位像	76
射精機能障害	216
ジャックナイフ位	185
斜皮切	172
集学的治療	143
縦骨折	113
周術期合併症	116
修正手術	263
縦切開	79, 92, 150, 254
縦皮膚切開	10, 23, 59, 66, 76, 83, 96, 142, 185
――, 正中	88
従来軌道スクリュー刺入	70
手指放射線被曝	204
手術時間	2, 89, 136, 155, 164
手術室配置	29
手術成績	135
手術台	23, 234
手術体位	22, 100, 119, 142, 145, 172, 213, 234
手術部位感染（症）	2, 235
手術野ドレーピング	32
手術用顕微鏡	76
出血	14
――傾向疾患	240
――量	2, 89, 136, 155, 164, 180
術後CT	223
術後遺残腰痛	10
術後感染	4, 235
――予防	59
術後血管損傷	241
術後血腫	94, 143, 240
――危険因子	240
術後成績	155
術後前弯角	155
術後体位変換	241
術後疼痛	210
術後傍脊柱筋障害	18
術後腰痛	18
術後腰部遺残愁訴	74
術後療法	77, 94, 169
術者	203-205

──被曝	40	
──変更	225	
術前 CT	35,43,61,94,116,142,190	
術前中間位	92	
術前マーキング	29	
術中 3D 画像 X 線透視装置	28	
術中 3D 撮像	32	
術中 CT	254,259	
術中脊髄造影	164	
術中脊髄モニタリング	185	
腫瘍	172	
──減量術	173	
──切除	142	
除圧（術）	4,10,22,49,79,82,83,87, 94,112,125,135,136,142,143,156, 160,186	
──オリエンテーション	234	
──固定	103,112,150	
──，アプローチ側の	83	
──，間接	96,103,160,164,169, 230	
──，筋肉温存型椎弓間	49	
──，顕微鏡下	49	
──，顕微鏡下片側進入両側	49	
──，後方	130,145,146,148,169	
──，硬膜損傷部周囲	225	
──，骨性	225	
──，脊柱管	77,225	
──，対側	83,192	
──，対側神経根	77	
──，多椎間	240	
──，直接	96,115	
──，椎弓間開窓術による	93	
──，椎弓形成術による	254	
──，内視鏡	49	
──，内視鏡下片側進入両側	238	
──，片側進入両側	49,77,87, 88,150	
小鋭匙	92	
小ガーゼ	225	
上関節突起	11,51,76,240	
──外縁	80	
──，下位椎	190	
──，嵌頓	112	
上後腸骨棘	10,36,57,119,185	
上後腸骨稜	81	
照射線	204	
上終板	61	
上中位胸椎高度脱臼	111	
小脳梗塞	254	
小皮切	3,10,119,145,232	
──Galveston 法	59	
──，棘突起上	100,119	
──，約 2 cm の	49,100	
正面透視刺入法	61	
小リュエル	92	
上肋横突靱帯	13	
初期拡張器	76	
職業線量限度	203	
褥瘡	4,124	
食道	216	
助手	211,214,216	
──による PPS 刺入	142	
──の被曝線量	203-205	
ショック	241	

シリンジ法	254	
皺線	10,66	
伸延矯正	97	
伸延力	95	
──による骨片整復	97	
神経合併症	51	
神経筋疾患	70	
神経筋接合部	18	
神経根圧迫	75	
神経根牽引障害	151	
神経根後枝内側枝	50	
──損傷	87,90	
神経根障害	103,145	
神経根症状	167	
神経根造影	75	
神経根痛	134,167	
神経根ブロック	75	
神経根レトラクター	77	
神経障害	145,223,235	
神経症状	115,130,145,156,240	
神経組織	11,14	
神経損傷	59,186	
神経脱落症状	167	
神経モニタリング	112,172,207, 208,250	
人工骨	255	
進行性神経麻痺	130	
進行性脊髄麻痺	140	
進行性麻痺	242	
振戦	241	
腎臓	190	
腎損傷	168	
靱帯性整復	7,95,97,100,101,185, 250	
伸展操作	107	
診療放射線技師	203,204	
【す】		
髄液漏	225,226,228	
髄核鉗子	80	
水晶体	203	
スイッチバック法	101,112	
水平断像	75,200,201	
スクリュー	213	
──位置	39	
──エクステンダー	38,48,49, 135	
──径	94,223,246	
──孔	37	
──刺入位置	135	
──刺入点	37	
──スレッド	260	
──ドライバー	233,261	
──誤刺入	222	
──再刺入	72	
──ヘッド	14,26,51,67,72,94, 120,124,125,135,163,246,248, 250,255,260	
──ヘッドの高さ	27	
──ヘッドの並び	27,63,64	
──ポスト	101	
──予定長	38	
──，CBT	69	
──，S1	56,231	
──，S2AI 用カニュレイテッド	248	

──，S2 alar iliac	39,59,66,67, 124,141,161,247	
──，sacro alar iliac	200	
──，Schanz	100,105,107,110	
──，仮想	39	
──，カニュレイテッド	248	
──，カニュレイテッドポリアキシャル	2	
──，カニュレイテッドモノアキシャル	2	
──，経皮的 S2 alar iliac	59	
──，経皮的 Schanz	100	
──，経皮的椎弓根	2	
──，コーティカル	3	
──，コーティカルフィックス	248	
──，最小径クラス	251	
──，セット	163,186	
──，第 1 仙骨	231	
──，中空	260	
──，腸骨	67,114,119,124, 141,185	
──，椎弓根	2	
──，デュアル腸骨	124	
──，補強	260	
──，ポリアキシャル	107,157	
──，モノアキシャル	107	
──，リダクション	179	
ステンレス	196,197	
ストレートスパーテル	80	
スプレッダー	112	
スペーサー	240	
スレッドパイプ	96	
【せ】		
正確な正面像	56	
正確な側面像	56	
生殖器	204,205	
成人脊柱変形	160,165,178,199, 200,219,244	
生体適合性代用硬膜	228	
正中アプローチ	18,92	
正中縦切開	79,150	
正中縦皮膚切開	88	
正中切開	116,135,210	
正中剥離アプローチ	88	
正中皮膚切開	59,89,92	
制動用ロッド	260	
整復	101,112,119,121	
──，骨片	95,97	
──，靱帯性	7,95,97,100,101, 185,250	
──，脱臼	256	
──，椎体終板	103	
──，徒手	254	
生命予後	140	
脊髄圧迫	140	
脊髄神経後枝	11,14	
──内側枝	4,11,14,16,18,19	
──内側枝温存	255,258	
──内側枝損傷	4,10,11	
脊髄造影	167	
脊髄麻痺	110	
脊髄モニタリング	35,234	
脊柱管横断面積	186	

和文索引 271

脊柱管外逸脱	222
脊柱管外誤刺入	222
脊柱管外側病変	74
脊柱管狭窄（症）	74,102,188,225
──率	97
脊柱管除圧	225
脊柱管前後径	186
脊柱管内逸脱	25,223,250
脊柱管内誤刺入	51,207,222,225
脊柱管内骨片	103
脊柱管内穿破	35
脊柱起立筋	10,14,17
──腱膜縦切開	88
脊柱骨盤間不安定型脱臼骨折	112
脊柱再建	112
脊柱切除術	156,165,178
脊柱前方変位	113
脊柱側弯矯正原理	151
脊柱変形	39,59,156,178
脊椎インストゥルメンテーション	7,235
脊椎炎	254
脊椎外傷	95
脊椎カリエス	63,130,172
脊椎感染（症）	124,130,172
脊椎骨盤外傷	119
脊椎固定術，従来の	235
脊椎腫瘍	59
脊椎すべり	186,225,244
脊椎制動術	190
脊椎全摘出術	134,140
脊椎転移高位	142
脊椎ナビゲーション	199,234
脊椎不安定性による疼痛	134,140
脊椎分離すべり症	79
切開排膿	236,238
折損予防	61
セットスクリュー	163,186
セメント塞栓	212
線維輪	80,168
仙棘筋	10
前屈	16
──位撮影	167
前後方骨性連結破綻	112
仙骨	16,39,59,67,110
──岬角	231
──骨盤固定	59
──への刺入	56
前縦靱帯	165,168,172,183
──損傷	240
洗浄	5,238
全身被曝線量	203
全身麻酔	140
前側方進入椎体間固定術	39,178
剪断損傷	112
仙腸関節	61,67
仙椎	112
──脱臼骨折	112
前方アプローチ	111,130
前方逸脱	51,240
前方解離	151,160,163,164
前方経路腰椎椎体間固定術	160
前方ケージ	219,230
前方骨移植	124
前方骨欠損	131

前方固定	95,105,106,112,167
前方固定術	185,186
前方再建	95,111
前方支持性獲得	103
前方支持組織欠如	111
前方支持組織破綻	112
前方支柱再建	125,172
前方手術	104,128
前方除圧固定	103,112
前方すべり	182,187,225
前方成分開大	105
前方脊髄圧迫	111
前方穿破	196,216
前方搔爬	131
前方不安定性	105,106
前立腺癌	135
前弯	68,142,150,163
──位	212
──獲得	81,162
──形成	179,183

【そ】

造影CT	218,236,241
造影剤漏出	241
創合併症	143
創感染	114
双極凝固器	77
早期離床	254
総腸骨動・静脈	12
創部痛	74,143
創閉鎖	94
僧帽筋	14
側臥位	167,185
──PPS 刺入	39
塞栓術	241
続発性骨粗鬆症	210
側方アプローチ	112,172
側方すべり	181
側弯（症）	51,113,150,152,163
──矯正	151
──矯正率	155
阻血	19,79,87
ソケットレンチ	100,101
組織壊死	235
側屈	16,17

【た】

第1後仙骨孔	67,231
第1世代 PPS システム	7,244,246
第1仙骨スクリュー	231
第2後仙骨孔	67
第2世代 PPS システム	244,246
第3胸椎	230
第3世代 PPS システム	244,246
第3世代ナビゲーション	28,199
第12胸椎	7
体位変換	78
退院	78,138,169
体腔への感染波及	238
大血管損傷	51,199,216,240,241
大後頭神経	255
大坐骨切痕	67
大静脈	167
大腿骨大転子	61,120,185
大腿神経	168

大動脈	216,223
──損傷	240
体表面積	205
ダイヤモンドバー	37,93,255
大腰筋	168
多椎間 MIS-TLIF	230
多椎間 PLIF	151
多椎間固定	3,5,107,130
──による変形矯正術	150
──による隣接椎間障害	192
──の固定範囲	84
──皮膚切開	23,83,255
──ロッド	27,260
──，強直性脊椎に対する	213
──，重度骨折に対する	104
──，脊椎変形に対する	251
──，脊椎変形に対する	86
──，腰椎	246
多椎間除圧	240
脱臼骨折	105,110
──，C6	256
──，L1	108
──，T8	111
──，T12/L1	108
──，胸椎	112
──，頚椎	254
──，脊柱骨盤間不安定型	112
──，仙椎	112
──，椎体間	112
──，腰椎	112
脱臼整復	256
脱神経	4,18,19,87
──電位	50
タップ	34,37,39,57,100,115,135, 186,207,212,216,260
──外側逸脱	12
──ガード	247,252
──先端	38,142,222,261
──による椎体前壁穿破	25,196
──によるピッチ	211
──の骨へのかみこみ	261
──半径	223
──，仙腸関節までの	61
──，ドリル	261
──，複数回	94
──，細い	233
多発圧迫骨折	210
多発外傷	106,110
多発骨転移	140
多発性骨髄腫	135
タブ型	3,8,244,248,260,263
多裂筋	4,11,14,16,17-19,50,87- 89,255,258
──萎縮	2,10,11
──障害	16,18,88-90
──障害指数	89,90
──損傷	10,18
──剝離	11,18,19,87,255,258
短回旋筋	16
単純CT	140
単純X線側面機能写	167
タンデムロッド	135

【ち】

チェストロール	64

知覚神経	185
チタンケージ	212
チタン合金製インプラント	197
チップ状骨	81
遅発性神経障害	145
遅発麻痺	115
中間枝	11
中空HAブロックインサーター	145
中空PS	254,255
中空インパクター	145
中空オール	42
中空ガイドバー	145
中空スクリュー	260
中空タップ	254,255
中空ドリル	254,255
中空プローブ	24,42,66,145
注射器	7
チューブレトラクター	10,11,83, 88,150,192,225,226,254,255,258
──使用 MIS-TLIF	74
──の意義	19
腸管損傷	59,168,196,199,216,218
腸骨	36,67,82,110,172,185,186, 200,210,231
──移植	173
──外板	59
──軸射像	61,66,67
──スクリュー	67,114,119,124, 141,185
──スクリュー法	59
──内板	59,168
──翼	119
──稜	17,36,59,83,114,231
頂椎	68,142
腸ベラ	185
長方形型拡張ケージ	172
腸腰筋	167,185,186
──圧挫疼痛	241
──内血腫	241
──膿瘍形成	130,131,238
腸肋筋	11,14,16,17
直方体ケージ	212

【つ】

追加手術	186
椎間開大位	77
椎間郭清	240
椎間関節	4,11,26,43,44,75,76, 83,93,100,112,151,158,192,210, 233
──decortication	94
──外側	24,142,260
──関節症性変化	48
──関節軟骨	255
──嵌頓	112
──骨移植器械	261
──骨棘	50
──固定（術）	92,146,210,255, 256,258
──矢状化	79
──切除	76,77,79,80,83,88, 151,210
──肥厚	230
──ブロック	75
──変形	63

──変性	240
──裂隙	92,93
──，上位	71
椎間腔	75
椎間孔	186
──外側病変	75
──面積	186
椎間高	186
椎間板	14,76,173,186,192,220
──郭清	151,160,186
──上縁	79
──性腰痛症	75
──切除	77,158,186
──線維輪	77
──造影	75
──操作	80,84
──掻爬	77,84,88,124
──損傷	105
──中心	75
──ブロック	75,79
──ヘルニア	74,192
──膨隆	186
椎弓	14,18,80,92,94,112,210
──横切開	79,80
──横突起靱帯	14
──下縁	211
──間開窓術	92
──形成術	254
──骨折	115
──切除	96,116,124,126
──内板	77
──フック	211,262
──，C2	255
椎弓根	14,22,23,25,43,48,53,56, 70,135,142,173,199,200,211, 222,229,231
──アクセス針	24,51,135,229
──位置	12
──外側逸脱	222
──掘削	256
──径	95,100,102
──硬化	43,232
──骨折	102
──軸	11,69,255
──軸写像	71,222,223
──スクリュー	2
──スクリュー刺入経路	25
──頭側刺入	231
──の楕円	234
──幅	135
椎骨動脈損傷	254
椎骨までの展開	37
椎体	11,14,22,23,135,142,168, 172,185,211,223
──圧潰	102,106
──オリエンテーション	229
──回旋	63,183,229
──外側壁穿破	25
──間解離	169,180
──間架橋	180
──間ケージ	92,179,180
──間固定（術）	18,88,167, 172,179,212
──間操作	225
──間脱臼骨折	112

──形成術	100,102,145,219
──形成併用後方固定術	214
──高	213
──後壁	25,142
──骨折	63,172,223
──支持性低下	69
──終板	22,43,71
──終板整復	103
──終板損傷	160
──上縁	232,234
──制動性	71
──切除術	63
──前壁穿破	25,196-198,216, 240
──前方	231
──前方逸脱	214
──置換	172,173
──動脈模式図	12
──内掻爬	212
──内側穿破	234
──破壊	172
──不安定性	146
──分節動脈損傷	223
──変形	145
ツッペル	185

【て】

低侵襲 spino-pelvic 法	119
低侵襲脊椎前方固定術	172
ディストラクター	77,97,101
低線量	203
てこの原理	110
てこの支点	151
デュアル S2AIS	124
デュアルスレッド	248
デュアル腸骨スクリュー	124
テリパラチド	131,210,214
転位	106
転移性脊椎腫瘍	64,134,140,172, 198,216,219,244,254
電気焼灼	18
電気診断	207
電気的反応	208
電気メス	37,50,76,79,185
テンポラリーロッド	156

【と】

等圧吸引	226
同種骨	168
動静脈瘻	241
動脈瘤	216
徳橋スコア	134,137,140,173
特発性血小板減少性紫斑病	240
徒手整復	254
富田分類	134,137,140
トラブルシューティング	216
ドリル	46
──ガイド	32,33
──タップ	261
トルク	5,39,233,248
トレーニング方法	255
ドレーピング	32,100
ドレーン	77,116,143,186,190,240
トロッカー	254

【な】

内視鏡　　　　　　　　　83,225,235
　　──下硬膜修復法　　　　　226
　　──下硬膜縫合　　　　　　225
　　──下除圧術　　　　　　　 49
　　──下椎間板切除術　　　74,192
　　──下片側進入両側除圧　　238
　　──手術　　　　　　　　　190
内側枝　　　　　　　　　　　11,14
ナイチノール　　　　　　　　　196
内椎骨静脈叢　　　　　　　　　240
ナイフ　　　　　　　　　　　　168
ナット　　　　　　　　　　　96,97
ナビゲーション　　33,36,49,53,100,
　　　119,199,203,230,232,254,259,
　　　263
　　──システム使用刺入法　　 28
　　──手術　　　　　　　　　 36
　　──対応K-ワイヤー用ガイド
　　　チューブ　　　　　　　　254
　　──との連携　　　　　246,251
　　──用オール　　　　　　　100
　　──用プローブ　　　　　　100
ナビゲーテッドエアドリル　　　 38
ナビゲーテッドスクリュードライ
　バー　　　　　　　　　　　　 39
ナビゲーテッドプローブ　　38,200
軟骨終板　　　　　80,168,186,192
　　──掻爬　　　　　　　　　 77
軟性コルセット　　　　　　　　 94
難治性脊椎感染症　　　　　59,130
難治性疼痛　　　　　　　　　　126

【に】

日常生活活動度　　　　　　　　136
入院期間　　　　　　　　　　　155
乳癌　　　　　　　　　　135,137
乳頭突起　　　　　　　　　　　 16
乳頭副突起　　　　　　　　　　 18
乳頭副突起靭帯　　　　　　　　 11
尿管　　　　　　　　　　　　　185
尿路感染　　　　　　　　　　　238

【ね】

ネオベール®　　　　　　　　　226
熱ルミネセンス線量計　　　　　203

【の】

脳幹部梗塞　　　　　　　　　　254
膿瘍　　　　　　　　　　　　　236
のみ　　　　　　　76,80,93,185,240
　　──,細い　　　　　　　　 80
　　──,丸　　　　　　　　　231
　　──,横打ち　　　　　　　 79
　　──,弯曲　　　　　　　　 76

【は】

肺　　　　　　　　　　　　　　 13
　　──癌　　　　　　　　　　135
　　──損傷　　　　　　　　51,216
バイオフィルム形成　　　　　　237
背臥位　　　　　　　　　　　　254
背筋　　　　　　　　　　　　　167
　　──挫傷評価　　　　　　　 2

敗血症　　　　　130,218,235,236,238
ハイドロキシアパタイト　　95,102,
　　　210,219
　　──ブロック　　　　　　　145
　　──ブロック椎体形成術　　105
ハイブリッドMISt　　　　　　141
ハイプロファイル　　　　14,52,59
バイポーラー　　　　50,80,173,240
爆発的流行　　　　　　　　　　237
把持器　　　　　　　　　　225,228
播種性血管内凝固症候群　　　　236
発癌性　　　　　　　　　　　　203
バックアウト　　　　　　　　　220
白血球数　　　　　　　　　　　236
パッチテクニック　　　　　　　228
抜釘　　　4,102,103,110,112,115,127,
　　　129,238
発熱　　　　　　　　　　　　　236
馬尾　　　　　　　　　　　　　226
　　──圧迫　　　　　　　　　 75
　　──完納　　　　　　　　　225
　　──障害　　　　　　　　　145
　　──症状　　　　　　　　　167
　　──脱出　　　　　　　　　228
　　──麻痺　　　　　　　　　110
ハーフリング　　　　　　　　　101
針　　　　　　　　　　　　　　 61
　　──先のカットの方向　　　232
破裂骨折　　　　　　95,100,250
　　──,C7　　　　　　　　　111
　　──,L2　　　　　　　　　102
　　──,T11　　　　　　　　 111
　　──,T12　　　　　　　　 97
パワーツール　　　　　　　　　263
パワーユニット　　　　　　　　248
瘢痕組織　　　　　　　　　　　 59
パンチ　　　　　　　　　　186,190
晩発性放射線白内障　　　　　　203
ハンマー　　　　43,45,48,80,186,232

【ひ】

引き抜き　　　　　　　　　　　219
　　──強度　　　　　　　　4,248
腓骨　　　　　　　　　　　　　172
皮質骨　　69,72,80,92,93,210,231,
　　　255
皮神経　　　　　　　　　　　11,14
ビデオ下胸腔鏡手術　　　　　　106
被曝　　　　　　　　　　　　　199
　　──線量　　　　　　　203,204
皮膚　　　　　　　　　　　　　 10
　　──萎縮　　　　　　　　　203
　　──壊死　　　　　　　　　114
皮膚切開　　　18,23,33,37,43,59,61,
　　　63,66,75,82,83,96,100,101,112,
　　　119,124,125,129,130,135,142,
　　　145,150,168,172,185,192,200,
　　　211,247,248,255
　　──,横　　　10,23,66,82,142
　　──,縦　　　10,59,66,76,185
　　──,正中　　　　　　59,89,92
　　──,正中縦　　　　　　　 88
　　──,長大　　　　　　　　235
肥満　　　　　　　　　　　70,216
　　──患者放射線被曝　　　　204

──,高度　　　　　　　199,230
びまん性特発性骨増殖症　　115,220
病巣掻爬　　　　　　　　　130,172
　　──洗浄　　　　　　　　　190
病的骨折椎体　　　　　　　　　177

【ふ】

不安定型骨折　　　　　　　　　110
不安定型骨盤輪骨折　　　　　　112
不安定型仙骨骨折　　　　　112,113
不安定性　　79,83,92,105,106,115,
　　　124,126,130,167,172,182,192,
　　　200,235,256
　　──のない狭窄症　　　　　192
フィブリン糊　　　　　　　226,228
腹圧　　　　　　　　　　　　　 22
腹横筋　　　　　　　　　　　　185
腹臥位への体位変換　　　　　　164
腹腔内誤刺入　　　　　　　　　 25
副甲状腺ホルモン製剤　　　124,131
副突起　　　　　　　　　　　　 17
腹部圧迫　　　　　　　　　　　142
腹部造影CT　　　　　　　　　 218
腹部大静脈　　　　　　　　　　 12
腹部大動脈　　　　　　　　　　 12
腹膜　　　　　　　　　　　　　185
　　──炎　　　　　　　　216,218
　　──損傷　　　　　　　　　168
不全麻痺　　　　　　　　　　　112
フック　　7,146,149,155,213,260,261
　　──,オフセット　　　　　146
　　──,オフセットラミナ
　　　　　　　　　211,214,262,263
　　──,経皮　　　　　　　　262
　　──,椎弓　　　　　　211,262
ブーメラン型ケージ　　　　　81,88
ふらつき　　　　　　　217,218,241
プレキャリブレーションドリルガイド
　　　　　　　　　　　　　　　234
ブレード型　　　　　　　　　3,248
ブレードピン　　　　　　　　　186
プロカルシトニン検査　　　　　236
ブロック状骨　　　　　　　　79,81
プロービング　　　　　　　10,120
プローブ　　　　49,96,119,186,223
　　──,J-　　　　66,96,248,252
　　──,KS　　　　　　　　42,45
　　──,S1スクリュー刺入用　 57
　　──,S2AI専用J-　　　　　 64
　　──,シャープ　　　　　37,38
　　──,中空　　　24,42,66,145
　　──,ナビゲーション用　　100
　　──,ナビゲーテッド　38,200
　　──,ボール　　　　　225,228
分子標的薬治療　　　　　　　　143
分節静脈　　　　　　　173,177,232
分節動脈　　　　12,158,173,177,232
　　──損傷　　　　　　186,240,241

【へ】

閉鎖孔　　　　　　　　　　　　 61
併発症のある高齢者　　　　　　210
ヘッドアップ　　　　　　　　　 23
ベッド上安静　　　　　　　　　115
ヘッドライト　　　　　　　　　 75

ペディクルチェック	234
ヘモグロビン	218
ベリプラストPコンビセット®	226
ヘルニア	169
変形	126,160
——矯正	160,248
——矯正目標	161
——癒合	112
変性後弯症	63
変性疾患	160
変性すべり	85
変性脊椎すべり症	63,74,192
変性側弯	85,167,219,225
——凹側	240
——，高度	229
変性側弯症	63,75
片側PPS法	161,164
片側進入両側除圧（術）	49,77,150
片側正中アプローチ	87,88
片側椎間関節切除	150
片側傍脊柱筋展開	150
ベンディング	211,213

【ほ】
ポインター	32,33
縫合	226
——孔	226
——糸膿瘍	236
——修復	228
——不全	226
膀胱機能障害	242
放射状肋骨頭靱帯	14
放射線治療	134,138,143
放射線白内障	204
放射線被曝	203
放射線防護衣	204
放射線防護眼鏡	204
傍脊柱筋	2,10,14,50,79,92,119,254
——解剖	16
——障害	87
——損傷	16,74
——剝離	124,235
補強スクリュー	260
歩行	78,94,129,169
保存的療法	75,115,130,190
ボックス型ケージ	77,88
ポリアキシャルPPS	95
ポリアキシャルスクリュー	107,157
ポリグリコール酸シート	226
ポリメタクリル酸メチル	145
ボールプローブ	225,228
ホルモン療法	143
ボーンソー	79
ボーンファンネル	77
ボーンミル	77,81,92

【ま】
マイクロムーブメント	146
埋没縫合	121
マーキング	23,37,43,116,119,135,
	142,168,172,185,234
末期癌	140
麻痺	115,126,137
丸のみ	231
慢性皮膚障害	203

慢性放射線障害	203
慢性放射線皮膚炎	203

【め】
メス	80
メチシリン耐性黄色ブドウ球菌	237
メッツェンバウム	168

【も】
毛細血管拡張症	203
モニタリング	168
モノアキシャルPPS	95
モノアキシャルスクリュー	107
モバイルCT	39
漏れ電流	208

【や】
薬物療法	210

【ゆ】
誘導糸	210
誘導針	210
誘発筋電図	207
輸血	116,143
癒着	4
ユニバーサルクランプ	39

【よ】
腰神経叢	173
腰髄節動脈損傷	196,218
腰仙椎	142
——移行部	263
腰仙部固定	36
腰椎	10,112,125,135,216
——硬性装具	115
——後弯	179
——すべり症	200
——前弯角	161,179
——前弯形成	179
——多数回手術	83
——脱臼骨折	112
——椎間孔狭窄症	89
——椎間板ヘルニア	75,83,192
——軟性装具	188
——分離すべり症	75,83
——変性後側弯（症）	150,156,
	178,250
——変性後弯	178
——変性疾患	74
——変性すべり	167,216
——変性すべり症	75,83,89,92,
	185
——変性側弯（症）	83,160,178,
	181,244
——，下位	48,110,112
——，上位	48,222,225
——，中下位	124
腰痛	75,79,90,125,156
腰殿部激痛	241
腰背筋	210
——膜	10
腰背部痛	179
腰部化膿性脊椎炎	190
腰部愁訴	87,89
腰部手術	207

腰部神経叢損傷	185
腰部脊柱管狭窄（症）	83,85,152,
	167,192,241
腰部の重だるさ	167
横打ちのみ	79
より線	197,216

【ら】
ラジェット型	248
落下細菌	235
ラーニングカーブ	89

【り】
離開	143
離床	78,116,136
リダクションスクリュー	179
リネゾリド	237
リファレンスフレーム	36,37,100,
	119,121,200,254
——設置	32
リファンピシン	237
リモデリング	103
両側PPS法	161
両側開放手術	161
両側椎間関節切除	80
両側椎間孔狭窄	80
両端針	228
リングキュレット	80,186
リン酸カルシウム骨ペースト	210
リン酸カルシウムセメント	145
臨床工学技士	39
臨床成績	164
隣接椎間	192
——障害	11,77,92,155,192
隣接椎骨折	213
隣接椎体	131
——骨折	95

【る】
ルースニング	70,72,116,124,186,
	213,219,238

【れ】
レジストレーション	28,37
レデューサー	220
レトラクター	18,36,74,87,90,
	168,173,186,235
——設置	83
——，拡大	240
レベル誤認	234
レール＆ピボットローテーション	250

【ろ】
肋横突関節	14,52
肋横突起	112
肋横突靱帯	14
肋骨	172
——角	17
——結節	14
——頭関節	14
——補助筋	14
ロッド	7,96,107,116,128,135,
	163,200,210,211,213,255
——インサーター	246-248,250,
	252

——計測	260
——折損	179
——設置	10, 59, 61, 72, 120, 125, 142, 162, 247
——挿入	2, 8, 23, 26, 27, 63, 66, 68, 100, 120, 125, 142, 162, 186

——固定	57, 77, 124
——締結	71, 89, 93, 119, 256
——ベンディング	186, 260
——ホルダー	5, 101, 261
——，ストレート	94
——，制動用	260

| ——，タンデム | 135 |
| ロープロファイル | 14, 53, 59, 250 |

【わ】

| ワイヤー把持 | 240 |

MISt手技における経皮的椎弓根スクリュー法
— 基礎と臨床応用

発　行	2015年11月16日　第1版第1刷Ⓒ
監　修	日本MISt研究会
編　集	星野雅洋　佐藤公治　齋藤貴徳
	有薗　剛　石井　賢
発行者	青山　智
発行所	株式会社 三輪書店
	〒113-0033 東京都文京区本郷6-17-9　本郷綱ビル
	☎ 03-3816-7796　FAX 03-3816-7756
	http://www.miwapubl.com/
イラスト	有限会社 彩考
印刷所	三報社印刷 株式会社

本書の内容の無断複写・複製・転載は，著作権・出版権の侵害となることがありますので，ご注意ください．

ISBN 978-4-89590-532-9　C 3047

JCOPY <(社)出版者著作権管理機構 委託出版物>
本書の無断複製は著作権法上での例外を除き禁じられています．複製される場合は，そのつど事前に，(社)出版者著作権管理機構（電話 03-3513-6969，FAX 03-3513-6979，e-mail：info@jcopy.or.jp）の許諾を得てください．